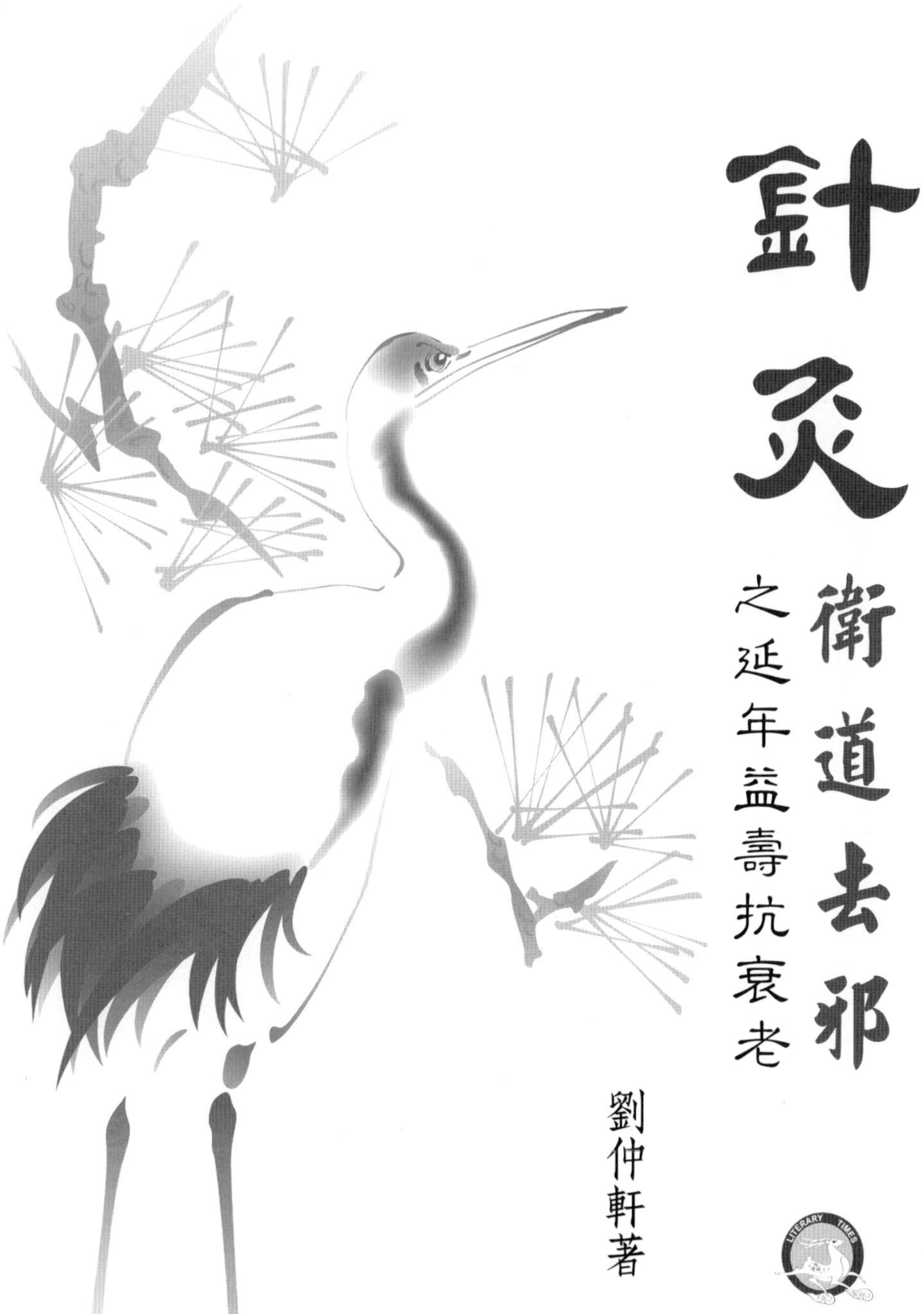

針灸

衛道去邪之延年益壽抗衰老

劉仲軒 著

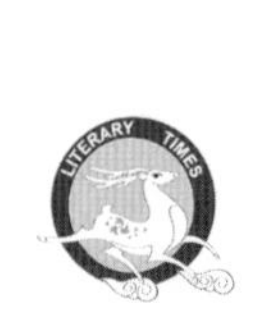

博客思出版社

之末也。

針灸圓極之道——從抗衰老到延年益壽

武當山張三豐《太極拳經》原注云：願天下英雄豪傑延年益壽，不徒做技藝之末也。

可知太極拳終極目標是延年益壽，翻譯成現代話語就是抗衰老。

至於它的健身、武道、拳架、推手、化勁、發勁……卻是技藝之末。但是這技藝之末，卻排成了通往抗衰老終極目標的一串階梯，經此階梯逐級而上則是一條清淅明確通往終極目標的捷徑。順此階梯逐級攀緣而上，終至本拳終級目標——延年益壽，紮實練習可望十年大成。

所以練習這些拳架、推手、武道、化勁、發勁……我們應以通往終極目標的過程對待之，並在此過程中憑之健身、防身、濟弱、抑強、並憑之建立事業成功之強大自信與精力，它是一整套振爍古今的絕學，而不應以技藝之末對待之。

太極拳是世界公認抗衰老最好的運動，其效果遠遠超出第二名的慢跑，走路，游泳，瑜珈……，原因即在於此。

道門丹道開宗明義將得道登真與長生久視並列為理論及練功之終極追求目標，

稱之為性命雙修，其功法為煉精化炁，煉炁化神，煉神返虛，聚虛合道。

道門丹道是中國最古老最簡單的身心雙修之功法，雖然簡單但是它沒有太極拳技藝之末的那一串練功階梯，使學子可以由之按步就班的到達終極目標——延年益壽。

道門丹道卻是「師父領進門，修行在個人。」完全無法由語言傳授，無法由師尊肢體動作示範，無法由陪練開悟。學子必須自己去修習、去體會、去感應……。

這與太極拳最關鍵的不同在於道門丹道需要根骨。根骨不是力由骨出的大肌肉、大骨架，它等同於佛家的慧根，是一種靈動的悟性。

根骨好之人，在百日築基後能快速悟道，之後修行就有如撥雲見日，水到渠成，代表人物是八仙中的純陽子呂洞賓。

根骨差的人，卻連百日築基都難以企及，遑論入道登真？

根骨好之人，不應自滿，須知大道以多岐亡羊，學者以多方喪生，呂洞賓修道三年，速成大道，卻跑去飛劍斬黃龍，不是真的去斬殺黃龍禪師，而是以道門之劍辯禪之杖與之強辯佛道之義理，以強勢手挽壓佛法，揚道理，鬧的灰頭土臉，只有乖乖回山再精修精煉。**讀書學習只是大道之基礎，大道不是讀書學習而得，**

是靜修悟出，針灸亦是，讀書學習只是針灸之基礎而已，能達到扁鵲先師之境界，亦是靜修悟出。

根骨差之人，不必氣餒，須知通天大道九千九百九，大千世界存在多種多樣的攀至終極目標的路徑，例如音樂、藝術、文學、冥想、恬靜、以武入道、以著書立說……等。

中醫針灸的終極目標亦是益壽延年的抗衰老。由於疫苗與抗生素的廣泛應用，至使人類平均壽命提升了四十年，至此古代少見的因衰老而引發的疾病大量現世。它們是心血管病、腦血栓、老年癡呆症、癌症、骨關節退化、白內障、攝護腺腫大、糖尿病、肝硬化、肺氣腫……，這些病症有別於外感病，統稱為內傷雜病。它們的根本病因是衰老，所以**針灸以衰老為內傷雜病發生之本，以抗衰老為內傷雜病治法之本**。

千里之行，始於足下，中醫針灸將抗衰老定位為始與終，抗衰老是針灸以之起始的基本大法，憑此治盡世間內傷雜病。疾病不除，如何能延年益壽？在身體回復健康，陽氣提升後，針灸再度出發，再以抗衰老提升一身陽氣，邁向嬰兒般的純陽之體，則當然能延年益壽而達到抗衰老的終極目標。

傳曰：於事無不通之謂聖

孟子曰：大而化之之謂聖

可知聖人是學識淵博，心胸寬濶之士，而長壽之人正是聖人之類存大局於胸之高士，他們不會只在患病時延醫診治，而能防避疫癘，不使慢性病上身，他們的目標在更上層次的延年益壽——抗衰老。他們是文王、太公、范蠡、伊尹、子房、陳摶、重陽真人及北七真、三豐真人……。

本書將從針灸治法之本—抗衰老出發，最終再回到針灸終極目標—延年益壽—抗衰老，做為完結篇。這個過程是防病治病，就如同太極拳攻防一般的是技藝之末，可是太極拳這個技藝之末，能打遍世上無敵手。針灸這個技藝之末，能治盡天下無數病。這本書，作者要介紹的是一切抗衰老的根本大法，它們是練功的道門丹道，武術的太極拳，養生的飲食、運動、睡眠、心情、生理時鐘、腦力訓練，以及本書用最大篇幅介紹的治病防病大法，如不能認識疾病，預防疾病，治好疾病，卻要使人如何能得盡天年，過百歲？

目錄

針灸衛道去邪之延年益壽抗衰老

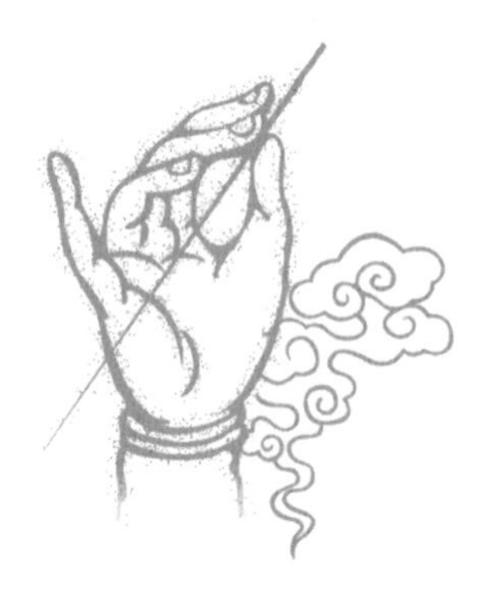

下篇 治法篇 320

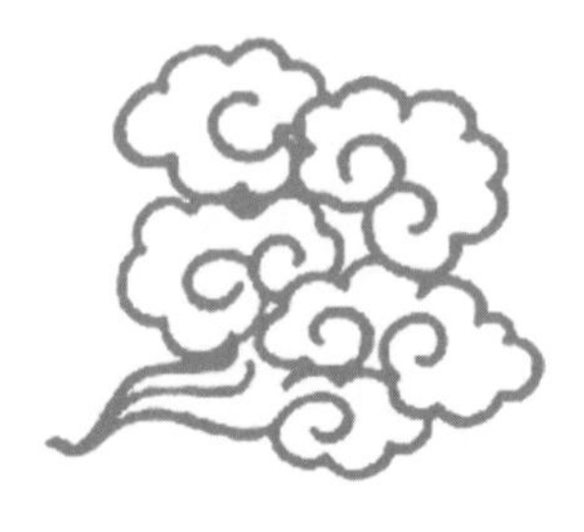

拔罐

上篇　理法篇

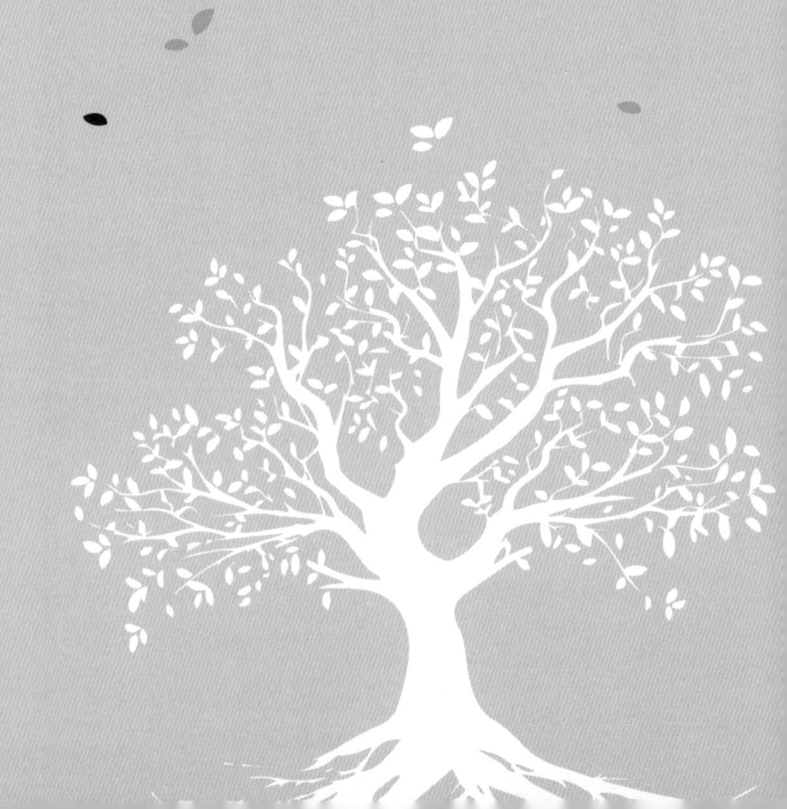

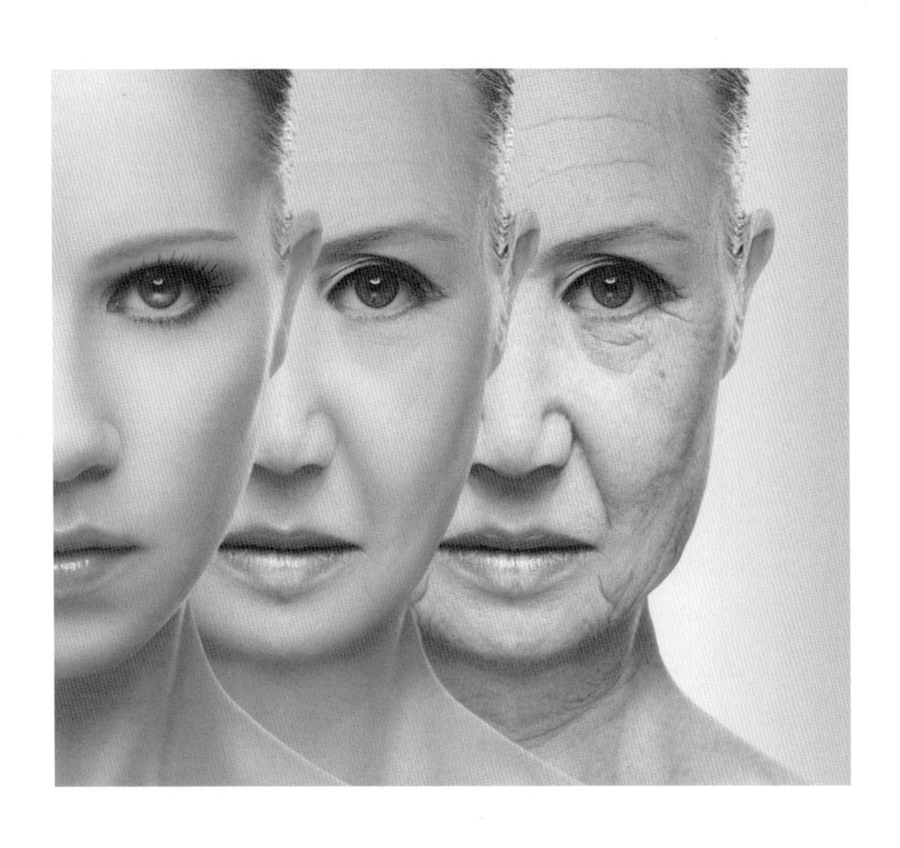

第一章　衰老的秘密

在中醫針灸眼光看來，衰老就是陽氣虛與陽氣滯。陽氣是生機、生命力。翻譯成現代話語是新陳代謝，新陳代謝是全身整體的功能。

它包含三個系：**能量系，自主神經系，微循環系**。（請翻閱第11－7飲食之三足鼎立）。

記得木桶理論？十二片木板（十二經脈）箍成木桶，其容水量（陽氣）依最短的那一片木板而定。依木桶理論，治病時必須以脈診探查出那片最短木板並加長之，如比能以最快速度提升陽氣，再以所提升之陽氣為本，以針率氣，氣衝病灶則能最有效、最快速的治癒疾病。這個療程一般是五次治癒。治療完成了，以治病的眼光看此時完全可停針，並對病患發放治癒通知，但是以抗衰老的眼光看，這才正是開始時。

北宋徽宗時，蔡京、童貫還有那位大名頂頂的中國足球領軍人物的太尉高俅，把持朝政，黨羽橫行，這三片箍木桶的木板都快爛光了，可知其他那九片木板也不可能百分之百完好。大法針治以脈診找出這三片爛木板，修復之。此時疾病已然康復但陽氣尚未到正常標準，此時脈象將自動重新排列組合，再以脈診找出比時最短木板，加長之，直到脈象完全恢復正常，則陽氣將百分之百運作，一切生命指標都到達頂點，這個療程也是五次。這才是真正對抗衰老的調理完成，之後再引導病患做好抗衰老六大平行療法，則百歲可期。

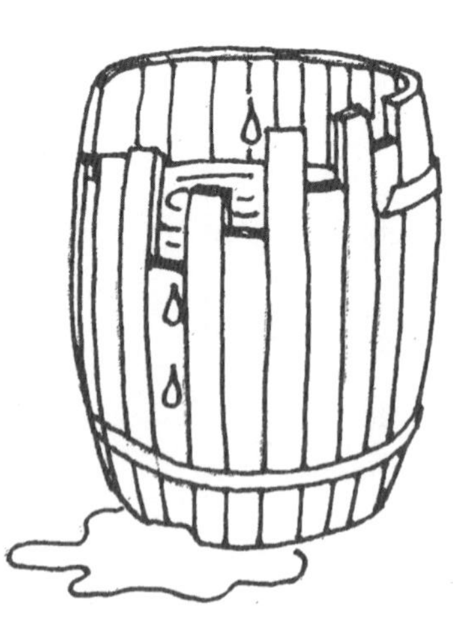

抗衰老六大平行療法是：

1. 飲食
2. 運動
3. 睡眠
4. 生理時鐘
5. 腦力訓練
6. 心情愉快

現代科學分析衰老的原因不外：

1. 差誤蛋白質合成
2. 生物大分子交聯
3. 細胞突變
4. 自由基
5. 遺傳程式
6. 氧化損傷
7. 瑞粒鐘
8. 基因差錯

……

9.代謝廢物累積

這些學說是近代科學家多年研究成果，它們各有其獨特道理。雖然如此，但是中醫針灸卻不講這一套。

《黃帝內經．素問．上古天真論》：

上古（羣居部落）之人，其知道（學術）者，法於陰陽（遵循身體進化自然規律），和於術數（適配於養生的學問與方法），飲食有節（過午不食），起居有常（合於生理時鐘），不妄作勞（工作不太過勞累，並在五種運動中求得平衡），故能形與神俱（外貌與精力、神采俱備），而盡終其天年，度百歲乃去。

盡終其天年，度百歲乃去。是全體器官自然衰竭的年齡，這個年齡是超過一百歲的。未盡天年之人是不可能全體器官均自然衰竭的。

依木桶定理，十二片木板（十二經脈）箍成木桶，其容水量（陽氣——生命力）取決於最短的那一片木板，如一片木板損毀則所貯之水盡瀉，陽氣——生命力也消之為零。就算其他十一片木板完全良好運作，人也不能盡天年。

例如：

心臟病猝死是心包損毀。

腦卒中猝死是是肝腎損毀。

肝硬化死亡是脾損毀。

癌症死亡是大腸經與胃經損毀。

腎衰竭死亡是脾損毀。

……

中醫的臟象理論，臟腑名稱被現代解剖學借用，再修改其功能，而使臟象學說與現代解剖學名稱雖完全相同，但其功能卻完全不同，簡單的說就是心不是心、肝不是肝、脾不是脾、肺不是肺、腎不是腎……，所以現代醫學內臟疾病與中醫臟象學說風馬牛不相干，這將在第七章詳述。

近代名人中得盡天年之人並不多，大部份是偽太極大師，他們能在一百二十歲時以一根手指將自己徒弟打飛到喜馬拉雅山，這些我們就不用去評論了。

盡天年不以一百多少歲為依據，一百二十歲並不比一百一十歲多盡天年，而是需要有七個條件：

1.沒有任何慢性病纏身。

2.全身肌肉、關節均可正常運作——行動自如。

3.飲食與排泄正常。

4.記憶與識覺正常。

5.沒有新陳代謝極度衰弱之特殊體臭——老人味。

6.有生年齡至少一百歲。

7.在睡眠時安祥逝去。

年過九十歲之老年人，雖然擁有健康的身體，但不比二十歲的小伙子，老年人身子骨非常敏感，雖一些小的病痛卻易牽一髮而動全身，快速使整體健康惡化，而不能盡天年。

例如：

1.膝或髖關節退化，以輪椅代步之老年人，因為占全身50%肌肉之雙腿失去運動能力，將會直接影響下肢靜脈回流而大增心臟負擔，使人不易過百歲。

2.老年癡呆症之病人，經常整天不動的坐在沙發上看電視，此種行為將快速摧毀健康。

3.糖尿病、心臟擴大、胃潰瘍、肺氣腫、B、C型肝炎……，連八十歲都不易到達，遑論過百歲之天年。所以有病需快治，不應小瞧疾病之威力，例如胃潰瘍有什麼了不起，吃顆硫酸鋁片就沒事了，雖然如比，但它就是不另人盡天年。

4.人體新陳代謝有如汽車引擎，當引擎運作不良，則汽車動力不足以及冒黑煙。冒黑煙在人體則是肥胖、膽固醇、血脂、三酸甘油、尿酸以及呼吸及皮膚所散發的特殊體臭——老人味……，現代人很多在六十歲就散發老人味，這種弱勢的新陳代謝將嚴重影響生命力及細胞再生更新，使衰老速度進入惡性循環而加快衰老，使人不得盡天年。

我們再回到《黃帝內經．素問．上古天真論》：

上古之人，其知道者，法於陰陽，和於術數，飲食有節，起居有常，不妄作勞，故能形與神俱而盡終其天年，度百歲乃去。

這篇文字翻譯成現代話語如下：

人體的衰老分為先天性衰老與後天性衰老。先天性衰老是由基因掌控的衰老，它像程式一樣控制人的生長、發育、成熟、衰老、死亡。據生物學研究，在基因程式中，人的平均壽命在一二〇～一三〇歲。在現實生活中，大多數人的壽命只有七十～八十歲。為什麼？這就涉及到後天性衰老。由於不知大道，不法陰陽，不和術數，飲食不節，起居無常，妄作勞或不作勞，故不能形與神俱而盡終其天年。也就是完全不顧飲食、運動、睡眠、生理時鐘、腦力鍛鍊、心情愉快等抗衰老六大平行療法。而使人體老化速度進程加快，縮短基因程式的進程而提前衰老，這就是後天性衰老。後天性衰老能活到七十～八十歲已相當不錯了，很多人三十～五十歲就已走完了人生旅程。

後天性衰老與能量系，血循微循環系，自主神經系（腎—交感神經系、肝—副交感神經系）退化有直接關係，自主神經系退化以針灸之七神針治療，療效相當迅速快捷，所以作者將其留待第七章：六臟六腑再行討論，自主神經系就是大部份的六臟六腑功能，它的廣義名稱叫做陽氣、陰血，而其實際執行者就是肝、腎（肝腦、腎腦）。

現在我們專論血液循環之微循環退化：生物學家隨意摘下人體任何一個細胞，培養在玻璃皿內，保證養份充足及排泄物立刻即能清除，則此細胞是能存活至生命的極限而盡天年的。這個養份充足，排泄物立即能得到清理，表現在人體就是微循環的暢通無阻。微循環供給全身細胞、組織的血循，如皮膚、毛髮、肢端、內臟小區……當微循環退化則將造成老年斑、皺紋、脫髮、性功能弱化、手足骨關節退化、內臟小區功能不良……如肝小葉功能損失30%、腎小葉功能損失50%、肺活量損失50%、心功能弱化……待全身機能不足以維持身體正常運行，於是經由微循環滯阻而關閉第二線機能，以確保第一線機能不至停擺，如呼吸、心跳……。

第二線機能關閉將減少四肢血循，使四肢常年冰冷，造成手足關節退化、畸形。以及膀胱、腸胃功能紊亂、亞健康態、沒精力。停頓性荷爾蒙分泌：男性陽萎、精子不足，女性月經失調、落髮、早衰、黃臉婆、早入絕經期……。在此非正常情況下，血壓為了幫助人體增加血流量而自動升高（肝風），造成亂上加亂。

中醫、道門一再推崇嬰兒為純陽之體，原因就在微循環，嬰幼兒微循環暢通無阻，就算幼兒冬天打雪仗，也沒關係，離開冰雪一下子手就會溫熱。這就是陽氣超過標準的現象，所以稱為純陽之體，而與存活率、抵抗力無關。純陽之體翻譯為現代話語是微血管暢通無阻之微循環100%運作。

而微循環退化之人，手足骨多肉少之處微循環跟不上，冬天碰冷水，手足整天冰冷，再也熱不起來，長期缺少血液養護，終將造成指趾關節退化、腫大，就是俗稱的乾薑手或媽媽手。

《黃帝內經・素問・五臟生成論》：肝受血而能視，足受血而能步，掌受血而能握，指受血而能攝。

這裏的血是血液，不是陰血。器官只有得到充足的健康的血液供應，才能正常工作。微循環直接供應細胞、組織的營養及移除排泄的廢物，它與自主神經系、能量系一併是生命活動最重要的基礎功能。如果受損、退化，則發生微循環淤滯，氧氣與養份不能正常供應，排泄廢物堆積阻塞，新陳代謝不能正常進行，造成陽氣衰退，機體功能不能正常進行，免疫力停擺，導致內傷雜病的發生。

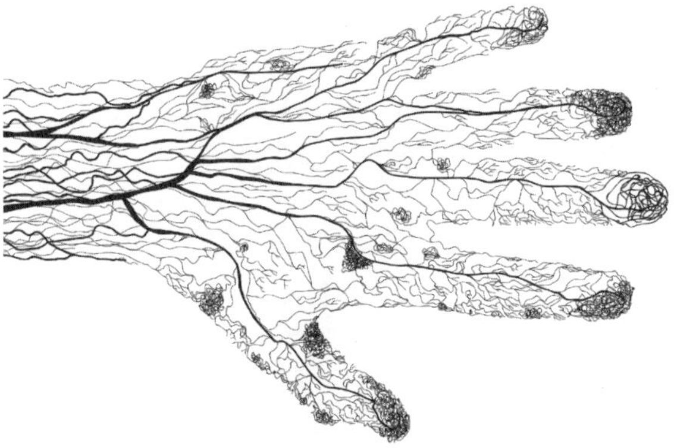

微循環為何會退化？原因有四：

1. 貧血：

貧血使血液攜氧能力大幅下降，使全身細胞處在缺氧狀態，自然不易控制衰老。貧血有缺鐵性貧血、月經失血過多……，這些都能簡單治癒，例如補充紅肉、婦科治療……，但是其中寄生蟲感染之貧血較不易治癒及拖延期長，對人體影響大，寄生蟲對血液的損害很大。如鉤蟲既能吸血，又能分泌毒素，使出血部位凝血困難，造成長期慢性失血而引起貧血；絛蟲可妨礙體內造血因素而引起貧血；血吸蟲病晚期可造成肝脾的嚴重損害，也能導致貧血。這些都將大大降低微循環的品質，故人們平時應注意勿食不潔食物，勿生食河鮮海鮮等。

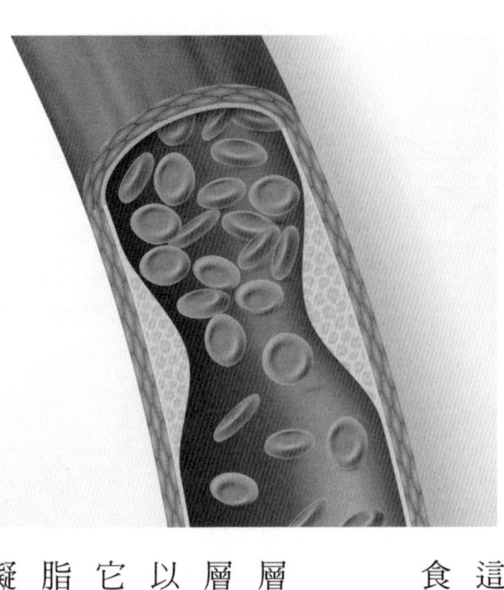

2.物理因素：

就是血壓高。血管分為三層，內壁是薄薄的潤滑層，中間是最厚的肌肉層，最外是像香腸腸衣的鞏固層。高血壓是中間的肌肉層痙攣，使普通血管口徑縮小以及喪失彈力，內膜上皮細胞本是密緻排列，高血壓使它們出現縫隙，而使血脂（尤其是被自由基氧化的血脂）、膽固醇、白血球、巨噬細胞侵入形成斑塊凸起阻礙血流通過，終將阻塞大量微血管。

3.化學因素：

酒精、尼古丁、藥物殘餘，毒食品，毒飲水，毒空氣……等，都將滯存於微循環。以及不良新陳代謝產生的有害癈物，例如過高的血糖、膽固醇、尿酸、血脂、三酸甘油……。

微血管與毛細血管極長，其長度可比全世界公路網之總合，而其中血流速度極慢，每秒只能流動〇．四毫米，就是說如果血液中存在有害的毒廢物，將使全體微血管、毛細血管、細胞、組織……均完全浸潤於毒害物質中。這像一條重污染的河泊網，它不但殺光了本河魚蝦（血球），亦毒害了所灌溉的田園果稻（細胞組織）。另外，血脂、低密度膽固醇可形成無數的白色細小血栓，可直接阻塞微血管。高血糖可直接傷害微血管內皮細胞，降低微血管通透性，不利於與細胞之物質交換。這一切追根究底只在飲食不節制、環境不良及不良嗜好。

4. 血液黏稠：

血液黏稠，流速減慢，使血中脂質沉積在血管內壁，引發管腔狹窄、供血不足，致使全體細胞、組織缺血，則自主神經系啟動應激措施——提高血壓（肝風），造成亂上加亂。血液黏稠不但令人衰老，亦是心梗死、腦卒中的罪魁禍首，它的初起症狀一般是：

晨起頭暈，晚上清醒。

蹲下時氣短。

陣發性視力模糊。

影響血液黏稠的因素有：

⑴長期缺水使血液黏稠。

⑵血液中的膽固醇、脂肪、血糖增高使血液黏稠。

⑶吸煙、酗酒、情緒、劇烈運動、寒冷保暖不足使血液黏稠。

⑷紅血球、血小板結構改變時，會互相凝結成塊，使血液黏稠。

物理因素與化學因素將使紅血球苟延殘喘，紅血球供給細胞氧氣及營養成分，健康年輕人的紅血球都是圓潤飽滿，中間較薄部位在顯微鏡下透光，顆顆分散互相不黏結且活躍。而機體衰老之人的紅血球是乾癟灰暗、黏結成團成串，變異畸形，呈現脫水衰老的狀況。

生物學研究，正常紅血球直徑為七．二微米，而人體毛細血管內徑最細之處只有三．五微米，比毛細血管內徑大一倍的紅血球要順利通過毛細血管，就必須是圓潤飽滿，中間較薄部位透光，顆顆分散互相不黏結且活躍，才能具備良好的變形能力，像變形蟲一樣，身體一彎曲就穿過了比它細的毛細血管管腔。

反之乾癟灰暗、黏結成團成串，變異畸形，缺乏活力的衰老紅血球很難通過毛細血管，而造成微循環退化、阻塞，使氧氣與養份供應不足及排泄物、毒素無法清理而堆積在細胞組織中，造成衰老的惡性循環。請翻閱第十一章飲食，三足鼎立之暢通血管，五福臨門。很多人六十歲以前仍是年輕小夥子，一過六十歲忽然就衰老了，即是不自覺的進入了此惡性循環。

所以必須建立合理飲食，合理飲食可以為機體提供足夠的造血原料，使血液中紅細胞和血紅蛋白含量保持正常。紅細胞發育需要維生素A、維生素E、維生素C、葉酸和鐵、銅等微量元素，缺乏某一種造血要素，都可導致血液品質下降。所以日常要多攝入含這些物質豐富的食物，如蛋類、牛奶、魚蝦、豆類及其製品、蔬菜和水果等。

針灸的主治疾病是內傷雜病，就是因衰老而引發的疾病，或因疾病引發的衰老。例如：心血管病、腦血栓、老年癡呆症、癌症、骨關節退化、白內障、攝護腺腫大、糖尿病、肝硬化、肺氣腫……。而全部的這些疾病無一例外，100%與微循環退化有關，微循環退化翻譯成中醫話語就是陽氣衰竭。針灸治病大法與道門丹道完全一樣，道門丹道以百日築基煉精化氣，再以所化之陽氣，氣衝病灶，待病灶一一衝開，才是真正意義上的治癒。

針灸亦是，所謂標本兼治，以脈診找出陽氣不足之處，提升經脈，補足陽氣，再以補足之陽氣為「本」，以小針率氣，引領陽氣，氣衝病灶之「標」，待病灶一一衝開，亦是真正意義上的治癒。

針灸治病與道門丹道唯一不同在於道門丹道練精化氣，待陽氣滿則自動攻擊病灶。而針灸依木桶定理，補上那一片最短木板，快速提高整體貯水量（陽氣），以小針率氣氣衝病灶。但這個不同處並非絕對，針灸亦可使陽氣自動氣衝病灶，但須進入治療第二階段，以近三個月的時間，補足全部的十二片木板，令陽氣滿如道門丹道之練精化氣百日築基，則開始自動氣衝病灶，但這已不是治病範圍，而是延年益壽範圍的抗衰老。

這個「本」的陽氣就是微循環的通暢無阻以及能量系、自主神經系的強大無比，也就是嬰幼兒純陽之體的「純陽」。所謂以脈診找出十二片木板之短板，疏通經脈，加長木板，補足陽氣，就是提升微循環的暢通度及強化自主神經系。再以小針透過自主神經系引領血液循環（陽氣）集中於患處（針下發熱），灌注微循環使患處各個細胞組織均浸潤在健康的血液中，使自體免疫力能盡情發揮，消滅疾病，這時的針感是局部發熱。如同南宋岳家軍，岳飛（自體免疫力）指揮強勢岳家軍（血液循環之陽氣）如臂使指，百戰百勝，橫行天下。

否則如任微循環退化（陽氣衰竭）勢必如同北宋楊家將，有將無兵（雖具備免疫力，但缺乏血液循環之供應及調度），指揮部隊礙手礙腳，雖浴血奮戰，終成千秋英烈。

全身所有的動脈血管都是連成一體的，不可能只有部份血管退化而另一部份完好，高血壓微血管硬化之下一步就是大血管遭殃：頸動脈、心血管、臂動脈、腿動脈、腸動脈、腎動脈、腹腔大動脈……。這些大血管退化已不止是陽氣衰弱，更是要命之事，如血管斑塊掉落阻塞下游血管立刻造成心梗死、腦梗塞、腸壞死、腎壞死、截肢……。或血管夾層破裂導至的動脈瘤，一旦破裂立刻能奪去性命。

可惜，很多現代人不知微循環退化之嚴重性，一定要等到大血管出問題時才緊急就醫救命，此時已生死各半，就算能成功治癒，但是已與過百歲、盡天年無緣了。

現代人生活難以做到上古天真論所述：

上古之人，其知道者，法於陰陽，和於術數，飲食有節，起居有常，不妄作勞，故能形與神俱而盡終其天年，度百歲乃去。

所以如同流行病一般，全世界大量人口都有相同症狀，它就是長期慢性炎症，它嚴重打擊能量系，自主神經系，微循環系，迫使身體關閉第二線機能，使人進入亞健康態。長期慢性炎症是現代病的元兇，由糖尿病到心臟病、關節炎幾乎都與它有關，自體免疫性疾病100%與它有關，它是古代不常見的疾病，它完整的牽涉到五臟六腑（請翻閱下篇第三章癌症）。長期慢性炎症的原因是常期接觸放射線、紫外線、強酸強鹼、揮發性氣體，代謝毒物積存如尿素，細菌、病毒、寄生蟲……等等。但是最普遍的長期慢性炎症並且已經在全世界十億人口都診斷到了，它的病因是異物入體，例如長期食用糖、反式脂肪、精細碳水化合物、加工肉類、味精、麩質、人工甜味劑、工業化食品、高溫加熱的植物油、酒精……，正是所謂的病從口入。它們引發免疫力處在長期應激態而長期慢性自我攻擊使身體組織慢性發炎。不過畢竟它們不是毒藥，不會像異體蛋白質一般快速自我攻擊，但是會慢慢的自我蠶蝕。它的症狀就是亞健康態的症狀，例如：長期疲倦、頭腦不清淅、關節肌肉疼痛、消化問題、經常感冒、過敏、抑鬱、發胖、性功能弱化……，直至癌細胞生成。

好了，現在要知道應如何防止上述狀況發生？它牽涉到四個事物層面：

1.抗衰老六大平行療法——飲食、運動、睡眠、生理時鐘、腦力訓練、心情愉快。抗衰老六大平行療法是最淺顯有效的方法，是人人都應知的常識。

2.道門長生功法——數千年練功累積的心法，專門修煉及壯大自主神經的修復力，以及擴展感應力，能趨吉避禍，是延年益壽無上功法。

3.太極拳——以道門長生功法融合運動、武術，是世界公認最好的抗衰老運動方式。

4.醫療知識、治療方法——識病、防病、治病，不令人逝於盛年。這是最重要的一部份，也是占本書篇幅最大的一部份，因為必須防病、懂病不使慢性病上身，或在疾病初起時100％治癒它，令人得盡天年。

現在，我們就要深入這四項核心內容，請傾聽作者娓娓道來。

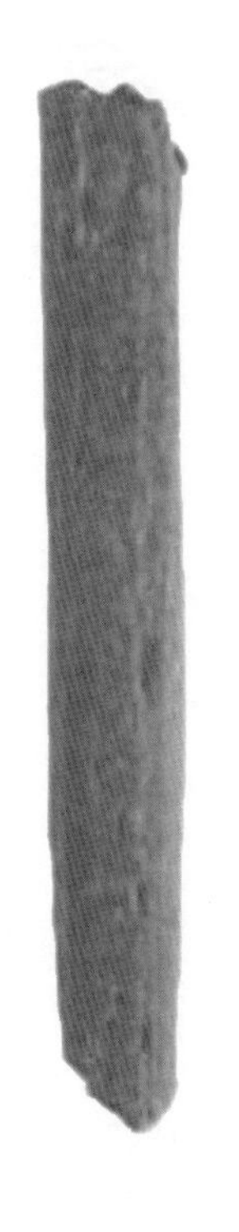
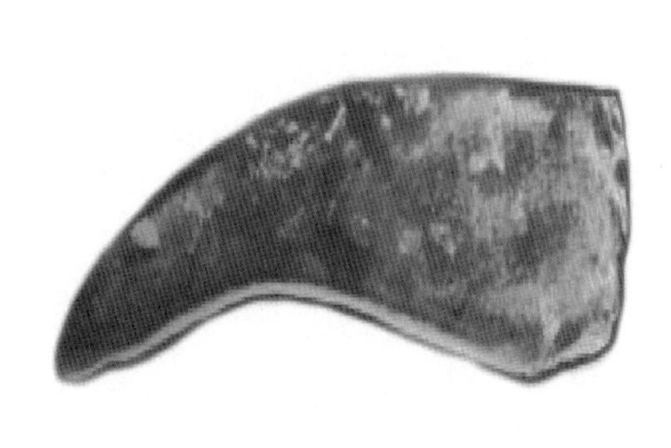

第二章　針灸的歷史

考古學家在石器時代遺址出土文物中發現了石針與石砭並列，一下子將針灸信史上溯到二萬多年前的舊石器時代後期。

當時以砭為主，砭是以玉石類的光滑石頭磨制而成，其形狀或圓或扁，一頭尖利，用來刺破膿皰，一頭光滑，用來刮痧、按摩或敲擊痛處。如今已將其尖頭去掉，只利用其扁平光滑的一面，它的現代名字叫做刮痧板。

隨著砭術的廣泛使用，人們以砭之敲擊發現了穴位，再以療效相似的穴位連成經脈，是所謂的以砭啟脈。以砭啟脈只是後人想當然爾的猜測，事實上經脈是道門丹道，在煉炁化神階段以內視返聽「看」到的十一條發光路徑（請翻閱第九章）。為什麼是十一條而不是十二條，那是因為中醫的「五臟六腑」都不是真實存在的，都是道門丹道以內視返聽「看」到的腦部中樞向末稍神經的映象，它們都只是腦部的小神經團。

只有心包是真實解剖學的心臟，它有自己的起搏神經系在心臟中而不在腦部，所以道門丹道內視返聽「看」不到它，自然也「看」不到心包經，所以心包與心包經受到差別待遇，被排除於五臟六腑之外。其他的十一條經脈正是馬王堆漢墓出土帛書所載之足臂十一脈灸經。而只有心包經是以砭啟脈。其他十一經脈都是以內視返聽「看」到的，再以十一經脈的功能、生病時的內視變化憑之發展出一系列的醫學體系，它的名字叫做中醫。請記好，中醫之始非是以砭啟脈，而是以丹道內視確定經脈，再以經脈症狀確定治法，然後形成中醫。

心跳是億萬年來，古人最好奇、最主觀的生理功能，將它歸於生命的起始，心跳停止人也失去知覺而死亡。所以——心主神明。

後來在最隆重的祭神儀式——活人祭祀時，活體摘心，數秒內被摘心的祭人竟然仍有識覺，於是確定心主神明的那個心，不是被摘出尚在跳動的那個心，於是就增加了一個「心包」——就是那個跳動的心。

足臂十一脈灸經代表針灸之經脈體系已完成系統化。此時亦存在圓柱形之石針，直徑較鉛筆芯粗些，這才是真正意義上的針灸用針，但其名稱仍然是「砭」。石針磨制困難且易折斷，故人們轉而採用竹制的針灸用針，它的名字叫做「箴」。之後紅銅出世，針灸用針於是改用紅銅製造，它的名字叫做「鍼」。

萬年前，大洪水退去不久，中華大地東南方如同亞特蘭大陸沉沒，人煙滅絕，遍地湖澤，至大禹治水後才好些，直到水滸傳北宋水泊梁山，依然是大洪水遺跡。位於未被洪水淹沒的黃土高原氏族首領伏羲，全族存活，不但消失了與東夷的戰爭壓力，並且兄妹結合，統治階層如同猶太人，為了不使資產被外人瓜分，以近親結合統治全國，凝聚了向心力，在此天時、地利、人和的條件下，開創了中華第一個盛世，此時百姓豐衣足食，有閒暇時間、精力，發展人文文化，例如：

一、創立八卦，開啟了中華民族的文化之源。伏羲八卦中所蘊含的「天人諧和」的整體性、直觀性的思維方式和辯證法思想，是中華文化的原起始點。

二、在黃土高原土質鬆軟的基礎上開始了以骨、石、木為材料製成農具，這種原始農具只能用在土質鬆軟的黃土地上，於是開始了真正意義的初始農業。

三、發明網用於漁獵，馴養野獸繁衍家畜，使生產力數十倍於以往。

四、變革婚姻習俗、使血緣婚改為族外婚利於遺傳基因。

五、規範文字，結束結繩記事。

六、發明陶塤，琴瑟等樂器，及創制歌曲，音樂。

七、將其統治地域分派官員分而治之。

八、整合醫學理論、經脈理論及制九針……。

這些都是由原始人向文明人度過之了不起的成就，所以在「三皇五帝」的世系之中，伏羲位居「三皇之首」、「百王之先」。

伏羲時代總結了針砭之理論、經脈、穴位、治法、用途，集之大成而制九針，至此針灸這一整套醫學已完成系統化。系統化需要文字承載，相傳伏羲創造文字，這與伏羲制九針一樣，只是在他那個盛世時代，百花齊開，各方面均有宗師出現，均有突破性的發展。巫官、史官作出整理，總結文字，而非伏羲本人創造，因為文字是由刻畫記事、結繩記事演變而來，伏羲字是類似蘇美爾人之楔形文字，這種字就類似七千年前西安半坡遺址出土陶器上的標誌性符號，稱為半坡陶符，它們是象形文字的前身，半坡陶符就是半坡人的文字就是伏羲字的傳承。伏羲字正是現代我們見到的甲骨文之前身，但是它們書寫的材料都是一樣的——

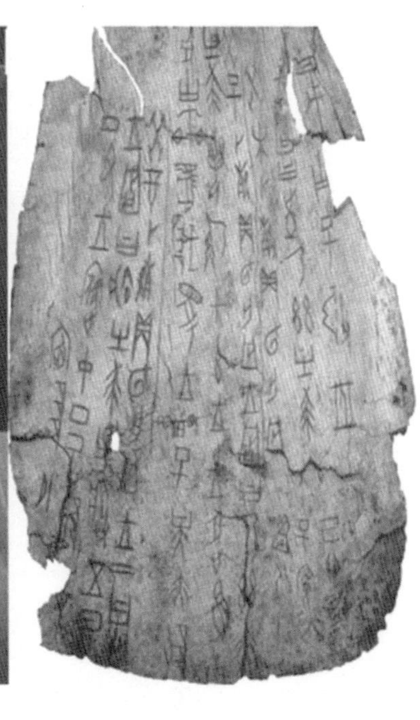

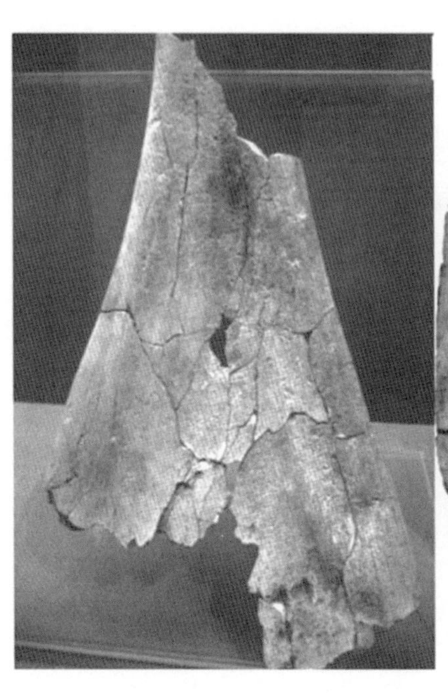

陶片、龜甲、牛肩胛骨，因為它們大小都差不多，陶片的大小不能比牛肩胛骨大很多，易破碎。

如果本書以這種文字載體發行，則本書將填滿整座圖書館，所以當時針灸理論不可能洋洋灑灑百萬言，確切說來，針灸理論只有六十二個字，剛好能以紅銅錐或石錐在牛肩胛骨上刻完，它們是：

1. 陽氣、陰血。

2. 痰飲、瘀血。

3. 心——主神明。

4. 心包——代心行令。

5. 肺——主氣、通調水道。

6. 脾——運化水穀、升清、生血統血、主四肢肌肉。

7. 肝——主疏泄、藏血、主筋。

8.腎——藏精、主納氣，主骨生髓、主水液。

這六十二字是針灸所有理論的核心根本，就是說，所有能見效的針灸治療，都在這六十二字的規範中，至今一萬年未有突破，請注意，現代解剖學借用這五臟名詞，更改其內容，再發放全國十二年義務教育必學之基礎學科，所以現代人均知現代解剖學的五臟，但是甚少有人知道中醫五臟的六十二字。現在述說一下這六十二字（重要的事說三遍，之後作者會三遍重覆）：

這六十二字是以陰陽為提綱，陽是身體整體功能，翻譯成現代話語是新陳代謝、免疫力、廣義的自主神經系之交感神經系，代表振奮身體、白天工作，其首席執行官是腎（腦腎），其下再分為六臟六腑之陽。

陰是陽的後勤補給，是廣義的自主神經系之副交感神經系，代表休息養生、夜晚睡眠，其首席執行官是肝（腦肝），其下再分為六臟六腑之陰。如果，陽是大國的軍事實力，陰就是經濟實力、生產力、工、農業……，沒有陰就沒有陽。

六臟：

心：思想系統，相當於現代解剖學的大腦皮層。

心包：就是血液循環的推進器——心臟。

肝（腦肝）：陽氣的疏泄功能，疏泄氣滯、氣鬱，簡單的說「疏泄」就是強旺神經系，不使氣滯、氣鬱。相當於現代解剖學的自主神經系副交感的修復功能。而另一半自主神經系之交感神經，掌控的能量貯存、供應、振奮功能在腎。

脾：消化、吸收、排泄系統，相當於現代解剖學的泌尿系與消化系，包括胃、腸等消化道、肝、膽、胰、甲狀腺及腎、膀胱……。但不包括那個與血循與免疫有關的現代解剖學的脾臟，這個現代解剖學的脾臟翻譯成中醫話語是「肺」之免疫力的一部份。

肺：陽氣的升降出入，以及水液的敷布，相當於生理解剖學的呼吸及淋巴、靜脈循環系，以及一大半的免疫力，以及內分泌中的胸腺、脾。

腎（腦腎）：藏精，精是陽氣的貯存狀態，陽氣滿則化為精，貯於腎。腎相當於自主神經系交感神經振奮、運作功能，振奮、掌控內分泌及細胞粒腺體之能量供應、貯存功能……等等，一切身理功能。另一半自主神經系副交感的修復身體功能在肝。

針灸源遠流長，但是自起始至今完全沒有變化，都是以小針治病，而配合它的醫學理論卻隨時光冉冉遷移而不斷變化。針灸被強迫加入各時期的醫學理論，體型不斷澎漲。舊石器時代末的那一片牛肩胛骨六十二字的針灸理論，加入了禁咒祈禳之巫醫理論，須考慮神鬼、針刺禁忌、節氣、日干、年忌……。

素問：淫邪發夢，以夢診病，是古代重要巫技「占夢」。

本草綱目論述針具：鐵錐柄針主治：鬼打及強鬼排突人中惡者。

艾草：可避鬼驅邪，防疫禳毒，最終作為火灸料……。

伏羲制八卦而道門興，於是道門醫自然又加入了針灸理論，其八卦五行，太素脈法，靈龜八法，天星十二穴……。雖不管用，但至今仍存活於針灸教材中。

之後村落形成，人丁繁衍，人口密度加大，醫療當務之急是對抗傳染病，於是六經理論出世，加入針灸大家庭。

六經理論專門對抗外感病，其陰陽各分表、半表半裏、裏。2×3＝6。並以門的開、闔，樞解釋之。

開是門板的外面，是表

樞是門軸，是半表半裏

闔是門板內面，是裏

太陽是一身之表是「開」

少陽是半表半裏是「樞」

陽明是裏症是「闔」

治外感病症大法治在「門外」此時以去除太陽病為善

其次去除少陽病於「門上之樞」，

再次驅出陽明病邪於「門內之闔」。

如不立馬驅出陽明內邪，則病邪入駐「家中」，轉為三陰病，於是病勢加重。

〈素問．陰陽應象大論〉：

邪風之至，疾如風雨，故善治者治皮毛（驅逐在居家附近遊蘯的賊：疲倦、消化不良、畏風寒……），其次治肌膚（「開」門板外面，太陽之表，驅逐貼近大門之賊：感冒、流鼻水、咳、打噴嚏、噁心……），其次治筋脈（「樞」門軸，少陽之半表半裏，驅逐正在卸門之賊：高血壓、高血脂、偏頭痛、皰疹、失眠……），其次治六腑（「闔」門板內面，陽明之裏，驅逐已入門之賊：發燒、咽炎、嘔吐、潰瘍、痛風、腹泄……），其次治五臟（賊已入駐家中：腦膜炎、腎炎、心內膜炎、肺炎、癌症……），治五臟者，半死半生也。

這一系統理論獨自支撐了傳染病症治至少一萬年，直到東漢張仲景《傷寒論》橫空出世，以桂枝湯、麻黃湯、承氣湯……，專治外感病。對於治外感病，其效果強於針灸，於是將針灸項下之外感病分流而去。之後針灸逐漸放棄了醫治外感病症，而專治內傷雜病。但在這之前數萬年之外感病症是針灸的專治，這事實無法由人們記憶中抹去，所以直到今天六經之名仍為十二經脈之前名，它們是：

手太陰肺經

手陽明大腸經

足陽明胃經
足太陰脾經
手少陰心經
手太陽小腸經
足太陽膀胱經
足少陰腎經
手厥陰心包經
手少陽三焦經
足少陽膽經
足厥陰肝經

除了外感病，針灸真正的專治是內傷雜病，那片牛肩胛骨上六十二個字的伏羲甲骨文之針灸根本理論，就是專門針治內傷雜病的理論。時間延續一萬年，空間跨越全世界，針灸治內傷雜病至今仍獨步於天下，以後十萬年亦將如是，因為人是人，要升級自身免疫系統，超脫出針灸的調節能力，至少十萬年，無法如同電腦般的快速升級、加載。

在三千年前，時間巨輪即將進入周朝之春秋戰國時代，簡牘終於出世，簡牘是用竹木片書寫再以繩串成冊，卷成一卷，讀寫時以左手握卷慢慢攤開，右手持筆，書寫、閱讀。至今繁體書寫方式仍是依照簡牘方式自右而左、自上而下。

簡牘書寫量萬倍於甲骨文，是劃時代的發明，至此諸子百家著述終於能夠傳世，而不用依賴巫官、史官之口述傳世。針灸也不例外，終於在戰國時代《黃帝內經》成書。

春秋戰國，尤其是戰國時代，是中國文化發展最高峰的時代，趙武靈王胡服騎射，單單一個山西省以及河北省之半的趙國就能大破匈奴，比之天下一統的大秦、大漢、大唐朝不遑多讓。各國君主求賢若渴，勵精圖治，開放忠言逆耳之諫言，決不允許貪污腐敗、欺壓百姓，否則會被他國所吞併。於是才有百花齊放，百家爭鳴、諸子百家、醫學、武術、音樂、藝術、科技……等一切人文文化均快速發展，並且達到後世難以企及的高度。這是中華文化第三次高峰。

第一次是一萬年前由原始人轉成文明人之祖——伏羲皇時代。第二次是五千年前，完善文明之祖——軒轅黃帝，自黃帝擊敗蚩尤，一統天下，百姓豐衣足食，人文文化快速進步。直到東周戰國時代，中華第一次在相對的局部戰亂中進入文化高峰，這與齊桓公尊王攘夷，救護諸侯有絕大關系。武俠小說中的男主角都要找到一本上古心法秘笈，才能練成絕世神功而成為絕頂高手。上古是什麼時候？猜對了，就是戰國時代。這亦是歷史上最壯麗的一次文化高峰。

針灸也一樣，只有在這個思想未被政治鉗制的時代，才能著述出震爍古今的《黃帝內經》。

《黃帝內經》是第一部冠以中華民族先祖「黃帝」之名的傳世醫學鉅著，是中國醫學寶庫中現存成書最早的一部醫學典籍。然而，它亦是一部濫竽充數的鉅著，他的收錄者不是醫學宗師，而是文學大家，所以它將戰國時代各種醫學理論全部收集，一萬年前的理論、九千年、八千年、巫醫口傳、史官口述、陶器文、伏羲文、甲骨文，簡牘文、父老相傳、家傳醫學、道門煉法、奶奶的叮嚀、媽媽的囉嗦……。不管有沒有療效，只要流行，就盡數全收。用《黃帝內經》的理論做療效的對比實驗，發現它確實有40%無與倫比的精華，而另外60%則是濫竽充數，刪之可也。雖然如此《黃帝內經》只是中醫小學生的啟蒙書，如同九九乘法、ABCD，國語課本……雖極重要但無法憑之成為數學、語文專家，現代針灸治病綜合中西醫千變萬化，不要一天到晚抱本黃帝內經當做神主牌，那是不夠的。

之後的針灸著述，如難經、針灸甲乙經、針灸大全、針灸大成、針灸聚英、醫宗金鑒……，以至現代的各著述無一能突破黃帝內經理論範圍，全在其中打轉，著述文字愈來愈多，各種怪怪的理論愈來愈繁雜，也愈來愈偏離黃帝內經簡單的核心理論，治療效果也愈來愈差。

例如明楊繼洲《針灸大成》，這一大部書根本不是系統書，而是著述者收集的一大堆亂七八糟的賦、歌、訣、經、論……以及病案處方，而這些處方根本欠缺醫理，標本不分，相互法理衝突無法自圓其說，就算天縱英才，將全本針灸大成倒背如流，亦不能提升半點針灸醫術。

《醫宗金鑒》更是可笑，它根本是一部東拼西湊，抄來抄去，毫無骨幹思想的一部怪怪的教科書，為什麼是怪怪的教科書？因為它不以病因病理為論述，專門搞些歌訣讓人背誦，就像兒童啟蒙學堂背誦《三字經》一樣，你說怪不怪？

蒙古南侵，中華文化衰敗，元人棄中華文化如敝屣，中醫針灸至此一蹶不振，因無人重視，所以之後六百年不再有宗師出世，但是元朝疆域遼闊，新的藥用動植物大量出世，造就了中醫湯劑一飛衝天之勢。全面取代針灸，至清道光禁止針灸入太醫院，說是以針刺龍體乃大不敬，其實根本原因是未有宗師，針灸療效比之湯藥差太多。針灸於是如同三姑六婆般的在民間苟延殘喘，至此針灸進入了數萬年來最悲慘的狀況。

清朝末年，現代醫學正式輸入中國。自鴉片戰爭、甲午海戰後，民族自信心喪失殆盡，不斷有廢除中醫針灸的呼籲，以針灸首當其衝。政府施行的醫學教育及衛生設施均以西醫為重。

日本在明治維新後，醫學已完成西化，醫學法禁用切脈，不再以四診、標本之中醫體系治病，中醫針灸在日本淪為盲人維生的技藝。

日本民族的某些特性，就是擅長於形而下者謂之器的匠藝技術，而不擅長形而上者謂之道的學術思想。這樣的素質，使日本能造出高質量的工業產品，摘諾貝爾獎之桂冠如探囊取物，卻孕育不出老子、孔子、愛因斯坦、霍金、張居正、左宗棠、蔣百里、蔣經國、鄧小平……之類的大思想家、哲學家、戰略家。看看二次世界大戰，日本陸軍大部份被鎖在中國，海軍去拔美國虎牙，空軍去自殺攻擊，這全是戰術，沒有半點戰略思維，相反的自淞滬戰役開始，中國對日抗戰打的全是戰略，雖然節節敗退，但決不簽割地條約，敗至湖南才終能壓住陣腳與日軍對峙，六年後贏得最終勝利。

日本人放棄中國醫學，原因也在於此，花了一千年功夫還是消化不良，沒能融會貫通就不知道它的好處，所以一見到荷蘭人帶入的現代醫學就覺得好，因為是形而下的學問，看得見摸得著，容易懂。中國古代的形而上的東西，對日本人來說太難，參不透，扔了算了。古書上寫的藥方能賣錢，不扔。記得嗎？當初中國怪專家亦是主張廢醫存藥，就是學日本的。殊不知，不按四診、標本理法開方藥的步驟來，偶爾以成藥見效了，也是誤打誤中，毫無可取之處。

後來雖有改善，但大勢已去，導致日本針灸至今療效不良。而中國也想將醫療快速西化，但中國怪專家又傳承滿清八旗兵的鬥蛐蛐、溜鳥的安逸閒適精神，所以自然不好去歐洲學習、太貴太累了，自然赴日本取經，將日文名詞直接套用，而日本將它所能掌握的中醫皮毛，將中醫名詞更改意義再原詞套用在近代醫學的翻譯本中，如呼吸、氣、神經、血液、痰、心、肝、腎、五臟、脾、胰……。至此完全混淆了中醫基本觀念，造成氣不是氣、血不是血、痰不是痰、飲不是飲、心不是心、肝不是肝、脾不是脾、肺不是肺、腎不是腎、大腸不是大腸、小腸不是小腸、膽不是膽、膀胱不是膀胱、胃不是胃……。

這種名詞混淆在根本上重創了中醫針灸，因為經過十二年國民教育已習慣日本亂翻譯名詞的年輕世代已完全不理解中醫針灸了。例如脾臟的功能明明是淋巴、免疫、循環，而中醫針灸卻說它是主消化吸收、新陳代謝——偽科學、謬論。

還有「心」這個名詞在中醫理論本來就是指大腦皮質部的思想、感情，如要翻譯必須譯成大腦皮質，以中文語法可以佐證，如：膽大心細、用心去想、三心二意、人心不古、心不在焉、遂心如願、枉費心思、童心未泯、心領神會、心曠神怡……，中醫的「心」根本不是血液循環的推進器，那個血之泵叫做心包。

心、肝、脾、肺、腎，統統被現代醫學借用再更改成截然不同的意義，再回頭攻擊中醫沒基本常識、不科學。這一狀況卻無人提出抗議，釐清真相，因為當時中國已無人再重視中醫針灸了。

現代醫學只是借科學手段發展出化學合成藥品、診察技術……。醫學本來就不是科學，醫學與文學、科學，人類學、宗教學、政治學……，分庭抗禮，以科學分析其他學術是無知的。例如：今宵酒醒何處？楊柳岸，曉風、殘月。以科學分析是昨晚喝大了，醉倒在生長柳樹的河溝邊，天快亮時才爬了起來。一樣嗎？這是文學通達心靈的詞牌，不能以科學亂整。

在化驗室以科學定量、定性分析細胞、器官、神經系統、血液、腦組織、內分泌，可斷定成吉思汗與路邊小偷完全一樣。一樣嗎？百萬個小偷也抵不上一個成吉思汗，這是人類學，不能以科學亂整。

中醫以不同方法治二人相同疾病，違反科學的可重覆性原則，但是人與人之間本來就不同的，本來就不存在可重覆性。中醫科不科學已辨論百年，請不要與作者再做此辨論，請去看看本書下篇第七章治療高血壓篇，國際衛生組織ＷＨＯ是怎麼要求治療高血壓的？須以個體化治療，是以每一個人具體情況而擬定個體治療方案。

中國怪專家論述：疾病相同治法卻不同，不合乎科學之必須具備之可重覆性，所以中醫不科學。

二者有何不同？是不是只要將疾病相同治法卻不同這個老土話改為：依每一個人具體情況而擬定個體治療方案，就科學了？

至此讀者應可體會出，西醫在吸收中醫的長處，向中醫學習擬定個體治療方案之辯症論治，請注意，ＷＨＯ治高血壓已經辨症論治了，以及減肥、糖尿病、心梗、腦梗……等慢性病全都依每一個人具體情況而擬定個體治療方案——辨症論治。西醫以往都是同一疾病治法相同，管你個體不個體，現在人家西醫都改進向中醫學習了。攻擊中醫的中國怪專家也該閉口了。

自古中醫一直在吸收各家長處，例如蒙元南侵，帶入的阿拉伯醫、歐洲醫……其長處都給中醫吸收了，所以中醫愈來愈強大。而現代醫學不但吸收中醫及各家醫學的長處，亦吸收全部的現代科學技術、核子醫學、鐳射醫學、宇航醫學、潛水醫學……，與尖端軍武科技處於同一高度，形成了一個世界級的龐然大物。這是事實，也是中醫做不到的軟肋。我們只能在整體生物學上發揮中醫之長處，以療效展現實力，中醫針灸之煉炁化神大師強於西醫很多，而能以鷹視俯看現代醫學，但也不應因崇拜中醫而隨意貶損現代醫學。畢竟能操作現代高科技器械之西醫比比皆是而能煉炁化神之中醫卻太少了。

清朝結束後的軍事、政治、社會動亂七十年，需要以政府的力量全面宣傳人民的高壽，可知百姓平均壽命已降至谷底，均壽卅五，此時根本不需要以抗衰老、雜病為治法之本的針灸，針灸依然奄奄一息。

當中醫針灸在中國日益邊緣化之際，在國際上卻有令中國怪專家跌破眼鏡的發展。法國、德國、義大利、西班牙、葡萄牙……這些歐洲強國竟然努力研習針灸，且後來居上，將針灸發揚光大。一九四五年法國開創國際針灸學會於巴黎，出席會員國竟達三十多國，一時中國報章沸騰，嚴重傷害了全力貶低中醫針灸之中國怪專家的自尊心。一九五三年德國醫學博士東渡日本（注意，不是中國）學習已經衰敗但仍強於中國的日式東洋醫針灸，就是那盲人之針灸，盲人不以眼見為真，而以手之感覺摸取穴位，作者雖以道門丹道之內視經脈穴道，但至今仍以手感取穴，這是針灸本來的取穴法，因為丹道內視只能見到經脈系統，而穴位藏在骨關節、肌肉縫、大動脈邊、精索旁、卵巢上，甲狀腺喉返神經上……。必須以手感尋穴，才能準確取穴。中國針灸大師大多是用二指夾針，目測下針。民國時代的日本盲師針灸確實強於中國針灸，更促使世界醫學對東洋醫針灸的刮目相看，至此日本已瞧不起中醫，漢方醫改名為東洋醫。

韓國大長今連續劇大多人都看過，那是由韓國最強的中醫針灸顧問團所引領、指導的。但是其小學肄業程度水準，治法太也膚淺，卻能鎮住大多數的中國針灸醫師，韓國亦瞧不起漢醫，改名為韓醫。

中國終於面子掛不住了，於是自一九五四年自動籌組中國針灸學會。第二年，一九五五年，國際針灸學會在巴黎召開第十屆年會，中國針灸學會亦派代表出席，並乖乖的申請為其會員國，至此確定了中醫針灸不再被貶來貶去之命運。

但是真正的中醫針灸傳承已斷，這種忽視四診、標本，以及不再出世具備道門丹道練炁化神之大宗師，再跳過中醫基礎理論，以西醫理論、方式教學，所培育出的針灸種籽，比之日、韓針灸好不到那裏，每天針治一次，動輒三、四十次治療，無效者恒無效，有效者也不知是自身抵抗力作用或是針灸療效。偶爾治癒了就大肆宣傳，以致針灸實際療效大大低於名氣，確實名不符實。以致近年來針灸地位再度低落。這正是作者欲發揚中醫針灸而寫作本書的目的——不以西醫的眼光看待針灸，還給中醫針灸本來的傳承方式及思想方式。除了抗生素專治的細菌性傳染病及外傷骨折，針灸可治天下一切病，而且一般疾病保證五次治癒。癌症初期當然五次治癒，中期十二次治癒（非絕對），癌症末期以十次止痛（七天針一次，十次治療共七十天）陪病患安詳逝去。

無論大陸臺灣，只要有不決之事一定有怪專家提出美國或美帝的做法，憑之為正道，針灸也是，報章大力報導美國找些病患雙盲測試針灸療效，經美國證明：

1. 針灸只對脊椎痛、肩周炎、膝關節，頭疼有效，而且只有一半效果，另一半是心理暗示效果。這可是樂壞了我們的怪專家，連美國人都說針灸有效，美國人說的都是真理。
2. 針治膝關節，刺中穴位，效果較好，不中穴位亦是有效，所以經脈穴道理論是不科學，無用的。這我們怪專家就閉口了。

美國人英語說的真好，比作者好很多，但是針灸就是白癡。

1. 對於痛症，針灸治在局部集中血循而消炎，因消炎而止痛。不是用來單純止痛的，如要止痛，在肩周炎附近用鬼谷子弟子蘇秦，頭懸樑、椎刺股的鋼椎用力一刺，能造成痛覺轉移，痛覺一轉移，肩周炎立馬止痛，這是美國針灸理論，正確不正確？確實如此，但中醫針灸根本不玩這一套，針灸運針，針下發熱，招來血液循環集中於此，因而消炎止痛，根本不玩痛覺轉移。

2. 治膝關節炎，與上一條一樣，治在局部消炎，何處發炎強度大，疼痛感就強，所以治在以壓痛點取穴，這與經脈穴道沒關係，經脈穴道是用在提升那木桶理論之十二片木板最短那一片，聚足陽氣，帥陽氣以攻病竈，治在內傷雜病這才是中醫針灸的根本，而不是用來止痛，美國人錯用其皮毛以論斷其根本，其結論就是牛頭是錯的，因為牛頭對不上馬嘴。

3. 巴西里約奧運美國游泳選手肩上有拔火罐印，於是全國驚歎，連美國人都信拔火罐！那個明星二十六歲癌症末期小姑娘信心大增，就用拔罐治癌，不幸去逝。我們又要說牛頭與馬嘴了，拔罐是集中局部血循以消炎，治在關節炎，肌炎，神經炎，疼痛，運動勞損，拉傷肌腱……，拔罐根本不是用來治癌症的。至於留下的罐印瘀紫，當血液循環集中清除時，順便就消炎了。

游泳選手強力訓練後，為了恢復肌肉疼痛、拉傷，用之有效，這一點美國人懂的，因美國人用在身強體健的運動員身上，而不是用在癌症末期生命將逝之小姑娘病患身上。

第三章　針灸二三事

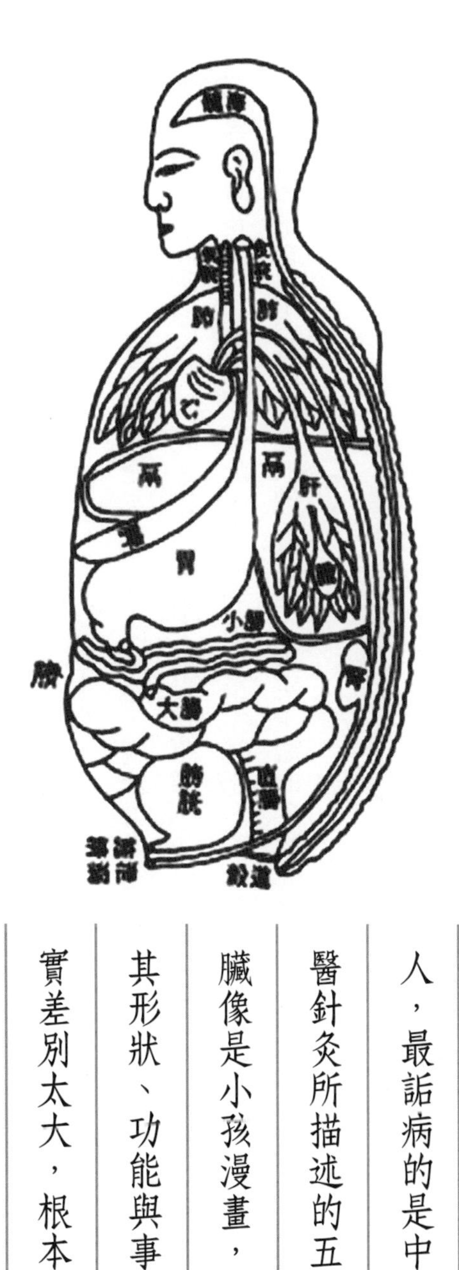

不懂中醫之人，最詬病的是中醫針灸所描述的五臟像是小孩漫畫，其形狀、功能與事實差別太大，根本就是胡說八道。

3-1 中醫針灸五臟與十一經脈的實質

其實中醫的起源與巫、丹道一樣，它們三者是同源的。莊子心齋說：無聽之以耳，而聽之以心（用細思明辨去體會），無聽之以心，而聽之以氣。耳止於聽，心止於符（只符合主觀的一己私見，固定思維，反而無視客觀的自然規律），氣也者，虛而待物者也（放空心思，去感應萬物，不以主觀的一己私見去感覺事物，判定事物）。就是說，不要只用耳聽，而用心去體會，最後連心都不用了，用氣去感應，就像盲人閉目行走，皮膚感覺空氣流動，足下感覺地面震動而六識全開。也像拿個木棍對貓揮舞，那只貓可不是只瞄你兩眼，而會雙目睜大、脊背弓起、全身毛豎起、指甲伸出、指尖翹起、尾巴豎直、呲牙咧嘴……這就叫做聽之以氣。這也是太極拳聽勁的理論基礎：放棄主觀的攻擊先機，完全以鬆以靈以後發順應敵勢。

同理，在丹道入定時，內視反聽、氣機發動，以氣看到丹田金光、兩腎灼熱、肺露下降、心血來潮……。中醫針灸就是由丹道回返先天態，煉炁化神時，由內視反聽而描繪出五臟的。所以中醫的五臟與現代解剖學的內臟器官，不但形狀完全不同，功能也完全不同。因為，他們是神經系統內的臟腑運作中樞。以現代解剖學看中醫的五臟，只是腦部五個小神經團而已，而且他們相互沒有明顯的區分界限，所以功能有所重疊，這也就是為什麼脾肺腎三經都與水液有關，而腎納肺氣、腎火溫脾……。

生理學家在開顱手術時做一試驗，病患的頭顱已被打開，只保持手術處局部麻醉，令病患神智清醒，他們用一根毛髮直接在裸露的大腦表面輕輕劃過，此時病患並不覺得腦上的刺激，而是清楚的感覺到身體表面有一條線狀路徑，傳過來，傳過去。

十二經脈（其實是十一經脈）亦是丹道回返先天態，煉炁化神時，由內視反聽而描繪出的，它只是臟腑運作中樞那五個神經團之間的溝通線而已，每一神經團有二道溝通線，以肺為例，裏線映射在體表是手太陰肺經。表線映射在體表是手陽明大腸經。在針灸刺激時，使人真實的感覺到體表的十二條交通線，但是那只是腦部中樞的溝通線透過感覺神經反射在體表，決不是在體表真實存在十二經脈。

最後，我們以汽車來比較中醫與西醫基礎理論的差別：

例如，一部汽車行駛的歪歪斜斜，西醫直接將車送去修理，中醫卻直接調整上一個層次——駕駛員！畢竟再破爛的車在優秀的駕駛員手中依然能夠平穩行駛，而一輛高級車在醉酒駕駛時一定是歪歪斜斜，當然作為現代中醫高手，應打破成見車與駕駛員一起診斷。

3－2 針灸能治什麼病？

針灸可以治療無數種疾病，但是依據黃帝內經做對比實驗，他的實際操作只有兩種：

1.針下發熱（治標）——集中局部血液循環，提高局部自體免疫力，以消炎。治療疾病如關節炎、脊椎病、面癱、胃炎、肩周炎、宮頸炎……。

2.循經感傳（治本）——恢復臟腑的功能，提升生命的能量，聚陽氣以攻病灶。治療疾病如心梗、腦梗、肝硬化、胃潰瘍、陽痿、抑鬱症、心律不整、減肥、血壓、血脂、血糖……。

以上兩點，就是針灸的核心治療理論。數千年來，發展出的成千上萬種針法，但是沒有任何一種針法能夠突破黃帝內經的範圍，反而越來越偏離中心思想，專門在細枝末節上大做文章，導致療效也越來越差。

如今，經歷了歷代多次文化動亂，正統的中華文化已經失傳太多，我們不用也不太可能真正突破中醫針灸體系，只要掌握住真正的針灸精髓，將可以以一己之力抗衡一所國家級的教學醫院。除了抗生素專治的感染病，以及部分的外科手術，中醫針灸可以治療其餘的一切疾病。例如：糖尿病、癌症初、中期、運動傷害、職業病、老年病、不孕不育、神經衰弱、甲亢、鼻炎、聾、脊椎病、關節炎、腎炎、哮喘……。

中醫針灸的治療範圍涵蓋了內科、外科、婦科、神經科、心理科、內分泌科、腫瘤科、泌尿科、耳鼻喉科、小兒科、心內科、理療科……。

3－3 中醫臟象學說與現代解剖學之異同

前面說過，中醫與巫術、道門丹道，都是同源的，子曰：「人而無恒，不可以作巫醫。」上古之醫師稱之為巫醫，既能通鬼神，又兼及醫。但是現代巫術的那些起乩、跳神、過火……之類的心理暗示，精神療法。雖然在某一方面有效，但是以醫學眼光來看它的涵蓋範圍較小，所以成長的空間不大。數萬年來，其形式都是差不多的。而中醫隨著經驗的累積，社會越進步，醫學經驗累積越快速。終於在夏末商初時，醫學知識的累積超越了巫。至此，巫與醫自然分為兩個不同的概念，必然分家。黃帝內經已少見巫的痕跡，而扁鵲曰：六不治，就包含信巫不信醫——不治。

自巫與醫分家後，醫學漸入讀書人之手，也漸漸普及化。讀書人不見得都習醫，但習醫者，必定是讀書人。而且，後世成名的學者，都懂些半吊子的中醫湯劑，因為這不用手法技藝，運用起來較容易。請注意，是中醫湯劑而不是中醫針灸。因為，針灸需手法技藝操作，在那些魏晉清談之士眼光中是賤役，所以學者習醫只開藥方，而不下手針灸。這倒是和百年前西歐醫師一個德性，當時的西歐外科手術都是簡單又髒兮兮的膿液排除、清創縫合的技法。醫師覺得骯髒，只坐在旁邊指導，真正下手操作的是僕役、屠夫。

話說回來，自從中醫普及後，習醫者大增，並不是每個人都去練道門丹道功法，習醫者讀書吸取前人經驗就已足夠。修煉丹道並非必要，此時醫學與丹道必然分家。而中醫基礎理論已發展完備，就是那一套怪怪的卻十分簡單的臟象學理論：

心——主神明。

心包——代心行令。

肺——主氣、通調水道。

脾——運化水穀、升清、生血統血、主四肢肌肉。

肝——主疏泄、藏血、主筋。

腎——藏精、主納氣，主骨生髓、主水液。

隨著社會進步複雜化，犯罪率提高，法醫學自然興起，用來解剖屍體探查死因，使之能夠在重大刑案上呈現客觀證據，於是中醫解剖學隨之興起。這時臟象學說又多出了一門與現代解剖學一致的、很有道理的、合乎科學的理論。但是請注意，這第二套臟象學說理論，是出自屍體解剖所描繪的理論，與現代解剖學一模一樣，但是，他不是丹道內視所主導的，合不上腦部十一個神經團，也合不上十二經脈。用它去作為針灸診治的理論根本，必然無效而造成混亂。

以大腸經為例：

1. 中醫經脈理論，手陽明大腸經乃手太陰肺經之外侯，一切的外感傳染病，必先攻擊肺經。而其表——大腸經為其外衛，為第一道防線，所以手陽明大腸經乃是調控免疫力不二之選，例如，自體免疫力不足之感冒、發炎……或自體免疫過激之過敏、氣喘、狼瘡……手陽明大腸經的曲池、合谷是無可替代的必用穴。

2. 中醫解剖理論，大腸的功能是傳導糟粕，吸收津液，這完全合乎現代解剖理論，但在針灸治療上卻是廢物理論。因為傳導糟粕、吸收津液，出了狀況的症狀是功能性腹瀉與便秘，針灸治在脾胃經的天樞、大橫、腹結……，其中，腹結由其名稱及可知是便秘的專治穴，與大腸經沒有半點關係。中醫臟象學說與現代解剖學是完全不同的，簡單的說就是心不是心、肝不是肝、脾不是脾、肺不是肺、腎不是腎、大腸不是大腸、小腸不是小腸、胃不是胃、膀胱不是膀胱、膽不是膽、三焦不是三焦……廢物理論本書將完全捨棄。

3-4 十二經脈各有兩個名字

黃帝內經的作者不是醫學宗師，而是文學大家，他只是收錄當時最流行的理論成書，而不是內經作者的創見，所以其理論與內容有重疊以及拼接的現象：

重疊理論——如六經辨症、營衛氣血辯症、八綱辨症、他們三種辯症法則述說的都是一樣的，都要求表裏寒熱虛實……只是使用的名稱不同，這就是理論重疊。

拼接理論——以手太陰肺經為例，他是兩個經脈理論拼接的。由手太陰經與肺經拼接而成。為什麼？經考古研究，炎黃子孫在石器時代平均壽命是三十至四十歲，雖然存在種種原因，但是其中最主要的因素就是夭折於傳染病，而當時實際義意上的醫學就只有骨石針灸，所以當時中醫針灸最重大的攻關專案就是診治傳染病，中醫針灸以表、中、裏三部各分陰陽共為六經，而再分上下手足共十二經，它們是：

手、足太陽經

手、足陽明經

手、足少陽經

手、足太陰經

手、足少陰經

手、足厥陰經

這就是六經辨證的主體理論。他們專門用於調動人體免疫系統，對抗傳染病，相比較於同類性質的營衛氣血辯症、八綱辨證，六經辨證是最進步的辨證學說。他能解釋一切外感病症的理論及治療程式。所以，一直到現在仍存在於針灸十二經脈中。

除了傳染病外，當時醫療經驗已知這十二經脈對於內傷雜病更為有效，於是某位巫醫大宗師將人體十二個臟器名稱配入十二經脈。它們是：

手太陰肺經
手陽明大腸經
足陽明胃經
足太陰脾經
手少陰心經
手太陽小腸經
足太陽膀胱經
足少陰腎經
手厥陰心包經
手少陽三焦經
足少陽膽經
足厥陰肝經

每條經脈的兩個名字有點風馬牛不相及，這就是黃帝內經拼接理論的結果。

使用針灸對抗外感傳染病，六經辨證雖然是當時最進步的理論，但是他所能使用的一切資源只是調動自體免疫力，而自體免疫力是不足以對抗惡性傳染病的。直到漢朝張仲景，依六經辨證著述傷寒論，專以湯劑治療外感傳染病，才補上針灸之不足，亦將外感傳染病由針灸分流而去。針灸於是漸漸退出外感傳染病之舞臺。而專治他所擅長的內傷雜病。至此，湯劑與針灸為中醫的兩大巨頭，其療效已達到縱貫古今的最高峰。後世一大堆醫學發明與理論著述，均在其範圍內打轉，不但從未突破而隨著理論越來越繁雜而療效越差。

即使如此，一些惡性傳染病無論針灸、湯劑的療效均達不到理想。直到宋朝中醫發明疫苗之祖——種痘，以及歐洲發明抗生素之祖——青黴素，只有此二項發明才真正突破了傳統中醫及全世界各醫學力有不及之處。也就是此二項發明，將人類的平均壽命提升了四十年。亦令針灸徹底退出外感傳染病這一塊醫療版圖。本書也將完全捨棄針治外感病症這一版塊。

但是隨著人均壽命提高，以往少見的，多發於老人的疾病，卻大量現世，如骨質增生、關節退化、震顫、肥胖、失眠、癌症、帕金森、老年癡呆……，這些病症無論是疾病種類或是病患數量，均占現代大型醫院的絕大數，但是它們令現代醫學束手無策，越治越糟。而這些病症是中醫針灸內傷雜病專案下無與倫比的強項。所以只要學好針灸，可以以一己之力抗衡一座國家級教學醫院。

第四章　簡單的中醫針灸理論

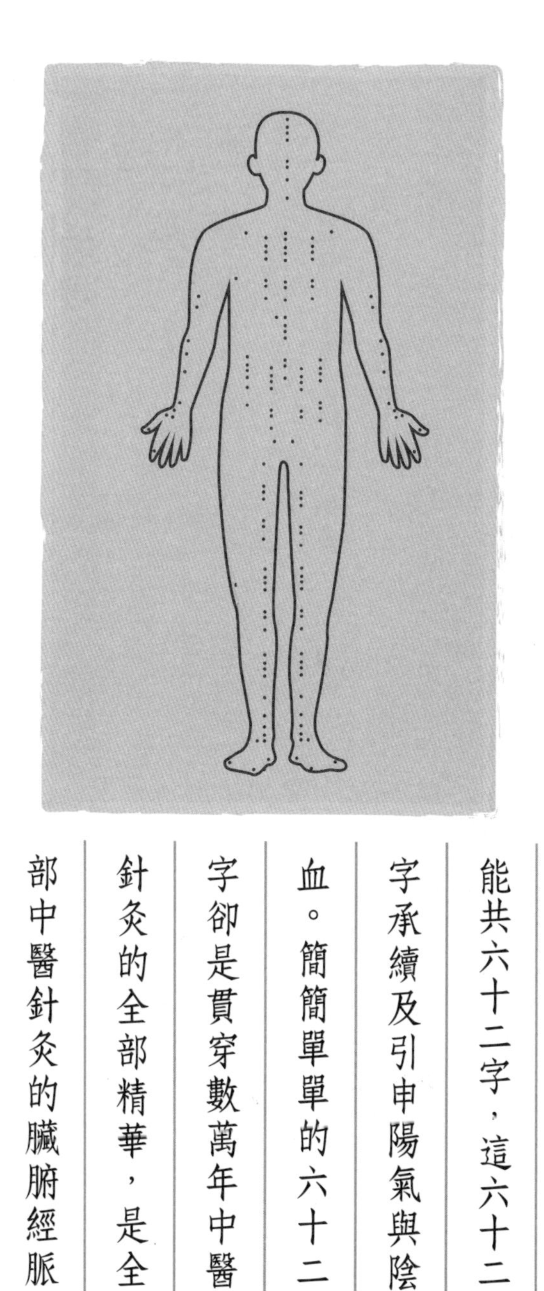

臟象學說五臟的功能共六十二字，這六十二字承續及引申陽氣與陰血。簡簡單單的六十二字卻是貫穿數萬年中醫針灸的全部精華，是全部中醫針灸的臟腑經脈的理論。

看似平淡無奇，但深入研究之後卻能看到一片大千世界，重要的事要說三遍，它們是：

陽氣、陰血。

痰飲、瘀血。

心——主神明。

心包——代心行令。

肺——主氣、通調水道。

脾——運化水穀、升清、生血統血、主四肢肌肉。

肝——主疏泄、藏血、主筋。

腎——藏精、主骨生髓、主納氣，主水液。

現代醫學源起於生理解剖，眼見為真。中醫針灸源起於道門丹道打坐入定，內視返聽，視聽之以氣，六識全開，是超越視覺聽覺，是其上一層次的感覺，這種感覺所「看」到的五臟，所「探查」到的功能，不是洲際導彈可見的噴射、爆破系統，而是它隱避的晶片控制中樞，所以依內視返聽描述出的臟腑形狀、功能，當然不同於依視覺解剖所辨認的臟腑及其功能。如同我們看不見、感覺不到磁力，但是在磁場中打坐入定，可以清楚「看」到發亮光的磁力線千絲萬絲的纏在我周身，形成一片光團。有些確實存在的事物是人類視覺見不到的，如磁力、重力、電、核污染、溫度……。

我們不需在此鑽牛角尖，但是讀者必須確實瞭解中醫針灸那根本理論的六十二字的含義，只要能確實瞭解這六十二字，已然能擊敗世上大半的針灸醫師。現代話語無法確切的清楚表達這六十二字，作者只能大致的翻譯如下：

陽氣：新陳代謝，生命力，就是廣義的自主神經功能系統。

陰血：維持陽氣生命力的系統，就是廣義的自主神經修復系統。

痰：生命力指數低下形成的亞健康態。

飲：生命力指數較低形成之肥胖蓄水。

瘀血：痛，是某一部位或內臟、器官停止運作，或受損，如胃潰瘍、肝硬化、心梗、腎結石、腫瘤……。

心：「腦心」，代表意識、感覺神經系、運動神經系。實際部位在大腦皮層。

心包：就是心臟，血液循環推進器。

肝：「腦肝」自主神經系的一部份（副交感神經），協調整體運作，修復勞損，強化神經系，中醫叫做疏泄。

脾：消化吸收系、泌尿系、新陳代謝。實際部位在消化道，及肝、胰、膽、甲狀腺……，直到細胞粒腺體能源之釋放及貯存，及泌尿系，腎與膀胱，主新陳代謝，並以強力的新陳代謝壯大免疫力，消化病毒吸收濃液。

肺：主呼吸、主淋巴系循環、靜脈循環、主免疫力。我們知道，血液循環的泵是心臟，淋巴循環及靜脈循環的泵是肌肉收縮時附帶推動的，而唯一能工作二十四小時永不停止推動淋巴循環的就是肺呼吸時的肌肉群縮放，所以肺主通調水道之淋巴循環及靜脈循環，淋巴系有淋巴結過濾病毒，是免疫力的根本，肺之免疫力是在殺滅病毒，治在肺表經之曲池，如同漢武帝強攻匈奴，殺敵一千，自損八百。這與脾不一樣，脾之免疫力在消化病毒，這如同中國在五胡亂華、南北朝、元、清被異族攻克，終能吸收消化異族，返還中華一樣，治在脾表經之足三里。

腎：「腦腎」自主神經系（交感神經）及其週邊自主神經運作，實際部位在整個大腦，掌控內分泌系、細胞內外物質交換、ＤＮＡ、遺傳基因……及全部的身體運作，所以腎陽是全身之陽的基礎，其根本就在細胞之能量單位——粒腺體。

前面說過，這些名詞為現代醫學更改意義後挪用，並進入國民十二年義務教育，使百姓在根本上忘卻了它們的本義，說到肝就是脂肪肝的肝，說到腎就是腎移植的腎……。這是在根本上對中醫的摧殘。

復興中醫第一件要事就是改回被現代醫學亂改的詞義，依陰陽、五臟之功能、疾病、症狀、治法，綜合體會出它們在中醫理論上真正的意義與功能。簡單的說就是陽不是陽、陰不是陰、氣不是氣、血不是血、痰不是痰、飲不是飲、心不是心、心包不是心包、肝不是肝、脾不是脾、肺不是肺、腎不是腎。不幸的是，我們必須以西醫的名詞理論重新翻譯中醫名詞才可能成功，例如改心為大腦皮質，改肝為自主神經修復功能……。

六腑是管腔形狀的臟器，可是以六腑配上十二經脈，卻是中醫針灸流傳千古的錯誤，黃帝內經成書於戰國時代，戰國時代正是如同近代歐洲一樣，各國相互攻伐，也相互學習，成就了文化與思想雙飛躍，此時成書的《黃帝內經》，當然有很大的修改空間。之後由秦開始，進入大一統時代，大一統君權為上，必定鉗制思想，百姓失去了創新活力，只能「遵古法」。經書上的錯誤只能將錯就錯，無人願意離經叛道去發現錯誤、去更改錯誤。直到如今「遵古法制作」仍代表品質完美，不同於歐美「新配方」的可樂、薯片、麥當勞、熱狗腸……它們決不遵古法。

以手太陰肺經與手陽明大腸經為例：依開闔樞理論（請翻閱第三章），陽明為陽之裏，是那片門板的裏面，太陰為眾陰之表，為屋內最靠近門處，陽明病邪已然進門入戶，轉身則為太陰病，所以陽明與太陰為一體之兩面，陽明為太陰之表，手太陰肺經之表的功能就在手陽明大腸經，就是免疫力，而與大腸完全無關。所以我們應拋棄大腸這個名詞，改為手陽明肺表經。其他六腑依此類推。

六腑與六臟是一體的兩面，六腑是六臟的「表」，是功能，代表陽氣方面。六臟是六腑的「裏」，是後勤部，代表陰血方面。而十二經脈中六腑全部的功能都依附於六臟，所以在我們心中應為六腑六陽經改名：大腸經改為肺表經、胃經改為脾表經、膀胱經改為腎表經、小腸經改為心表經、膽經改為肝表經、三焦改為心包表，而與現代解剖學的大腸、胃、膀胱、小腸、膽、三焦無關。

第五章　陽氣、陰血、痰飲、瘀血

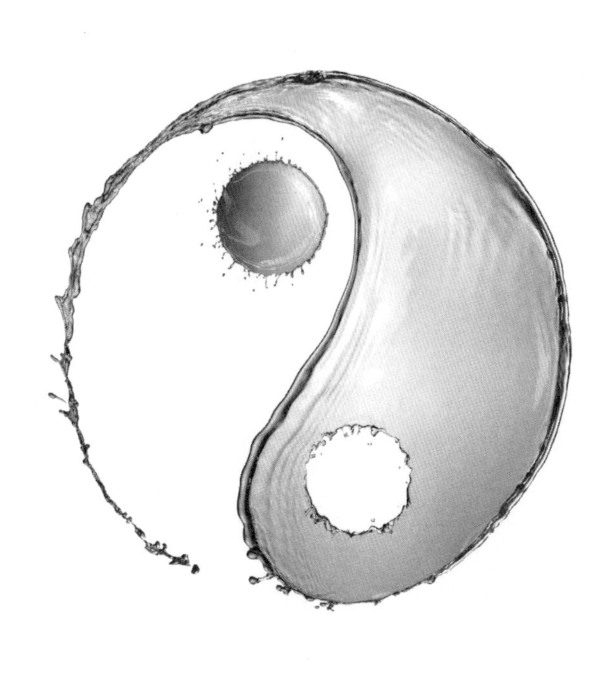

一切中華文化的發源都由陰陽開始，陰陽也是最樸素、最實用、最有效、最難懂的基礎理論。各種學術大宗師的著述與講學，都離不開陰陽。

5－1 陽氣與陰血

在太極拳，陰陽就是化勁與發勁，敵人一拳擊來，我原地旋身使此拳擦身而過，另一手已臨敵身，順勢發勁，化即是發，發即是化，陰陽合一。

在堪輿，乾爽的高地為陽，潮濕的低地為陰。

在兵法，正面對抗為陽，迂迴突擊為陰，兵法家即便是處在兵力劣勢，亦重視後備部隊，在正面對抗時，以後備部隊迂迴突擊，以奇兵制勝。

在醫學，統稱為陽氣與陰血。真正高明的醫者，連前述的六十二字理論都不用了，但憑陽氣、陰血這四個字，可癒世間疾病。所有的中國技藝都是殊途同歸，萬法歸一，全都是大巧不工，至簡不繁的。

1. 陽氣：宏觀的自主神經系之交感神經（其執行官在腦腎）

陽氣是一切生命的生命現象。中醫的重中之重，因為陽氣與生命息息相關，陽氣如此重要，所以古人習慣將很多事物都加上「氣」。如生氣、天氣、霸氣、小氣、殺氣……其實這些都是虛字，代表一種感覺。而真正的氣只是陽氣的氣。

活體與屍體的唯一差別就是陽氣的存在與否。健康的活體與病態的活體唯一差別就是陽氣達到標準與否。陽氣就是生命力，它與呼吸之氣、氣功之氣、生氣之氣無關。

陽氣就是單純的一切生理活動，如血液運行、呼吸、心跳、胃腸蠕動、神經傳導、肌肉收縮、生殖……。

陽氣也是一切綜合的生理功能，如免疫力、新陳代謝、消化吸收、血液循環、神智思考……。

這所有的一切，中醫理論只有兩個字「陽氣」。

中醫陽氣的運作，只有升、降、出、入、四種活動，而這四種活動卻包括了人體生理心理一切的功能與活動。

例如：吸氣是降入

呼氣是升出

飲食是降入

血液循環是升降

排泄是降出

流汗是出

……

當陽氣不達標準或陽氣運行不良，就造成氣虛、氣滯。

氣虛、氣滯就是較輕的亞健康態。但是尚未進入病態，如果氣虛、氣滯嚴重下去，影響陽氣對津液輸布的功能，就造成痰飲，此時已經正式進入亞健康態，痰飲的痰不是隨地吐痰的痰，而是一些功能症狀的形容詞，例如痰濁上攪清空的內耳性暈眩、痰迷心竅的中暑昏倒、痰阻經絡的中風後偏癱……。如果氣虛、氣滯再嚴重下去，影響陽氣對陰血的輸布功能，則造成實質性瘀血就很嚴重了。這裏的瘀血是陰血的血而不是血液循環的淤塞，是指一些實質的病症，例如肝硬化的肝痛、癌症的腫瘤、心肌梗死之魔鬼一擊……，都是瘀血的重症。

2. 陰血：宏觀的自主神經系之副交感神經（其執行官在腦肝）

陰血與血管中流動的血液完全無關，它是由腎精而來專門為陽氣服務的修復功能。他只是修復陽氣，而本身沒有什麼獨特的作為。所謂人靜血歸肝，肝是什麼？中醫的肝不是飲酒的脂肪肝、病毒的乙肝。中醫的肝是疏泄功能。什麼是疏泄功能？就是把陽氣的氣滯給他疏泄一下，為陽氣運行立下汗馬功勞，所以他只是陽氣的修復功能。翻譯成現代話語：陽氣與陰血是廣義的自主神經功能，是整體性的並未細分功能，是新陳代謝，是免疫力（腎與肝是狹義的自主神經功能，已經細分功能。請翻閱第七章：腦肝，腦腎）。陽氣達標就是自主神經系之交感神經強旺，對身體運作及支付強盛，就是白天活力旺盛。陰血達標就是自主神經系之副交感神經強旺，對身體之鎮靜及修復強盛，就是夜間睡的沉。而人靜血歸肝就是睡眠時人體進行的自體修復功能。因為人們白天為生活奮戰一天陽氣是會勞損的，必須在夜眠時由陰血裝備補給。所以，人世間最補養的東西不是蟲草、燕窩、魚翅……，而是高質量的睡眠。每個失眠的人都知道，失眠看似沒什麼了不起，但它是十足惡性循環的，越是失眠越是精神衰弱、越沒精力越易肥胖血壓越高、越造成陰陽俱虛，最後加速老化。

陰血是專為陽氣服務的，人體一切功能都離不開陽氣，但是陽氣離不開陰血。

陽氣與陰血互相消長的關係如下：

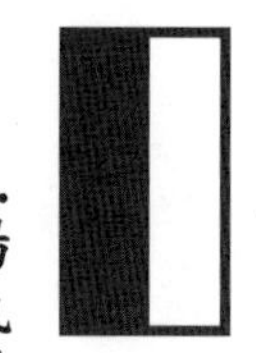

1. 陽氣與陰血均到達標準，相互結合而成生命力與活力，就是陰平陽秘，精神乃治。

2. 陽氣尚在標準，但陰血虛少一截，於是這一截缺少陰血結合的陽氣成為孤陽，孤陽已不是陽氣，它的名字叫做「火」。因為根本的原因是陰虛，所以叫做虛火。

陽是好的，它代表生命力，火是壞的，他的症狀是神經衰弱、失眠、絕經綜合症……以汽車為例，如果燃料燃燒不良，那麼引擎動力就會減少，而溫度升高，動力是陽，高溫是火，治法是修復引擎動力而溫度自降。而不是用冰塊去給引擎降溫。中醫針灸也是一樣，虛火治在滋陰，把陰血提升，以結合孤陽。則「火」自然消失。則自然回復陰平陽秘，精神乃治。

如果強力降火，會造成陰陽俱虛、生命力指數下降、新陳代謝、免疫力全部弱化，病患將進入抑鬱症、性冷感、沒興趣、懶散、發胖……。

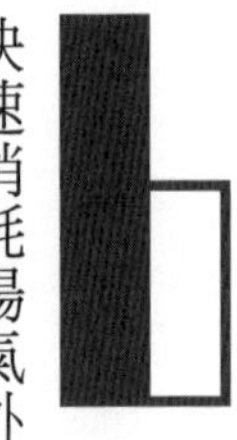

3.陰血尚在標準，但是陽氣虛，則缺少陽氣結合的陰血成為孤陰，但是孤陰不會作怪，他的症狀只是陽氣虛，生命指數低下。除了突發急症大量快速消耗陽氣外，在大多數的情況下，這種狀況是不會發生的。因為陰血為陽氣之本，陰血足則可修復陽氣。這就是張仲景傷寒論「萬方之宗」的理論基礎：它以當歸、白芍為萬方之宗，強化陰血為本，則陰血自會修建陽氣。

◆視力弱化加枸杞、菊花。

◆皮膚騷癢加荊芥、豬皮。

◆失眠加柏子仁、酸棗仁。

◆婦人停經（血滯）、神經衰弱（血熱）加川芎、熟地。這是名傳千古的四物湯。

……

真正有效的方子都是三四味至六味藥，如果病患有以上全部症狀，須依標本分而治之，以圖集中力量，專攻一處，不可妄圖一起治癒全部症狀而處方用一大堆藥物，力量分散是治不好病的，慈禧太后與希特勒、日本昭和天皇都與全世界宣戰，勝了沒？針灸也是，針灸更為前瞻，以五神針為萬方之宗，不針對陰血，而針對陰血之源——脾胃。

4.陽氣與陰血均未達標準，這是陰陽俱虛，它的症狀雖然與前述的陽氣虛一樣，但是形成陰陽俱虛已是陳年老病了。治療上可沒有2、3那麼簡單。

原來身體免疫力有一種習慣性，剛剛得病時，免疫力不習慣這種病態環境，於是奮起與疾病抗爭，這時以針灸「順勢治療」，一～二次即可痊癒。如果拖延日久，轉變成慢性病，則自體免疫力與疾病共生，習慣了這種病態的環境，當治療見效時，免疫力會不習慣這種新的健康狀態，反而幫助疾病回到原先的病態。所以，此時針灸治療不但要施針五次，並且醫囑要令病人配合保養，更改不良生活習慣，需要認真保養三個月，待自體免疫力習慣了新的健康狀態，才是真正意義上的治癒。三個月內，只要有一次酗酒大醉、一次通宵熬夜、一次房事不節、一次暴飲暴食，都可將疾病打回原樣。

為什麼是三個月？而不是二個月、或四個月？有一句老古語：傷筋動骨一百天。就是：肌肉、皮膚受傷，只要一～二星期就可痊癒。而肌腱、韌帶、骨骼、受傷，短時間是不會好的，非得保養一百天不可，翻譯成現代話語就是：改變身體結構，就非得一百天不可。經過作者大量臨床試驗，證明這句老古語一點也不錯，而且也適用於慢性病的調養、亦適用於新兵訓練、招工試用……，並且適用於馬上要開講的道門丹道之百日築基。

以慢性胃炎為例，針灸五次治癒，一切症狀消失。但是三個月內，喝一次冰水或者一次暴飲暴食，則慢性胃炎將復發。可是，如果能小心調理三個月，不使復發，三個月後，再去喝冰水，暴飲暴食已無大礙。可是，如天天亂搞亦是個月，疾病將會打回原樣。因為三個月正是改變身體結構的時間。

在陽氣不達標準的時候，所進入的亞健康狀態，是什麼狀況呢？

我們可以將人體的功能區分於第一線功能和第二線功能。第一線功能是至關重要的，停止運作數分鐘就會死亡，如心跳、血液循環、呼吸……。

第二線功能沒那麼事關生死，如果停擺了，不至於影響生命，但會使人不適，如生殖系、消化系……。

當陽氣不達標準，不足以供給全面的生命功能時，人體為了確保第一線功能，就必須關閉第二線功能，於是產生陽痿、月經不調、便秘、腹瀉、皮膚老化、四肢冷痛……。

新陳代謝也會為了確保內臟代謝、維持生命而關閉週邊功能，使人疲乏無力、畏寒……。血液循環也會為了確保軀體血循而關閉四肢血循，如此就會出現老寒腿、四肢冰冷。校園民歌中〈妳那好冷的小手〉是心境緊張使然，並非常態，這裏述說的是常態，是手足經常性冰冷，這也是手指、足趾關節退化的元兇，造成媽媽手或乾薑手。

另外，明明把嬰兒赤身棄於冰天雪地，其存活率不如成年人。為何中醫、道門一再推崇嬰兒為純陽之體？

因為，嬰兒可以在無慾情況下生殖器勃起，以及四肢常年溫熱，第二線功能100％運作，不像媽媽手常年都是冰的。就算幼兒冬天打雪仗，也沒關係，離開冰雪一下子手就會溫熱。這就是陽氣超過標準的現象，所以稱為純陽之體，而與存活率、抵抗力無關。純陽之體翻譯為現代話語是微血管暢通無阻之微循環100%運作。請翻閱下篇治法篇之抗衰老。

當然，身為純陽之體，陰血必然也超標，但陰血只為陽氣服務，不顯功能。所以只稱純陽之體，而不稱純陰之體。女嬰也是純陽之體。男為陽、女為陰，女嬰純陰之體是小說上形而上學的說法而誤導讀者，道門、中醫均無此事。

現在看出來了吧，針灸治療失眠、神經衰弱、抗衰老、減肥、陽痿、高血壓、膽固醇、癌症……都是同一治法——把陽氣和陰血調整至標準高度。簡單吧！

有人說針灸減肥無效，其實是他未遇大醫，針灸減肥沒有特效穴，只是單純的依脈診把陽氣提升起來，則新陳代謝自然旺盛、精力充沛、燃燒係數旺盛、平時沒事找事幹，這時你想胖都胖不起來，想一想，當你十八歲時，體重與精力之對比，就可知這句話的意義了！

對於妻妾成群的人，大多受陽痿的困擾，現在患陽痿的人都應明瞭，治陽痿大法在於提升陽氣，以去除亞健康態，則陽痿自癒。如濫用興奮劑、壯陽藥，則五十歲後有巨大風險羅患腦血栓、心肌梗塞或糖尿病併發症。

5－2 痰飲與瘀血

所謂「積水成飲，飲凝成痰」，之後它們又可成為新的致病因素。一般以較稠濁的稱為痰，清稀的稱為飲。

1.痰不是指氣管咳吐出來的痰液，那在中文叫做咳唾，當現代醫學傳入並在中國發展時，急需翻譯成中文，於是由不學無術的怪專家大量摘取日本翻譯之現代醫學名詞，胡亂套用，不幸，依日本幼稚園程度的中醫和中文程度去引領中國的翻譯，使那六十二字的中醫基本理論完全意義改變，這六十二字一但文義不配對，立馬影響整個中醫針灸體系，造成國人對中醫觀念的混淆。痰在中醫是大課題，翻譯成現代話語是亞健康態，現代醫學翻譯氣管分泌物卻不用它的本名「咳唾」偏要譯成痰。在十二年國民義務教育後。百姓觀念中，已難容中醫之痰。

中醫之痰包括：

有形之痰——瘰癧、痰核（脂肪瘤）。

無形之痰——停滯在臟腑經絡等組織中的多餘積滯體液（只是一種積滯的感覺，並無實物）及查不出原因的身體不適（亞健康態）。

2.飲，即水液停留於人體局部區域，因其所停留的部位及症狀不同而有不同的名稱。如《金匱要略》即有「痰飲」、「懸飲」、「溢飲」、「支飲」等區分。

痰飲具有濕濁粘黏滯特性，既可阻滯氣機，影響經脈氣血運行，又可表現病證纏綿難癒。痰留於體內隨氣升降，無處不到，或阻於肺（胸悶、咳嗽、氣喘），或停於胃（胃脘痞滿、噁心、嘔吐），或蒙心竅（神昏、癡呆、突然昏厥），或鬱於肝（驚悸不寐、煩躁不寧），或動於腎，或流竄經絡（瘰癧痰核、肢體麻木、半身不遂、陰疽流注），引致諸多病證的發生，可以說90%的疾病都與痰有關。

飲在腸間，則腸鳴瀝瀝有聲；飲在胸脅，則胸脅脹滿，咳唾引痛；飲在胸膈，則咳逆倚息，短氣不得臥，其形如腫；飲溢肌膚，則見肌膚水腫，無汗，身體疼重。飲在腹中，則腹脹大如鼓，腹壁青筋顯露，形體消瘦，尿少。

3. 瘀血：

瘀血也是中醫專有名詞，血是看不見的陰血，是陽氣修復之本，而不是血液循環之血，至於撞擊傷的瘀血，是傷科血腫，與內科瘀血無關。

當陽氣虛、陽氣滯時，先是「水液」形成痰飲（治安力量不足、犯罪率上升），再嚴重下去則「陰血」將形成瘀血（治安力量殘破，由黑幫山寨接管秩序）。瘀血瘀阻經脈是很嚴重的疾病，所謂不通則痛，瘀血幾乎包括一切疾病的內臟疼痛。如冠心病痛、肝硬化痛、胃潰瘍痛、膽結石痛、腫瘤痛……等。因為病勢嚴重，有生命危險，在治療上不但標本同治，尚須配合多種輔助治療。

痰飲與氣滯血瘀這六個字幾乎包括了全部的中醫內傷雜病。而它們的來源均在陽氣虛與陽氣滯，只是輕重不同，輕則為痰飲、重則為瘀血。隨著每個人個體的不同，所瘀阻之處也不同，可是所有疾病的治法都一樣——以扶正陽氣為本，以疏通瘀阻之處為標。

第六章　六臟的官職與行政權

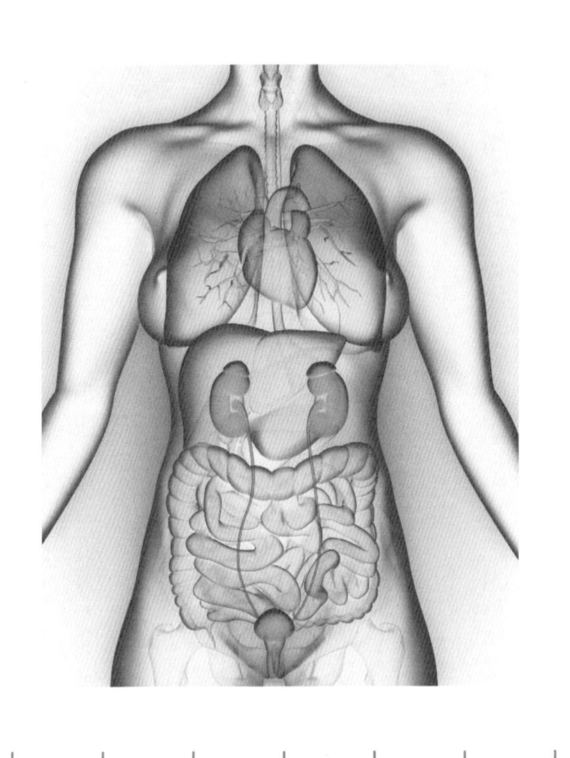

岳飛練兵自不用說，能以地躺兵、勾鐮槍在河南郾城大破金軍的無敵裝甲軍團，耗費金國過半軍費的重鎧騎兵隊——鐵浮屠、拐子馬，先在順昌城防戰未能攻破名將劉錡，再於河南郾城被岳飛以平原野戰全殲。

令一代人傑金兀朮大慟曰：撼山易，撼岳家軍難。這是什麼意義？這是將特種兵訓練至一流雜技團的程度，能在一萬五千重裝鐵騎下，單兵翻滾入陣，上擋層層斬至的刀槍，下避一望無際的馬蹄，趁機斬馬蹄，完成不可能完成的任務。所以自古雜技演員多出河南，與岳飛不無關係。

戰國，全世界戰鬥力最強的趙軍主力軍團，在趙恬麾下，全軍覆滅於長平。之後李牧大將率非主力的邊防軍回歸救援卻百戰百勝。為什麼？在軍事是良將與敗將的差異，在人體則是自主神經系的差異。自主神經系以統帥、修復、防治功能，須始終維持身體的良好運作，自主神經系和微循環是生命的根本，自主神經強則人體精氣神充足，抵抗力強。自主神經弱則像林黛玉一樣病懨懨的沒精力。道門丹道練精化炁就只是在練自主神經。自主神經翻譯為中醫話語叫做「五臟」。

五臟之中只有「心」之大部份功能是感覺、運動、思維中樞，其他全部都是自主神經系的運作，所以中醫之心、肝、脾、肺、腎之並不是實質存在的臟器，它們就像陽氣、陰血、痰飲、瘀血……。都沒有實質形體，它們只是功能。其根本都在自主神經系及大腦之中。現代生理解剖學理論：自主神經系是對全身細胞、血管、腺體、臟器……一切功能的運作中樞。但是對於如此重要且功能繁雜之自主神經系，中醫針灸依功能將其細分為五個部份，它們的名字就是心、肝、脾、肺、腎。

為了使人易於理解，黃帝內經將這自主神經系的五個部份依古代官職解釋之，確實能精準的表達出它們的功能。

1. 心為君主之官，神明出焉

心勞心，腎勞力，二者共建大國規模，心是齊桓公、趙武靈王、楚莊王、李光耀、蔣經國、鄧小平……，以君主之力成就霸業。也有陳後主、蜀後主、宋徽宗、明崇禎、少帥……，以帝王之力強力亡國。在人體則是以主觀意識亂整，如酗酒，吸毒，飆車……，死於意外傷害。重度抑鬱症、老年癡呆逝於久坐不動之併發症。或忠臣義士不思臥薪嚐膽以求反敗為勝，而或以殺身成仁、或以捨生取義，或自殺式恐怖襲擊。或是神經衰弱之輩，自比義士之勇敢而跳樓、服毒、上吊自殺。這都是明末崇禎式以帝王之力摧國滅亡，令大智大賢之孫承宗、袁崇煥、孫傳庭……亦無力挽救，終以心之君主神明摧毀身體而逝去。

雖然少見但是也能見到夏之少康中興、漢之光武中興，例如癌末被判定只能存活三個月之病患，卻放下一切，以自行車進行全國旅遊、或著書立作、或音樂創作……遊著、想著、創作著，三個月、四個月、六個月、一年過去了，咦？病好了，這就是以心之君主神明改判生死。現代話語叫做信念的力量可以戰勝一切。在抗衰老以及針灸治療上，必須重視心之力量，必先正其心再治其病，則疾病應手而癒，例如針治抗衰老須先找出未泯之童心。

作者治病，對於檢驗科確定之心血管阻塞、甲亢、三高、糖尿病……需賴藥物以度餘生之病患，或是癌症初期病患。把脈之後，經常告知病患：依你脈象，小事而已，不要自己嚇自己，五次治療，既將痊癒。但不可繼續熬夜，不可大吃大喝，必須運動，一定要尊從作者囑付之生活方式，並以紙筆寫下合同，一要飲食正確，二要運動正確，三要睡眠正確，則治癒疾病如探囊取物，治癒了無數被現代醫學判定不可能治癒的疾病。這是以醫者氣勢令病患信服，信服才能完全遵醫囑，是謂治之以心，記住，治之以心沒那麼簡單，需以強大精神力與學識令病患信服，醫者需對於本病的前因後果及現在未來之症狀預測準確，並且成就於道門丹道之練炁化神，以我之神探查出病患身心、疾病並切入之，則能安定病患之心。請記好，網路充斥片斷不全之知識，很多病患經常上網查詢，自覺比醫師懂的多很多，認定是醫療錯誤，所以才有這麼多醫療糾紛，但是醫者能以大醫精誠罩看之，以我專業、溫和、堅定之神，溫煦彼之神，則能超越網路片斷知識，信服於病患及其家屬。如此重要的治之以心卻每每為醫界忽視，令人長歎。

2. 膻中者，臣使之官，喜樂出焉

膻中就是心包，臣使是帝殿中的文武百官，替君主分憂解勞之官正是血之泵的心包。黃帝內經素問五臟生成論：肝受血而能視，足受血而能步，掌受血而能握，指受血而能攝。這裏指的是血液循環的血，不是陰血。

心包代心行令，分派公文，六百里加急（血液循環）溝通於各省、市、縣及邊關邊防部隊。一切操辦了當，則君主喜樂也。

大明萬曆與崇禎有何不同？萬曆與現今英國女皇、日本天皇一樣，一切政權交與臣使之官施行。三十年不上朝，國家仍正常運作，百姓安居樂業。崇禎廢除國家「特偵組」之東西廠、錦衣衛，以致無法掌控臣使之官，任其胡作非為，卻以帝王一人之力管理全國，十餘年換了五十位首輔（相傅）談何喜樂出焉？卻成為史上第一疲憊苦情之帝王，終於做到了不可能做到的事——十七年後敗光完整堅實的大明基業。

六臟之官等同重要，缺一則亡國，大明缺相傅、臣使、倉稟三官，國家焉得不亡？

3. 肝為將軍之官，謀慮出焉

將軍的職責是率領部隊，訓練部隊，這個部隊就是氣血，例如國家義務役徵兵制軍事訓練二年，退役後溶入百姓化為後備部隊（氣血化為腎精貯存）。平時參與國家建設，戰時動員令下達，腎精化為氣血，立馬可以入伍完成建制，整裝應變。無論平時或戰時，都由將軍之肝疏泄引領。將軍力量10％用於作戰，90％在於訓練精良之部隊及後備部隊，以威赫力量止戰。將全國建制部隊組成各兵種，以各大軍區散佈全國，不使擁滯一處而干擾民生，戰時則擊首尾應，擊尾首應，擊腹則首尾包抄，靈活調動「疏泄」各軍團。

大將軍在人體的疏泄氣血，輸布氣血，不令氣滯血瘀發生，使氣血運行正常，則健康水準到達100％。使病邪沒有入侵的機會。這正是現代成熟軍事思想：戰略建軍最高目標不在擊敗敵人，而在止戰。如同不朽之歌——我的祖國：若是那豺狼來了，迎接它的有獵槍。

在精神層面，疏泄氣鬱則神清氣爽，自然謀慮出焉，否則抑鬱症發生則謀慮消亡。所以疏肝亦是治抑鬱症之大法。神清氣爽、謀慮已出，自然肝之表——膽，中正之官的決斷自然出焉。

如將軍無作為，疏泄不良則氣鬱血瘀，身體進入亞健康態，病邪乘勢入侵，那就不只是將軍的事了。而是君主之官、臣使之官、相傅之官、將軍之官、倉稟之官、作強之官六臟全部受禍須一齊動員。舉國動員令下達後的反應是發熱。

4. 脾胃為倉稟之官，五味出焉

國家倉稟之現代話語就是國庫，倉稟之官就是國稅局長，五味就是營養成分。飲食經消化吸收後收繳水穀錢糧（五味）入庫（倉稟）上繳肺（相傅，行政院長），由肺之治節分送全國。

5.肺為相傳之官，治節出焉

相傳是太公望、伊尹、諸葛亮、季辛吉、李國鼎、孫運璿……能以肺之呼吸動盪而安撫心神。尤其在道門丹道，四大功法均需以呼吸吐納鎮心定神，不使思慮紛飛。

肺以淋巴、靜脈循環通調水道，接收倉稟之官——脾上輸之水穀（小腸吸收之養份），施行治節之權，依各部位須要，分與各臟腑直至細胞、皮毛。明末抗清之關寧鐵騎欠缺錢糧，而陝甘大旱，應取之於東南殷富以應軍需而再救濟西北，朝庭卻聽信官員上書嘈雜，為護官商勾結而廢九千歲劉瑾舊制，免東南國稅主力之鹽、鐵、海運、貿易稅，而加征西北旱災荒地的田賦，西北幾乎顆粒無收，不吃不喝都不足以付稅，則嚴刑重罰，迫使百姓出逃，跟著闖王不納糧而十室九空。西北農民不會寫文章，東南官商勾結充斥朝庭之黨羽很會寫歷史文章，所以明啟宗託付予崇禎重用之大宦官劉瑾因損害官商勾結而被描繪成歷史上之大奸臣，逐出朝庭後竟然被崇禎暗殺，史上少見。之後大將軍孫傳庭力腕狂瀾數次剿滅闖軍，最後一次闖王敗至僅剩九騎出亡，但第二年又聚二十萬農民起義。可是東南沿海、歌舞昇平，丟棄不想吃食之飯菜，雕樑畫棟，錢財花不盡。最後孫傳庭以缺糧餉、戰馬，配備不全、未經訓練的新兵部隊守潼關，卻被崇禎以多道聖旨下令出關主動出擊，被迫開潼關與二十萬農民起義軍決一死戰而全軍覆没。

這就叫做相傳不治節，這是最嚴重的問題，明朝以帝王守國門、死社稷，不缺忠義之士，但崇禎不知根本原因而濫殺將帥賢相。

國家興亡在錢糧的分配而不是只令大將軍去攻擊、破敵。翻譯成現代話語就是振興經濟而不隨意發動戰爭。明末的亂搞，連大一統的秦皇漢武也是承受不了這種折騰的。分配不均在人體輕則打弱新陳代謝，錢糧只分配與脂肪細胞，使人肥胖而新陳代謝及肌力弱化沒力，致氣喘吁吁，進入亞健康態。重則只分配與癌細胞，任癌細胞擴散而身體瘦弱滅亡，如崇禎般的使全中國饑饉而養東南之癌，養成後此癌欺皇帝（腦癌）、殺忠臣（肺癌）、滅大將（肝癌）、驅逐有見識之能人（淋巴癌、血癌），而致權力大增，無外敵時是人上人，一人之下億人之上，遇外敵滿清入關則亡國，亡國後被切指斷足，以極刑迫出錢財，當然腫瘤也完了，人死腫瘤亦死，可是腫瘤不知道，認為投降就好，可在下一個身體中永享富貴榮華。

免疫力翻譯成古代話語就是肺相傳治節之分配權，對於敵軍入侵，很簡單：

1. 對腎發放動員令，腎精化為陽氣（軍隊），充實兵員。
2. 將水穀錢糧（陰血）發放與軍隊。
3. 令大將軍——肝，率滿員而裝備完整、補給齊全之部隊入駐敵軍入侵區。將陽氣（部隊）及陰血（錢糧）入駐敵軍入侵區，現在話語叫做血液循環集中以消炎。

大明朝北方缺乏氣血錢糧，導至關外滿清之炎症惡化成為腦膜炎、心膜炎、敗血症……。東南不缺氣血錢糧，由相傳不治節亂分配導至東南之癌腫瘤。大明焉有後望？

北洋軍三傑之王士珍，率江北新軍參加太湖秋操。出發前，他令士兵抬了很多標有「無鉛箭」、「餅餌」的箱子。當手下好奇詢問搬運物品為何物？王士珍只是高深莫測地表示：「沒我命令，不得開啟。」

後來在秋操期間，革命黨員柏文蔚率領一千多位新軍發動起義，這讓眾將領急如熱鍋上之螞蟻，因為操練時，部隊被下達軍火管制令，有槍操練但無子彈、根本無法鎮壓起義軍。這時王士珍打開了箱子，所有人才知道，原來「無鉛箭」是子彈、「餅餌」是銀兩，在「領錢、領子彈、平亂黨」的命令下，革命黨的起義軍在彈指間灰飛煙滅。

戰時錢糧與軍隊等同重要，在人體則是陽氣與水穀（陰血）等同重要。人體水穀存量為七日，七日內不食不對人體造成任何傷害，所以疾病發生，全國總動員，不要讓國稅局再去抽稅，少食節食，以倉稟所貯物資發放軍餉，如此更易一戰克敵。如重病久病則需按減稅措施，與民生計，少吃並吃些清淡易消化之飲食，如雞蛋、小米、蔬果。

肺之表——大腸經是免疫力重中之重。但古時不叫做免疫力，叫做肺之治節。

6.腎為作強之官，技巧生焉

心勞心、腎勞力共建大國風範，腎以腎精化為氣血供應全國，氣血在戰時動員是軍隊，在平時就是工農商。腎是工農商軍的供需部長、專門供給技工、農夫、商人、戰士，是勞作與作強之官，工農商由肺之治節統籌分配，田地荒蕪時派去農民，以大將軍肝之疏泄引領，利稼穡，而實倉稟（飯後氣血群集於消化系就是大將軍引領）。

城牆破損時派去工人，並修水利、制軍械、農貿製品、糧油、衣、鞋、木作……（與五臟六腑各種運作，如小腸受盛、大腸傳導、三焦決瀆……），所以技巧生焉，亦由肝之疏泄調控，不使農民一窩蜂因蘋果價高，全國只種蘋果。不使工人因傢俱價高而一窩蜂全國只生產傢俱。如此士農工商各盡本份，國家才能運作良好，在人體則不令臟器失職，例如胰臟失職之糖尿病，胃失職之胃炎。

久病之人，腎精已竭，腎脈為零，再也動員不出腎精以化陽氣，所以治久病常需同時治腎既是此理。治病是調動軍隊，驅逐敵人，久病之人已徵召不出軍隊，如何驅逐敵人？須以外交穩住敵人（不以重手法治療）。此時全力重建腎精，待五次施治、建成腎精，則調動軍隊，以重手法強力驅逐敵人，一戰而定，這就是中醫的標本兼治：

1.新病只治標。

2.得病超過三個月，標本同治。

3.得病超過六個月，撫標治本，什麼叫做撫標治本？就是以外交輕輕安撫治標，使病人舒適些，維持病患對醫者之信任感，這是治「心」，就是使病人感覺得治後有些好轉，並非無效，即是「撫標」。真正治療在腎，五次治後則令腎精重新生發，以脈象定決是否要總攻，脈象不足則繼續撫標治本，脈象一旦達標，立刻發動總攻，任何頑疾應手而癒。只要掌握好心之神明，心包之臣使，脾胃之倉稟，肺之治節，肝之將軍，腎之作強，治病太也簡單。

第七章　六臟六腑

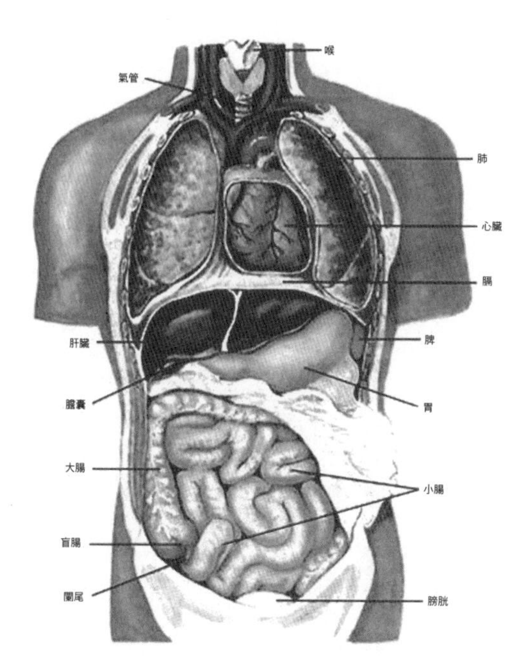

六腑有二種功能

一、為六臟之表——六腑為六臟所顯現的功能，這是中醫針灸的理論基礎。

二、六腑是傳送之腑，傳而不藏——這腔管形狀的六腑是後世醫家依中醫解剖學而添增的功能。它的確是事實，但在針灸治療上，它卻是廢物理論，完全無用。

前面說過，中醫的五臟六腑是腦部十一個並未分隔清楚的神經團，在中醫針灸治療上，必以此為本，它們是解剖學內臟器官的上一級運作中樞，而不是內臟器官的本身，它們所有的理論，就是前述臟象學說的那六十二個字的引申。如果以現代解剖學理論，強行代入中醫針灸治療，必然無效。作者此書必定得罪許多中國怪專家，請中國怪專家海涵。

例如：吸收功能不良去治小腸經、黃膽病去治肝膽經、便秘去治大腸經……必然無效。此三者均只與脾之運化水穀有關，故均治在脾胃經。現分述如下：

【一】心：「腦心」

大腦皮層，感覺神經、運動神經以及思考、神智總集合，占大腦一半功能——心。**心——主神明**，治在一切精神意識，思維活動的大腦功能障礙。翻譯成現代話語：心不是心肌梗塞的心，而是大腦的思維功能，其部位就在大腦皮質，其症治如神經衰弱、健忘、抑鬱症、精神病……。

為什麼會這樣？在第二章「針灸的歷史」說過：心跳是億萬年來，古人最好奇、最主觀的生理功能，將它歸於生命的起始，心跳停止人也失去知覺而死亡。所以——心主神明。

後來在活人祭祀時，活體摘心，數秒內被摘心的祭人竟然仍有識覺，於是確定心主神明的那個心，不是被摘出尚在跳動的那個心，於是就增加了一個「心包」，心包正是血液循環之泵。但是以前心主神明那個「心」在那裏？所以就有了腦為元神之府的理論登場。這是在根本理論上，中醫針灸承認錯誤，並知過能改。

但是數萬年來語言與文字都早已定型，難以在全國範圍內更改，例如很難將清心寡欲改為清腦寡欲、全心全意全為全腦全意，因為百姓沒法接受。於是至今心與腦並用。文學與日常用語，腦就是心，如心想事成。中醫針灸理論，心就是腦，以心經治腦，如治神經衰弱。

心與小腸相表裏：

心的本質功能只有三個字——主神明。而小腸是心之表，顯現心的行動與功能，與現代解剖學吸收營養的小腸完全無關。所以心的本質不足，如愚笨、精神病……以心論治。

而心的本質不太差而顯現的功能不足，如健忘、煩燥、神經衰弱、失眠、抑鬱症……治在小腸。可是前面已說過，心是君主之官，君主是無過失的，不受邪的，所有的過失、病邪均由下屬承擔。可是當病情確實已影響到君主的心經，就表示下屬全都出問題了，事態已很嚴重了。李自成都已打到北京了，就算袁崇煥復生也不見得能救得了明朝。例如精神病，不可能一針而癒，一定要先找回脾、肺、肝、腎各經，先提補各經陽氣，待全體陽氣達到標準（找回孫承宗、熊廷弼、袁崇煥、祖大壽、孫傳庭……），再去調理心與小腸（修理崇禎這個沒理性者），這才是治病之本。

翻譯成現代話語：疾病影響人的性格，能影響性格之病絕非可隨手治癒之病，必須全體總動員，五臟六腑齊出手，再以抗衰老六大平行療法全面鞏固療效，這不是清康熙平定臺灣局部之戰，這是中華民國對日抗戰舉國總動員。例如：

1. 中風，中風阻斷或減少血流，損傷腦細胞使情緒不穩，行為改變並且損傷自主神經中樞（腦肝、腦腎）令五臟六腑工作與修復機制低下，使新陳代謝不完全，使陽氣陰血低弱。

2.甲亢甲減，甲狀腺控制能量消耗的速度，甲亢則汽車超速產生狂燥症狀。甲減則引擎沒力，令人沮喪、疲勞、神經衰弱。這須及時治療否則將永久性改變人的性格，這就是鬼怪小說：外來生魂佔據軀體的原型。

3.腦腫瘤，擠壓腦組織能改變性格，曹操自斬殺華陀後，變成一個昏庸之主，再也不復當年官渡之戰、赤壁之戰時的意氣風發，原因在此。癌症亦將使人抽心悔恨以往之不注重健康，尤其化療放療使身體狀況再一次低落，更能令人悲傷而改變性格。

4.老年癡呆症，開始時性格改變如清光緒在全盤失控下狂躁的發動甲午戰爭。症狀惡化之後如清末帝獨自困守紫禁城，腦心腦肝腦腎全面停擺。思維、臟腑功能、平衡、行動……失去中央調控，身體如同軍閥割據各自為政，使整體急速惡化。

心，與各臟腑物以類聚、互相影響、共榮共辱的處在同一機制之中，如英明之唐太宗率領一群當世英才則大唐國力自然蒸蒸日上，而南宋末期無能皇帝身邊的文武大臣亦全是貪婪可鄙之輩，白白的毀了當時全世界唯一能對抗蒙古大軍的力量，所以強幹弱枝是不存在的，身與心要弱一起弱，要強一起強，抗戰初期東北軍是中國第一強軍，中央軍根本不是其對手，交在少帥手中卻被「不抵抗」令下，全軍撤械於日本關東軍，弱幹焉有強枝？機制的整體性正是中醫針灸理論的中心思想。治任何疾病都離不開「治之以心」，簡單的說就是須使病患確實明白他在做什麼治療，治後反應如何，多久痊癒，自身要如何配合治療……，能給予病患滿滿的信心，則治大病如烹小鮮。

【二】心包——代心行令，行什麼令，就是行血液循環那個臣使之官的令。真心不受病以心包代之，這個病不是大腦的精神病（心）而是心肌梗塞的冠心病（心包），這才是真正現代解剖學的血液推進器——心臟，治在心律不整、冠心病、心臟擴大……。內關穴是無可替代的必用穴。

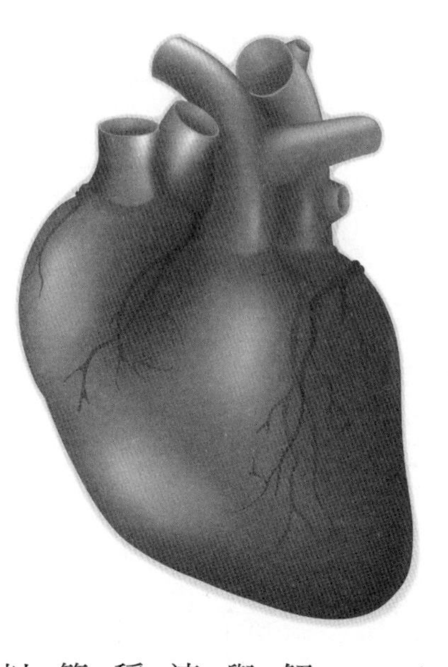

心包與三焦相表裏：

前面說過，心包代心行令。這裏的心包完全是解剖學的心臟。六臟六腑中唯一的一臟，經絡理論與現代解剖理論吻合，述說的是同一回事，就是血液循環的推進器。現代解剖學稱之心臟，中醫臟象稱之心包。治在心律不整、心臟衰弱、心梗、心血管病、心臟擴大……。為什麼稱為五臟六腑，而不以事實稱為六臟六腑？原因就在心包。

心包有自己的神經自律起博系統，雖受自主神經調節，但不受大腦管制，所以與大腦的關係不大（古時罪犯被斬首，立馬全身功能盡失致大小便失禁，但只要將脖子掐住不使血液流失過快，心跳可以再維持數分鐘）。五臟是腦部中樞的五個神經團，心包不是神經團而是真正解剖學的心臟，在道門丹道煉炁化神時，以內視返聽「看」不到它，所以它受到了差別待遇，被阻擋於五臟之外。至於為什麼內視返聽時看不見心包經卻能看見三焦經？作者至今尚不明白。

三焦為心包之表，水滸傳第十六回道：「赤日炎炎似火燒，野田禾稻半枯焦，農夫心腸似湯煮，公子王孫把扇搖。」枯焦之後水到那去了？是蒸發成雲了。三焦的「焦」是腎主水液，腎陽氣汽化了的水、蒸發了的水，「焦」的意義重點是「汽化、蒸發成雲」，而與燒焦、焦黑無關。前章說過，人體的水是腎陽這個太陽蒸發水液，形成天上的一朵濕雲——三焦之水，而不是濕雲化為雨，落地形成的積水與淹水——水腫之水。

上、中、下三焦根本是肺、脾、腎諸臟對全身的行水之功能。三焦病變是什麼？很明顯的是心源性水腫。這是古人常發之病，乃是生死悠關的嚴重疾病。在治療上亦需提補全身陽氣，再整治心包與三焦。

理解三焦，請讀者不要在教科書上鑽牛角尖，它是很簡單的理論，請注意以下幾點：

1. 三焦只是心包的外候功能，翻譯成現代話語：心包是心臟，三焦是心臟的功能，就是血液循環，翻譯成中醫話語就是肺、脾、腎行水的上、中、下三焦功能。

五臟六腑名稱全被西醫更改意義再套用，而混淆了現代人對中醫的理解，唯有三焦這個血液循環事實而無需更改意義卻未被西醫套用。為什麼？因為三焦是一個一般民眾不認識的冷僻的辭彙。例如：大眾常用詞如大膽、腎虧、肝腸寸斷、沒心沒肺、沒胃口、發脾氣、膀胱無力……，卻少有含三焦的辭彙。

2.第二章說過，五臟六腑中樞的腦部十二個神經團（其實是十一個）界限不明顯，所以其功能有重疊，例如肺、脾、腎、三焦都與水液有關。但是治法卻完全無關，我們不可一遇到水腫就往此四經脈硬套，不可以三焦去治肺、脾、腎，也不可以肺、脾、腎去治三焦，必須以脈診仔細找出最弱的那一條經脈（木桶定理最短的那片木板）加強之（請翻閱第十八章四診）。

3.一般心源性水腫治在心包（含三焦），內關透刺外關是無可替代的穴位。腎源性水腫治在脾經（含胃經）腎之募穴京門是無可替代的穴位。請注意，不是治腎經，腎經與泌尿系的腎性水腫無關。我們將在下面【六】腎中解釋。

4.在心源性水腫與消腫時的比較，人體像是存在一個水囊形狀的大腔子，注水則水腫，放水則消腫，但這只是形而上學的假像，請記好三焦只是功能，而沒有皮膜之類的實質腔形器官。

5.分辨心源性水腫或腎源性水腫以望診與切診辨症之。

這裏插句話：無論醫學在現代多麼受重視，但在古代卻跟雜耍、算命、風水、堪輿、戲曲……，一樣，都被編屬於方技科，根本不受重視。為什麼會這樣？難道古人都視死如歸？

不是這樣的。事實上是在中國疫苗與歐洲抗生素發明之前，古人均壽較低，許多人尚未到達需要諮詢醫師的年齡，就已逝世。而身體保養較好，養尊處優的富貴中人，嗜食葷肥，濫用礦物練制長生藥、壯陽藥、四十歲後必定心血管病找上門。而冠狀動脈阻塞，心肌缺血造成心肌梗塞，終於形成心源性水腫。治此病，必須遵從醫囑，改變不良生活習慣，但古代富貴中人沒有這種觀念，也改變不了。所以他們至死都在罵醫學無用，醫師都是騙子。

至於真正長壽之人，如老子、伊尹、陶朱公、東坡居士、三豐真人……。都是存大局於胸之高士，能防避疫癘及慢性病，不使心血管病上身，他們本身醫學知識就高於時醫，不須諮詢醫師。這類高尚之士，自古以來都是占人口比例的極少數，所以在古代大醫精誠，但是大多時候無用武之地，只能為百姓除除膿皰，清清傷口，所以地位等同方技科。在古代歐洲也是一樣的，醫師地位低下。直到疫苗與抗生素橫空出世，則大部分以前認為必死的傳染病、幼兒病，得以醫治痊癒，使人類平均壽命大幅提升四十年，醫師忽然成為萬民景仰的行業。

百年前愛迪生發明電燈，現在先進國家已停產了耗能源的愛迪生鎢絲電燈泡，而改用

ＬＥＤ照明燈，但是不管怎麼改，別離使用油燈的世界，而改用電力照明，所有的成功都在愛迪生身上。

抗生素經過長時間的發展，已發展出多種與多代的新品種，但是能有今日的盛況，全部都歸功於最早的青黴素發現人——弗萊明。

而中國宋朝發明的由鼻吹入的天花疫苗，知識產權被歐洲竊取，發展成用牛做受體的牛痘。這可是疫苗之祖，在全世界無論國家先進或是落後，政府必年年為新生嬰兒注射疫苗直到十五歲。多種疫苗囊括了一切今古代人幼年夭折的疾病。疫苗是低成本的抗病手段，它的成就明顯的在抗生素之上，如果沒有疫苗，嬰幼兒死亡率仍將居高不下，人類平均壽命亦將不會超過四十歲，世界人口也不能超過二十億。

疫苗是自東漢以來，宋朝中醫的唯一的一次重大突破，可是連中國人自己都不承認疫苗是中國中醫發明的。很多中國人完全不懂中醫，卻認為中醫不如西醫，現在再想一想，是嗎？

【三】肺：

淋巴靜脈循環，推動陽氣，免疫力之根本——肺

肺——主氣、通調水道

1. 主氣——這裏的氣不是專指呼吸之氣，亦是包括陽氣的升降出入。

2. 通調水道——肺是水的上源，借氣的升降出入，將水內外上下疏布全身。翻譯成現代話語就是淋巴與靜脈循環。請注意，我們見不到風，但是風行草偃，落葉紛飛，就能見到風的走向。同樣的，我們看不到陽氣，但經由肺脾腎對水液的疏布，就能清楚的瞭解陽氣的運作。

肺如何能推動陽氣、推動淋巴、靜脈循環，將水液內外上下疏布全身？我們知道，靜脈血循及淋巴循環最主要的動力來源需依靠肌肉運動來推動，而除心臟跳動之外，唯一二十四小時永不停止的群體肌肉運動就是呼吸作用，呼吸的同時，緩緩的推動淋巴、靜脈循環，慢慢的將充滿消化道吸收之養份的淋巴液由淋巴管注入大靜脈，再由血液循環散佈全身，這就是肺相傅之官行治節之權。所以肺之通調水道，不是歪理，也不是古人依經驗做學問而想當然耳。事實就是通調淋巴與靜脈的水道。古人沒有淋巴循環的說詞，淋巴循環翻譯成中醫話語就是肺之通調水道。尤其在睡眠時因身體平躺，循環不須對抗重力，但全身肌肉鬆弛，無法推動淋巴循環與靜脈循環，此時更顯肺呼吸肌肉群推動力的重

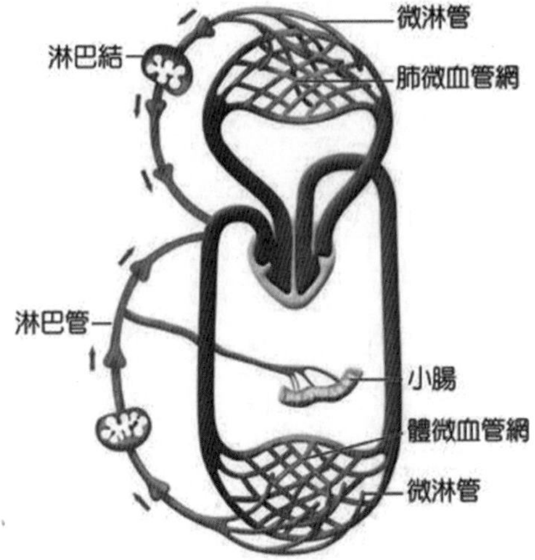

要（控制中樞在自主神經系－腦腎，中醫叫做「腎納氣」）。另外，淋巴結是免疫力一大重鎮，亦是衛氣的重要組成部份，就是肺與大腸經的免疫力。

道門丹道之腹式呼吸能使呼吸時肌肉群之動盪擴大至全胸及腹腔，使肺之通調水道順暢度加大一倍。所以道門丹道與印度瑜伽均以腹式呼吸為重中之重。

補充一句，要學好中醫針灸必須將臟象學說與現代解剖學徹底分家，我們不要一遇到上呼吸道的問題就往肺經硬套。中醫肺經所代表的人體陽氣升降出入，呼吸之氣只是其中一部份。現代解剖學所描述肺的呼吸作用以中醫的話語翻譯是簡單的活體生命功能，是由陽氣推動的生命現象，肺經參與，但不是肺經的全部功能。

例如，上不來氣的憋悶，可能是心律不整、血循率下降，不能充分將氧氣供給身體所需，治在心包經。心臟衰弱的肺積水、缺氧、上不來氣，亦治在心包經。氣喘的悶氣是自體免疫變態反應的問題，治在大腸經。而吸煙後遺症的肺氣腫，這可是全身性的嚴重症候，必須調動五臟六腑全部的陽氣，不求100％治癒，只要在氧氣依賴前挽救尚未破裂的肺泡，則肺功能自能恢復70％，而無礙於呼吸，這就算是治癒了。不可小視「算是治癒了」這五個字，這種令全世界醫界束手之重症，「算是治癒」已是領先於全世界。如在醫療廣告，他將會被翻譯成100％治癒，還你一個十八歲的肺。請注意，這些呼吸不適的問題，沒有一個與肺經相關，所以必須辯症施治。針灸療效今不如古，大部分原因就是西醫與中醫理論相互混淆，令醫者辯症錯誤。

肺之通調水道機能如果發生問題，就會發生前面所述的「痰飲」的症狀。

「痰飲」是中醫一個獨特的專有名詞：

◆清稀為飲，它是新陳代謝弱化，常見於肥胖之輕度浮腫，是肝病之腹水，是氣喘胸部之唧唧聲，是長途坐飛機之足腫……。

◆濃濁為痰，它不是氣管分泌的痰（氣管分泌的痰叫做咳唾，口水叫做涎沫），而是陽氣虛不能完美的輸布水液，而水聚成痰。由頭頂至足底，痰在全身各處都可形成，它是探查不到的，是無形的，只是一種功能性的症狀，例如茶飯不思、嘔噁是痰在脾胃。神昏、癡呆、昏迷是痰迷心竅。失眠、心煩是痰火擾心……。它的根本原因是陽氣滯，陽氣為何會氣滯，就是因為肝不行他的功能——疏泄。

夜眠，人靜血不歸肝，而不能修復陽氣，一般陽氣滯的痰症，多是沒精力、頭昏目眩、心悸（心律不整）、氣短（上不來氣）、神昏、五臟六腑功能阻滯……。

其中最嚴重的是肝風之痰，此時肝之陰血絕，而肝陽氣亢，化為肝火，就是本應疏泄之功能的能量轉化為火，功能是好的，火是壞的，火盛成風，大風上腦（腦胥），摧毀一切僅存的陽氣，此時生成的痰是極嚴重的風痰。現代話語叫做腦溢血。

話說回來，肺脾腎三經都與水液與痰有關，痰症發生時應該從那裏下手？這時就顯現脈診三部九侯的重要，三部寸關尺，九侯是三部代入浮中沉，3×3＝9。寸代表心肺、關代表肝脾、尺代表腎，浮是表、中是半表半裏、沉是裏，就這麼簡單。雖然治療痰症需顧慮周身以提升全身陽氣，但是亦需以診脈定出各經脈強弱，並對弱勢一族加強護理治療，象棋有棄卒保帥之理，可是中醫不玩這一套，而對弱勢之部分必需加強關愛。

另外，簡單的脈象亦陷入中華技藝越來越繁雜的泥淖中，明末李中梓著《診家正眼》已將簡單的脈象發展至二十八種之多，以作者篆刻、書畫、二胡、簫、笛、太級化勁練出精巧觸覺之手指，亦不能分辨出軟、弱、虛……等近一半之脈象，脈象亦需化繁為簡，我們只要能分辨出三部九侯中的，快慢、粗細、有力無力、就足夠了，其他都是玩魔術套招用的理論。

3. 肺與大腸相表裏

大腸是肺表經，主理治節——免疫力，翻譯回中醫話語就是營行脈中，衛行脈外之衛氣。免疫力需營衛共同組建。手陽明大腸經是踢足球衛氣主攻手，肺經則是營氣中鋒。足陽明胃經是衛氣王牌足球守門，脾經則是後衛，缺一不可。

傳染病有空氣傳染與接觸傳染二種，其中空氣傳染直接由肺受之（新冠肺炎之類的病毒，可不經消化系，直接由眼、口、鼻腔傳入體內，只要是不經消化系傳入之病毒、細菌一概由肺受之）。被傳染了怎麼辦？古代沒有抗生素，唯一的治法就是提升自體免疫力。而肺之表——大腸經就是專門設置的調動免疫力之經脈。它不只能提高免疫力以對抗傳染病，亦能治療自體免疫力過激而引發的自身免疫性疾病，如紅斑狼瘡、類風濕關節炎、溶血性貧血、腎炎、I型糖尿病……。

為什麼會引發免疫力過激反應？設想一下，如果你在路上被一個小混混摑一巴掌，會有什麼反應？你的個體已處在危急狀態，此時自主神經應急機制啟動，血壓升高、身體貯備的能量以血糖的方式注入血液循環，使你的力氣大增，以備攻擊或逃跑所須的力量與能量。

同樣道理，如果你經常處在陽氣不足的亞健康態，生命功能弱化，或是親人逝去，離婚，失業……等承受重大壓力，此時免疫力為了幫助你對抗疾病，承受壓力則應激反應於是發生。持續的過激免疫力會對人體自我攻擊的。隨著遺傳因素或臟腑不平衡，自體免疫攻擊何處因人而異，其中最輕的是過敏、哮喘較重，如果攻擊胰臟——I型糖尿病，攻擊腎——腎衰竭，攻擊神經系——多發性硬化症，攻擊外表——紅斑狼瘡……，就比較麻煩了。

另外，異體蛋白質也會造成免疫力過激反應。去東南亞旅行要小心，不要吃太多蛇、蜈蚣、蜘蛛……等異體蛋白質，否則有很大風險引發免疫力過激反應的自體攻擊。

作者幼時，居住的城市路邊排水溝尚未地下化，衛生條件不如現在，且夏天悶熱細菌繁生，有一次全身長膿皰，看遍西醫打了數十針血清劑，沒半點效果。後來改看中醫，那個路邊的黑暗中藥房內，留山羊鬍鬚的中醫，只瞄一眼，說：這簡單，去旁邊菜市場巷口賣蛇肉處，吃二碗蛇羹就好了。也不抓藥，也不收費。果真就二碗蛇羹，全身膿皰乾乾淨淨。

這是善用異體蛋白質激發免疫力的很好例子。如果當時拿蛇羹當飯吃，每天十碗二十碗，難免會得I型糖尿病、腎衰竭……之類免疫力高亢而自體攻擊的怪病。這也就是佛家所謂：為口腹之欲，恣殺生禽的業報。

治療免疫力過激是很簡單的：

1.提升陽氣，消除亞健康態。

2.調理大腸經，以平復免疫力過激反應。

3.針灸局部被自體免疫力攻擊之器官，提高局部血液循環，以加快修復力。

讀者或許有疑問：提升陽氣、消除亞健康態，則免疫力過激反應自動會平復，為何尚須「2.調理大腸經。3.針灸局部」？

要知道，治這種病與別的病不同，是要爭搶黃金時間的，而分秒必爭。在自體免疫力尚未殺盡胰細胞，或已重傷胰細胞但尚未死絕時，加上2.、3.同治，實施搶救，這就是標本兼治的真正涵義。否則等到過了搶救黃金期，胰細胞死光了，此時就算把陽氣提升到張三豐般的超人級別也無濟於事，只能天天注射胰島素，以盡天年。

所以治病準則是標本兼治，其「本」是提升陽氣，就是不論什麼病，只是提升陽氣，以消除亞健康態，其輕症早晚自癒。而重症治「標」在對症施治，糖尿病病人雙足都已破潰了，立馬治標，救了潰瘍再專心治本。急症的「標」非顧不可，如上述自體免疫力都要殺盡胰細胞了，怎可不顧？或是腦溢血，腦細胞缺氧都要死光了，怎可不顧？

但是也有許多慢性病，重中之重在治本，其標治與不治都無所謂。因為這時的治標不是治病，是在治「心」，讓病患立馬覺得舒服，能強化病患信心及對醫者的信心。這手法西醫玩的更厲害，所謂萬種感覺之不適，有萬種藥片去頂。就拿神經衰弱症候群來說：失眠有安眠藥、頭痛有止痛藥、激動有鎮靜劑、陽萎有壯陽劑、抑鬱有振奮劑……這種治法，立馬會使病患舒適些，但以長遠的眼光看，它會使病況愈來愈糟。因為它擾亂了人體自我修復力，也就是免疫力。

針灸的作用是集中免疫力，使自我修復力集中一切資源修復一處。可是有一問題，就是會造成其他部位缺少資源，人也沒精神，此時應該臥床休息，並應事先告知病人，否則會被誤認為「針壞了」。此時如果以振奮劑強力提神，立馬腰斬人體的自我修復力而使針灸治療白治了。所以正確的醫囑至關重要。

【四】脾：

新陳代謝、免疫力、消化吸收排泄之功能與器官的總集合——脾。

脾運化水穀、升清、生血統、血主四肢肌肉。

運化水穀之「運化水」是泌尿系，包括腎、輸尿管、膀胱、尿道……。「運化穀」是消

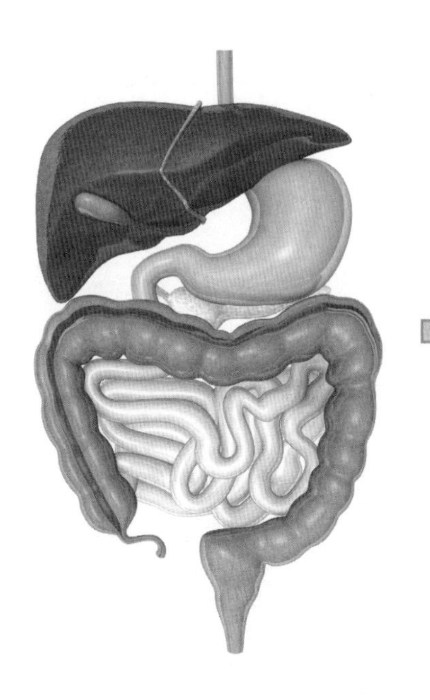

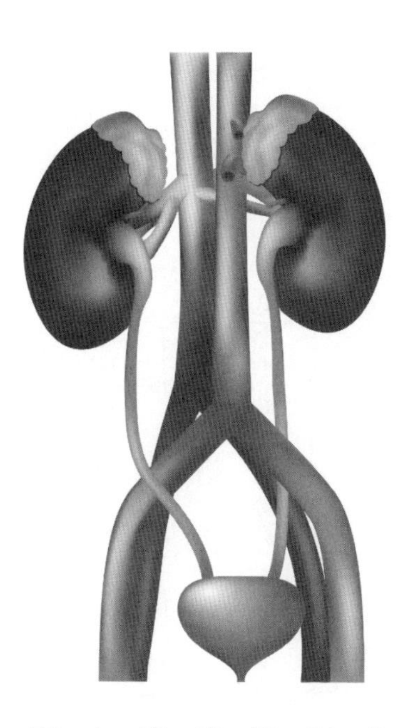

化系，包括口、食道、胃、肝、胰、小腸、大腸……。所以現代醫學的腎臟根本不是中醫的腎，肝臟根本不是中醫的肝，它們都歸屬於中醫的脾。這點讀者必須搞清楚，一但混淆，則醫者不論再怎麼努力終生，不幸，也只能掌握中醫1／3的療效。至於中醫的肝腎到底是什麼？我們將在下節解析。

1.運化水穀——就是現代生理學一切腸胃道及肝、膽、胰、甲狀腺……諸消化腺體集體運作之消化吸收功能以及水液排泄運作之功能，包括腎、輸尿管、膀胱及尿道。至於現代解剖學的那個與血循與免疫有關的脾臟是免疫力的一部份，歸屬於大腸經，而與脾之運化水穀、升清、生血統血、主四肢肌肉無關。

2.升清——將食物經小腸吸收的精華以水液的形態（淋巴）上輸至肺，再由肺升降出入布滿全身，這就是淋巴循環＋血液循環。升清功能如出狀況，重則形成痰症，輕則形成水濕，就是新陳代謝弱化的輕度蓄水，在減肥治療上第一次針治的第二天會驟減二公斤，這就是由小便排出了脾升清不良之濕。脾之升清翻譯成現代話語叫做消化吸收。

3. 生血、統血——這裏的血是陰血，不是血液，陰血修復陽氣，而由飲食經脾運化、升清，由肺治節發放與全身，剩餘的則化為陰血，專門用來補給陽氣，是的，它就是腎精、肝血之組成部份，也就是現代人所能理解的「自主神經的活力與強度」。翻譯成現代話語：健康三大要素：飲食、運動、睡眠。脾生血、統血就是三大要素之飲食。而人靜血歸肝，肝藏血就是三大要素之睡眠。腎主骨，力由骨出就是三大要素的運動。

4. 主四肢肌肉——這裏的四肢肌肉單指胖瘦而已，是治肥胖症及厭食性消瘦的重中之重，而與神經性疾病之四肢廢用、痙攣、肌力強弱……無關。

5. 脾與胃相表裏

胃是脾之表，行使一切脾經功能，代表人體新陳代謝之功能。治在消化吸收功能不足，涵蓋現代解剖學之肝、膽、胰、胃、大腸、小腸……諸器官，及能量的貯存、脂肪的代謝……如其功能低下，則造成肥胖、消瘦、身高過矮、胃炎、糖尿病、倦怠、腹泄……。

在前一章說過，傳染病分空氣吸入傳染與接觸傳染二種，其中接觸傳染（包含食物、飲水）就是所謂的病從口入，因為身上所沾染的細菌，最終都要由口入體，所以胃經亦是與傳染病有關，而能調動免疫力。只有胃與大腸二經冠以陽明之名，即是此理。它們就是足陽明胃經之抵抗食入傳染與手陽明大腸經之抵抗吸入傳染。在調動免疫力之治療上，胃經如同大腸經。對於傳染病或是自體免疫病的嚴重病例，有必要胃與大腸二經合用。

大腸經的免疫力是阻截、過濾以消滅病毒，由淋巴系、淋巴結、白細胞協同完成，代表穴位為曲池穴。胃經的免疫力是強旺代謝，在體內消化吸收病毒，以胃酸、巨噬細胞及濃液吸收、破潰排出為主力，代表穴位為足三里穴。

大腸經禦敵有如漢武帝戰匈奴，殺敵一千自損八百。胃經禦敵有如滿清入關，二六八年後，末帝退位，滿清不復存在，完全融入了中華民族。

脾的輸布精微是將含富養份的淋巴水液上輸至肺，再由肺升降出入輸布全身，理論上脾的動力是向上的，如果本經功能失調會造成動力下陷，形成功能性腹瀉，例如暴飲暴食的拉肚子，或老年性虛瀉。此時治法是提補脾氣上升，治在胃經足三里穴，以及脾經陰陵泉穴。

至於內臟下垂，最常見的是胃下垂、子宮下垂、脫肛……，因為中醫解剖學，腹腔內的臟器功能多屬於中醫針灸的脾、胃功能，而脾又有動力上升的特質，所以後世醫家均將內臟下垂，認定是脾氣下陷，治在脾、胃二經。這是胡說八道，要知道，解剖學全部內臟均由韌帶系膜，懸掛於胸腔、腹腔內，而人體支柱力來源於肌肉、韌帶、肌腱、系膜、骨骼……

在陽氣不足時的亞健康態，人也懶懶散散的，最先造成肌肉弱化，再則韌帶、筋腱、系敬告讀者：

　　非常抱歉，本書由於印刷失誤，誤植93頁為107頁，隨書附上正確頁面。造成您的不便，敬請見諒。

博客思出版社

我們先說陰陽與八卦：

中華文化的「本源」就是河圖洛書，河圖洛書是星體與地球相對位置隨時間改變的規律，再以1～9數字簡化之而形成，尤其是河圖，它本身就是數字化的基本觀星圖，伏羲將它條碼化製作八卦。八卦與河圖是同樣的事物，一是天地的數字化，一是天地的條碼化。這是最基本天人合一的理論，周文王將伏羲八卦擴編為六十四卦，這就是易經。易者變也，易經教人放軟身段，在順應世局變化中改變自身身段，在順應潮流中做到修身、齊家、治國、平天下。而不與世局硬抗。這正是莊子心齋：若一志（不胡思亂想），無聽之以耳而聽之以心，無聽之以心而聽之以氣。耳止於聽，心止於符（符合自己專橫鎖死的觀念），氣也者，虛而待物者也（放軟身段，在順應世局變化中改變自身身段）。虛者，心齋也。亦正是佛家三印法：諸行無常（世事多變），諸法無我（無聽之以心），涅槃寂靜（心齋）。它們唯一不同的是：道門偏向入世（平天下），佛家偏向出世（涅槃）。易經是在天人運化變動中教人順勢、學習、出山、衝刺、剎車……的人生大道理，卜卦只是後人利用易經發展出的一種對未來預測的方法，並非易經的本意。我們看看《易經》總綱——乾卦：元亨利貞（以正道行之就一定大旺）。初九，潛龍勿用（閉門學習，養精蓄銳），九二，見龍在田（學習已有成績，可以出山了）。九三，君子終日乾乾（慎行，不可片時放縱）。九四，或躍在淵（已經發展了）。九五，飛龍在天（已達到人生高點，意氣風發）。上九，亢龍有悔（處在位置膜弱化，此時內臟下垂開始出現，最後形成骨弱化——脫鈣，沒持續力量。

治內臟下垂亦須標本同治，以子宮脫垂為例：治在提升陽氣，改善亞健康態，再用長針直接刺入子宮上方系膜處，在氣海、關元附近。輕度下垂，下針較高、重度下垂、下針較低。不要只在意於穴道，而是以掌壓按，同時問病患的感覺，及自已掌下的感覺，找出子宮上緣，由此處定位下針，而沒有固定穴位。其針感是好像一盆滾水，由子宮一下子澆到陰道口，此時留針等待，約一分鐘後開始感覺子宮向上牽拉，留針約半小時，待牽拉感完全停止，好了，出針時子宮已完全回位了。治癒了嗎？還沒呢，必須令病患運動，鍛鍊，加強內臟系膜強度，否則三個月後子宮會再次下垂。

運動、鍛鍊裏面是有門道的，不應令二十歲的小姑娘以散步去鍛鍊，因為動量太輕，無法達到強化軀體之目的，散步是八十歲以上之老年人，以及大病後療養期人士運動、鍛鍊的主力。當然亦不能令九十歲的老太太去練霸王舉鼎，是會受傷的。前面已提過，健康的三大要素是飲食、運動、睡眠。飲食是脾生血統血，睡眠是肝藏血，而運動呢？運動就是腎主骨，將在下節分析。

【五】肝：「腦肝」

自主神經系之副交感神經大部份功能（陰血是宏觀、整體的副交感神經系運作，腦肝是細分工的各種副交感神經系實際運作的執行者），專門主導修復身體勞損、維持生命功能，

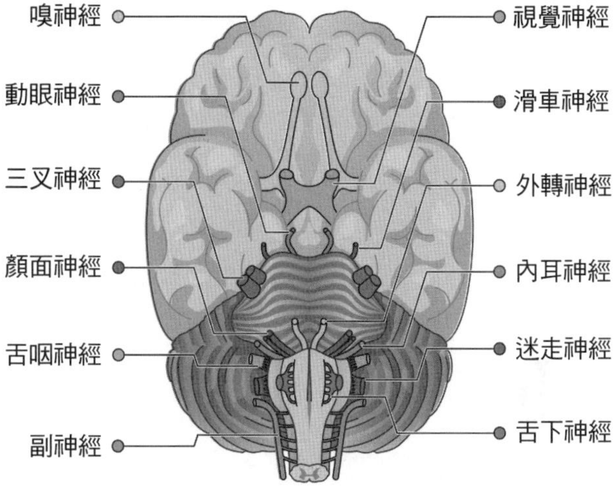

使身體正常運作——肝（腦肝而不是脂肪肝的肝）。其中在深度睡眠時（人靜血歸肝，肝藏血）修復及因修復而強旺白天工作過勞的神經系統及自身的自主神經系，這就是肝主疏泄，神經系強旺才有疏泄之神清氣爽。請記好，疏泄就是強健神經系，包括感覺神經系，運動神經系，自主神經系及神智。

肝——主疏泄、藏血、主筋

1. 主疏泄——前章已說過什麼是疏泄，就是簡單的疏泄陽氣的氣滯而已。陽氣虛是陽氣的「量」達不到標準，而造成生理功能弱化，此時將在肺、脾、腎三經尋找消息，以提補陽氣。

陽氣滯是陽氣的「量」尚可但是「質」達不到標準，造成氣滯血瘀，而氣滯血瘀100％是所有內傷雜病的共同原因。這分明是陰血不去修復陽氣，這就是肝藏血及肝疏泄的功能不良。請記好，肝不藏血則睡不寧，則夜間陰血不能修復陽氣造成功能性勞損。肝不疏泄則陽氣滯不得疏通，各臟器運作不良，身體將進入亞健康態。翻譯成現代話語：大腦自主神經中樞分為「腦肝與腦腎」，「腦腎」功能是分派與運作，是交感神經系而不是泌尿腎。「腦肝」功能是安撫與修復，是副交感神經系而不是脂肪肝。

原來我們白天努力工作，身體無論在實質上或是機能上都會過勞、損傷的。當夜間熟睡時不是只在休息而已，而是通過自主神經的作用，免疫力、新陳代謝會總動員，將血液循環派送至各勞損部位，以修復軀體的勞損。例如白天參加十公里慢跑，之後肯定膝關節過勞，夜間熟睡時就由自主神經將血液循環集中於膝部，直到完全修復為止。此時雙膝局部溫度會略高於其他部位。如果肝不藏血則夜不修復終將造成膝關節勞損。

這裏插入一句話：消化系乃是人體第一大系統，夜間入睡消化功能應將停止。如果飽食入睡，則不但所吸收的營養不得燃燒，將存於腹內腸外處，造成大肚腩的大胖子，並且消化系將經自主神經系攫取大部份的血液循環，以行其本身繁重的消化功能，則自主神經行事的推動血液循環以修復勞損的功能將低下或完全停止，而迫使人靜血不歸肝，喪失睡眠品質，血歸肝不是指血跑到肝裏去睡覺，恰恰相反，是陰血不用在白天跑來跑去，去滋補陽氣，而在晚上專注一門，叫肝去疏泄，去修復陽氣的氣滯，再經過陽氣去修復全身的功能，所謂推動血液循環，修復勞損，亦是經陰血修復完整後之陽氣去完成的。血不歸肝，則無法去修復陽氣，陽氣得不到修復，則無法推動血液循環，去修復機體。陽氣與陰血是每天工作二十四小時的。所以睡眠，睡的沉乃世上最補養身體之事，一切的蟲草、人參、燕窩、魚翅……，都靠邊站去。

另外，如飽食入睡，則大腦自主神經系（肝腦、腎腦）將率領人體第一大系——消化系超負荷運作，則心腦（神智、思想）得不到修復，這是老年癡呆症的重大原因。所以道門丹道為了練炁化神（超感官知覺、超級大腦）必須過午不食，空腹入睡。這也不難，只要忍飢二星期就習慣了，之後睡前吃食反而會覺得不適。

人靜血不歸肝，會造成失眠以及身體機能的退化，此時身體勞損得不到修復，則人體應急機制終於啟動了，是什麼？對了，就是高血壓。當陰血罷工搞得陽氣弱化則自主神經系無法集中血液循環於需要修復的器官組織時，則全體血壓提高，如此對於需要修復的器官組織多少都會增加血流量，而得到部分的修復，但是這是應急、應激的機制，在中醫針灸已是病態，叫做肝血虛，肝火亢。如果不理會高血壓，則將形成惡性循環，血壓持續升高，最後發生腦血管意外，俗稱中風，中醫叫做肝風內動。或是損傷心臟、腎臟……讀者至此應該清楚明白，高血壓明明是高壓，是實症，怎麼到後來診斷成陰陽氣血俱虛的肝腎虛而動肝火、肝風。這裏在重複一下，肝血虛是陰血虛，是修復生理機能的功能不足，完全與血壓、血液循環、紅血球、白血球的血無關。翻譯成中醫話語高血壓就是陰血虛。

所以得了高血壓，只要將陽氣與陰血達到標準，則血壓自降。就這麼簡單，但是在需要長期晚宴應酬的人身上很難做到，所以只有服用降壓藥。

服用降壓藥當然可避免腦血管意外及損傷臟器的危險，可是我們可以看看身邊長期服用降壓藥的人是不是有以下症狀：

(1)陽氣修復不足容易成為慢性病的承受體。

(2)身體機能不足造成老化加速，實際年齡六十歲的人，身體功能卻像八十歲。

2. 肝藏血

這裏的血，不是血液流動，紅血球，白血球的血，而是專指陰血。肝能疏泄陽氣滯，就是它分派貯藏的陰血去修復陽氣。肝藏血象是貯滿食品的食品供應中心，那裏的陽氣有需要就向那裏派送食品。肝藏血翻譯成現代生理學話語是——自主神經之副交感神經對身體的修復機能。健康之人，陰血滿，肝容納不盡，於是轉化為腎陰精，貯存於腦腎。

3. 肝主筋

(1)所謂力出於骨、勁蓄於筋。力與勁不同，背著一人行走五公里是力，一個發勁掀翻敵手是肌肉彈力、是勁。勁蓄於筋翻譯成現代話語是力量＋速度是有勁的爆發彈力。如果不具備肝之筋，則此人必然成天就想躺著而疲憊不堪。

(2)筋肉瞤動之筋，是神經病變造成的抽搐、抖動、廢用……。如帕金森病、腦血管意外、重症肌無力、癲癇、酒精依賴……，均與肝火、肝風有關，它主要的作用標靶是自主神經系與運動神經系，當然也會影響感覺神經系與神智。

4.肝與膽相表裏

肝主疏泄，肝藏血、肝主筋。膽行肝之功能。膽經是最奇怪的一條經脈，它在頭部轉來轉去轉了好多圈，包含一大堆穴位，這是什麼道理？前面述說過，當肝經運作不良，喪失疏泄與藏血功能，於是陽氣得不到陰血修復與結合，於是成為孤陽，就是火，而這個火與將軍之官的肝，關係最大，所以一般稱為肝火，陽氣化為火則不行其當行之事，反使正常的津液阻化為痰，火是不做好事的，專找麻煩，會發展成風的。

風、痰、與火交互發展，將發生一系列的頭腦、神經病變。如痰濁上擾、暈眩、癲癇、頭暈、頭痛、脹、振顫、抖動、筋肉抽動……等病症。膽經就是為風、火、痰、專設的全方位治療神經性疾病的經脈。

大火成大風，大風加上痰阻經絡，就是腦血管意外，中醫稱中風。其實腦血管意外根本不是意外，應該翻譯為：亞健康狀態下，陽氣運作不良之腦血管後果。以上各種病症的治療以膽經為主，而重用頭部諸穴。

【六】腎：「腦腎」

自主神經系之大部份交感神經功能（陽氣是宏觀、整體的交感神經系運作，腦腎是細分工的各種交感神經系實際運作執行者），掌管大腦對全身的運作及人力物資供應、回收，與腦肝（副交感神經）共分掌大部份自主神經系功能——腎。

腎──腎藏精、主納氣，主骨生髓、主水液

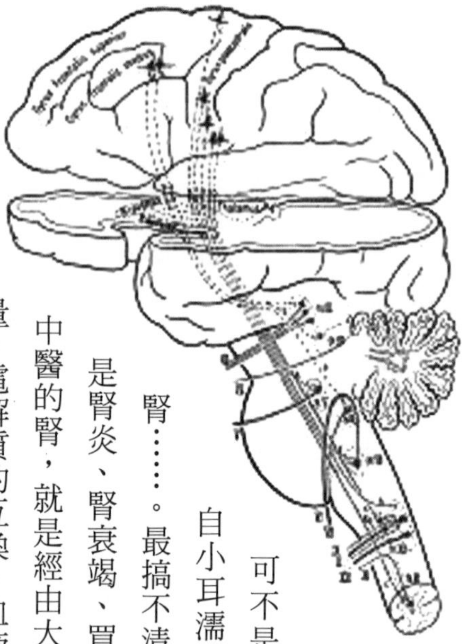

腎的最重要功能在──腎藏精，這裏的精可不是淫精的精，而是陽氣陰血的貯存狀態。我們自小耳濡目染，聽到最多的就是腎。如腎虧、敗腎、補腎……。最搞不清的也是腎，其實腎的功能是很簡單的，它可不是腎炎、腎衰竭、買賣器官、腎移植的那個腎。用現代解剖學翻譯中醫的腎，就是經由大腦控制之全體細胞的功能，包括細胞膜內外能量、電解質的互換、血液淋巴細胞的功能、神經細胞電流的衝擊、內分泌腺細胞的分泌、各器官之協調運作……。就是全部的基礎生理功能，而它們的實際控制中樞，就是腦部自主神經中樞，所以中醫的腎，應稱為「腦腎」。

自主神經系分為幾個部份，大腦自主神經中樞分為「腦肝與腦腎」，「腦腎」功能是分派與運作，是交感神經系的大部份而不是泌尿腎。「腦肝」功能是安撫與修復，是副交感神經系的大部份而不是脂肪肝。其中由腎掌管運作中樞，由肝掌管修復中樞。

1. 腎藏精：

陽氣與陰血已達到正常標準，能夠正常運行生理功能，而尚有剩餘，則貯藏在腎，就是

腎精。腎陽精是貯存的陽氣，腎陰精是貯存的陰血。「精」如同痰、氣、血、三焦……是功能而不是實物，隨著腦神經愈來愈強健，對身體運作與修復力愈來愈強大，翻譯成中醫術語是腦腎貯精愈來愈多。翻譯成現代話語，腎藏精就是內分泌系統的內分泌功能，是細胞中粒腺體的貯藏能量功能，是骨髓對血球的製造功能……而大腦自主神經系運作一切，所以簡而言之就是腦腎的貯藏。前面說過，純陽之體的嬰兒，不但體內陽氣超過標準，腦腎中貯滿了陽精。他們的陰血也配合的超過標準，腎中也貯滿了陰精，這就是生發功能，嬰兒只成長，不衰敗，針灸之延年益壽抗衰老最重視的就是這返回嬰兒狀態之腎精滿（自主神經系100％運作），老子曰：「專氣致柔，能嬰兒乎？」正是此意。腎才是真正陽氣與陰血的倉庫，而與肝藏血不同，肝藏血是自主神經主事，此時肝納入陰血作為本身疏泄功能的補給，以運作陽氣，修復全身。肝不是陰血的倉庫，而是陰血的調度中心。陽氣與陰血是功能而非實質，所以無法直接貯存，必須改變形態化為腎精才能貯存，其實腎精也是功能，如同氫氣與瓦斯，必須先化為液態氫與液態瓦斯才能貯存在壓力罐中。古甲骨文力求文字簡練，清晰度不如現代語法，所以「藏」，通用在肝藏血與腎藏精。但是它們一是肝「藏」的調度中心，一是腎「藏」的倉庫。例如連鎖超市一定有一個大型倉庫，這倉庫是「腎藏精」。由此倉庫發放貨物至眾門面店再配給顧客，這門面店是「肝藏血」。這二個「藏」是不一樣的，細節成就偉大，請讀者注重細節。

當人體遇到生病、過勞、抗寒、中毒……。陽氣與陰血消耗過大而不足支付生理所需時，則應激狀態啟動，立馬由腎精補充之，之後生活環境正常了，再重新化為腎精，貯藏於腦腎。如果將應激狀態化為常態，例如：房事不節、熬夜、飲食污染、空氣污染、毒品、酗酒……，則陽氣陰血持續消耗，需要腎精經常性的補充，則早晚耗盡腎精。在耗盡之前是沒有症狀的，可是當耗盡腎精之後，陽氣與陰血得不到補充而其人已將應激態化為常態，不習慣或不知改變生活方式以節流，這時腎虧症狀終於出現了。腎虧就是腦腎虧，就是陽氣陰血虧損，它們的症狀是一樣的。而且一旦出現症狀時，已是慢性後期了，可沒那麼好治，除了以針灸重建陽氣與陰血外，亦須問出病人的生活狀況，那裏有壞習慣，就要改那裏，有時病患不知自己的生活習慣是壞習慣。由此可凸顯中醫問診的重要性，只憑三指把脈而不問診的醫者，不是神醫而是隔空一指就能將自己徒弟打飛到喜瑪拉雅山的神棍。你打別人試試看。

2.腎主骨：

這裏的骨是：

(1)力由骨出的骨，代表身體的力量。

(2)骨質疏鬆、關節退化之骨刺的骨，其大部份的原因在於內分泌系統失調。請注意，在內分泌中軸上一切問題都與腎的關聯最大，內分泌中軸是腦垂體、甲狀腺、胸腺、腎上腺、性腺。

3.腎生髓：

髓不是骨髓的髓，而是脊髓、髓海之髓，就是腦的實體。心是腦的功能，而腎是腦的實體。所以精神病、病在心，腦萎縮病在腎。而腦萎縮的老年癡呆症則是心腎同病。這是極頑固的病症，針灸只能治早期的輕症，晚期的重症則不能治癒。西醫的治法是服用神經性的藥物，能讓病人舒服些但不能改變病情的惡化。所以最好的療法是早期針治療，可痊癒，或是控制病情使之不再惡化。

脊髓是腦的一部份、生理解剖學將腦與脊髓分開對待是錯誤的，科幻電影中摘除人腦，置入機器人中，是一定連帶脊髓的，這個電影製片人是懂的。

4.腎主水液：

脾將水上輸至肺，其實是淋巴液上輸，肺將水升降出入，其實是推動淋巴、靜脈循環，水液傳佈全身，不就完結了，腎主什麼水液？其實腎是最重要的，因為腎陽是人體的太陽，除了全體生長、溫煦之外，它的功能之一是將水汽化。人體的水，主要是指淋巴液，它像一朵充滿水氣的濕雲，而不是地上的積水、流水。如果沒有腎陽的汽化，則濕雲降而為雨，流的滿地都是，脾也升不了、肺也降不了，就形成水腫，這裏的水腫是現代病理學的心源性水腫或是腎源性水腫，腫的很利害，不同於新陳代謝弱化的輕度水腫——蓄水。

5.腎主納氣：

當病人即將逝去時，呼吸快速、淺短，好像只用喉在呼吸，這時須立即使用氧氣維生系統，其實也沒什麼用，因為血液循環及紅血球負氧能力太弱，氧氣已難由血循輸送至全身，依然缺氧，這就叫做腎不納氣之晚期，它的早期是無意識的每過數分鐘忽然張口大吸一口氣。腎不納氣翻譯成現代話語是：心博衰弱，血氧低，上不來氣，於是呼吸快速、淺短。原來氣由肺吸入肅降，需由腎（丹田，腦腎的「映象」）在下部接納才有完美的「氧氣利用率」，才能形成舒暢的呼吸，新冠肺炎的血氧下降過多，人可能會突然死亡，這就是腎不納氣，其標靶器官正是抗衰老之血循微循環與自主神經系。

所以最好的呼吸方式就是橫膈膜下行之腹式丹田呼吸。這正是嬰兒的呼吸方式，不動胸腔以橫膈肌上下呼吸。這也是道門丹道之腹式呼吸——吹呴呼吸，吐故納新，簡稱呼吸吐納，呼吸吐納是道門丹道及導引術的理論根本。練拳，練刀，練劍，呼吸方式都是一樣的。

6.腎與膀胱相表裏：

腎的功能只有四個：腎藏精、主納氣，主骨生髓、主水液。

而行使腎功能的膀胱經，卻是十二經脈中穴位最多的一條經脈。依穴位名稱，它的功能涵蓋五臟六腑所有的功能，這是什麼道理？

腎的四個功能，其一是腎藏精，其三是腎生髓。精是貯備的陽氣陰血，隨時供給全身各臟腑。髓是脊髓，髓海為腦。本義就是：心是腦的功能（思維、聰明、大腦皮質），腎不是泌尿那個腎，而是腦的實質（自主神經中樞、全部大腦）。

這裏牽涉到腦對全身運作的自主神經系，透過十二對腦神經與三十一對脊神經對身體給予補貼。而所有膀胱經上的俞穴，如心俞、肝俞、膈俞、脾俞、腎俞……都在這三十一對脊神經的神經節上，須記好，膀胱經是腎（腦腎）向全身各臟器輸送貯備陽氣、陰血（腎精）的路徑，翻譯成現代話語：就是向各臟器發放戰時動員令，加強自主神經系的控制權，使懶懶散散運作不良的各臟器行動起來。

我們以治胃為例，對於消化不良的胃弱，針治胃俞可以加強腦腎陽氣陰血的補給，有效。但是如治胃炎，大法在集中血液循環（紅白血球的血液）以消炎，補給氣血無甚效果（城市都已被敵軍佔領了，我方仍向其空投軍武物資，豈不自找麻煩？），必針治中脘以集中胃部血液循環，其針感是下傳及針下一片溫熱。

第八章 八卦 五行 干支

讀者能確實瞭解上述的六臟六腑，就容易明白八卦五行在中醫針灸上的應用。遠古時代早已用針灸治病，行之有效，卻都是憑經驗治病，在文字發明後，迫切需要一套醫理以闡述為什麼針灸能治病，古人不能明確瞭解病因、病理、細菌、病毒、免疫力、生理解剖學……，所以必然使用中華正宗之陰陽、八卦、五行……闡述之，這就是最樸素的中華醫學。

我們先說陰陽與八卦：

中華文化的「本源」就是河圖洛書，河圖洛書是星體與地球相對位置隨時間改變的規律，再以1～9數字簡化之而形成，尤其是河圖，它本身就是數字化的基本觀星圖，伏羲將它條碼化製作八卦。八卦與河圖是同樣的事物，一是天地的數字化，一是天地的條碼化。這是最基本天人合一的理論，周文王將伏羲八卦擴編為六十四卦，這就是易經。易者變也，易經教人放軟身服，在順應世局變化中改變自身身服，在順應潮流中做到修身、齊家、治國、平天下。而不與世局硬抗。這正是莊子心齋：若一志（不胡思亂想），無聽之以耳而聽之以心，無聽之以心而聽之以氣。耳止於聽，心止於符（符合自己專橫鎖死的觀念），氣也者，虛而待物者也（放軟身段，在順應世局變化中改變自身身段）。虛者，心齋也。亦正是佛家三印法：諸行無常（世事多變），諸法無我（無聽之以心），涅槃寂靜（心齋）。它們唯一不同的是：道門偏向出世（平天下），佛家偏向入世（涅槃）。易經是在天人運化變動中教人順勢、學習、出山、衝刺、剎車……的人生大道理，卜卦只是後人利用易經發展出的一種對未來預測的方法，並非易經的本意。我們看看《易經》總綱——乾卦：元亨利貞（以正道行之就一定大旺）。初九，潛龍勿用（閉門學習，養精蓄銳），九二，見龍在田（學習已有成績，可以出山了）。九三，君子終日乾乾（慎行，不可片時放縱）。九四，或躍在淵（已經發展了）。九五，飛龍在天（已達到人生高點，意氣風發）。上九，亢龍有悔（處在位置高度超過才識品德所能承戴，必後悔已來不及了）。用九（將乾卦消化吸收，用在自身），見群龍無首，吉。（德位相配，事業、財富……時時剎車，保持在自身品學德行能承受的範圍內，不要超越自身能力，拼命衝刺與人競爭，謀求上位，爭做龍首，蓋壓他人，如此將亢龍有悔）。這就是《易經》觀天處世做人的大原則，其細節再由另外六十三卦細細述說。

《易經》用在中醫針灸上卻更是樸素，只有二點：

其一：攻守兼施，標本兼顧：記得前面述說過的小病小症隨手治之而癒，但對重病重症陽氣（新陳代謝與免疫力）已衰竭則須預留後備陽氣，由潛龍勿用開始建立陽氣，憑脈診測知直至飛龍在天則以小針率完整的陽氣全力攻病則一戰而定，如果一開始就率殘敗的陽氣全力攻病必然亢龍有悔，愈治愈糟。

其二：《易傳．繫辭傳》：「是故，易有太極，是生兩儀，兩儀生四象，四象生八卦，八卦定吉凶，吉凶生大業。」其中四象為太陰、少陰、太陽、少陽，中醫針灸自四象分流，加上厥陰、陽明是為六經，醫學六經與哲學八卦分庭抗禮。而六經辨症是針對外感疾病最重要的辨症體系，直到現今仍全盤採用。

五行：五行亦是型成於河圖之數字化的觀星圖，是天地萬物生成之數：天一生水，地六成之；地二生火，天七成之；天三生木，地八成之；地四生金，天九成之；天五生土，地十成之。在治療輕度內傷雜病則針灸隨手治癒，但治嚴重內傷雜病時經常用到五行生剋，例如腎極虛，肺金生腎水，則母肺子腎同補。

現在我們以上述的六臟六腑新觀念重新學習五行之相生相剋：

五行相生：

金生水：三軍未發，糧草先行。脾運化水穀、升清，將營養物資上繳與肺，由肺相傅之官行治節之權，通調水道，經微循環、淋巴循環發放與全身。而腎（腦腎）交感神經運作，對全身臟器下達戰時動員令需肺發放至全身臟器的營養補給，所以肺強能助腎更強，這就叫做肺金生腎水。

水生木：白天腦腎自主神經完美的工作將五臟六腑全部動員起來，則夜間人靜血歸肝而睡的沉，腦肝之副交感神經必定也完美的工作修整五臟六腑的疲勞。如果飽食終日，無所事事，整天昏昏沉沉半睡半醒，則腦腎自主神經怠工，必然夜間睡不寧，人靜血不歸肝，則腦肝之副交感神經亦無所事事。腦腎水強則腦肝木強，這就叫做水生木。

木生火：人靜血歸肝，夜間睡的沉則腦肝完美運作修復五臟六腑、強旺腦神經，則第二天心腦（思維、記憶力）必定清晰、集中。腦肝木強則心腦火強，這就叫做木生火。

火生土：這裏古人有點解釋不了，所以將心火改為腎火（腎陽），脾是鍋，腎陽是火爐，腎火煮熟水穀就是腦腎交感神經強健而令脾胃消化系完美運作，腎火強則脾土強，這就叫做火生土。

土生金：脾，運化水穀、升清撒肺，由相傅之肺通調水道行治節之權發放與全身，沒有脾土升清就沒有肺金發放，這就叫做土生金。

五行相剋：

金剋木：人靜血歸肝，腦肝木之副交感神經則完全運作修復、整備五臟六腑，而相傅之肺金太誇張，治節分配不一次到位，時時刻刻發放一點物資，不時擾動腦肝副交感神經之對全身修復。正常的肺金是不剋肝木的，病態的誇張肺金才剋肝木，這就叫做金剋木。

木剋土：消化系（脾土），是現代解剖學的胃、腸、肝、胰、腎……乃人體第一大系，當它運作時將攫取大量的血液循環，所以飽食後經常頭暈腦脹，昏昏欲睡。當人靜血歸肝，腦肝副交感神經全力運作，輸佈血液循環修復五臟六腑必將抑制消化系（脾土）運作，所以延年益壽第一要義就是空腹入睡，解放消化系（脾土）血循交付與腦肝副交感神經運作，做到完善就是道門過午不食。腦肝木是抑制脾土的，這就叫做木剋土。

土剋水：脾土運化水穀，升清予肺之後才由相傅肺發放物資補給全身配合腦腎交感神經之動員令。但是在脾升清之前呢？是脾土全力運作，攫取大量血循、強徵用軍部運輸車、運輸機、艦，使腦腎交感神經動員令動彈不得，所以延年益壽第二要義就是食不過飽，飽食

（脾土）是抑制腦腎水的，這就叫做土剋水。

水剋火：當腦腎動員令發放太過，限時過短則必將擾動全國，使心腦神經失去定靜，易驚、易懼、失眠、腦神經過敏……，腎腦水過於誇張則擾動心腦火，請參照美軍越南及阿富汗撤軍。這就叫做水剋火。

火剋金：肺金相傳治節發放營養物資都是在定靜或睡眠中通調水道，由淋巴系、微循環系慢慢派送，如果一旦暴怒則君主心腦之火暴漲，立馬血壓昇高，關閉微循環，減弱淋巴循環，使肺金首輔治節無從運作，請參照明崇禎在位十七年殺五十位首輔，則天下大事無人敢擔當，全靠皇帝一人不眠不休，牛馬般的苦作，其血詔中仍強辯：「然皆諸臣之誤朕也。」這就叫做火剋金。

隨著醫學理論漸漸發展進步，五行理論已不敷使用，於是後人加入「乘」、「侮」觀念。例如肝腦副交感神經全力運作時需大量血循以修復全身，此時須抑制消化系（脾土）運行，以分流出血循專供肝腦，這是木剋土。反之如果飽食入睡則必然迫使血循集中在消化系而使肝腦效能低下，這是土侮（反剋）木。餘下因此類推。

即使如此，現代均壽延長，致使老年人易患之疾病大量增加，疾病種類繁多，所以五行八卦理論是不夠用的，我們能用上就用，如不能用上就不要鑽牛角尖，跳過它，在現代生理解剖學中找答案。就如同算盤是中國千古不易的計算工具，但是計算天體運行須算到小數點之下十萬單位，您總不會捨大功率電腦不用而用算盤去計算人造衛星的軌道對接，是吧！

宇宙是由時間、空間、相對運動三元素構成。空間與運動就是八卦五行，用來衍化天地現象，聖人引申為做人的道理。而時間呢？那就是天干地支。天干地支紀元大至一甲子（約為古人的一生，六十年），小至一刻（半小時，如午時三刻行刑斬首）。並用之為順序、等級，基數。如年終考核為甲等，甲方乙方，分子中一個碳基數為甲醇、二個碳基數為乙醇……。就是這樣而已，可是後人開帳授徒為了賺取學費將簡單的原理「複雜化」，牛頭不對馬嘴的將時間隨意配上了空間、運動，例如肝木生丁火，膽木生丙火。看似「很有道理」，但是毫無用處，這「複雜化」累積了數千年，形成龐然巨物，中醫針灸90％以上是這種嘩眾取寵，毫無用處的理論，我們應將其篩出拋棄，否則十個大腦也裝不下。

最後我們再整理一下思路：第六章，六臟的官職與行政權：肝（腦肝，副交感神經系）為將軍之官，訓練部隊，率軍駐守，防病攻邪。而第七章，六臟六腑：腎（腦腎，交感神經系）發放戰時動員令。到底誰是將軍？原來兩軍交戰是站著打，身體免疫力與疾病交戰卻是躺著打，夜九點～晨三點生理時鐘進入肝之修復，肺、大腸之免疫，此三個時辰人靜血歸肝，副交感神經全力運作，修復身體。深度睡眠之下，第二天醒時會覺得病情好很多，所以肝之副交感神經系就是大將軍。腎之交感神經系之動員是國家的ＧＴＰ，是精神、振奮不是與疾病作戰。例如不幸得了新冠肺炎不去休息而服用退燒藥、咖啡因憑之下動員令繼續工作，後果是死亡率大增，很多血氧降低忽然倒地而亡就是這樣發生的。明崇禎，國家有病卻殺大將軍（肝），強力動員全國，抽兵丁、抽稅（腎）。動員來動員去，終把大明朝動員滅亡了，它們的道理是一樣的。為什麼中醫針灸今不如古？原因就在錯誤定義六臟。其中肝、腎錯的最厲害，錯誤率100％，使中醫走入岐途令中醫學水準永遠無法登堂入室，十代祖傳也沒用。作者所述訴的腦腎——交感神經系，腦肝——副交感神經系根本不是創新的理論，只是使用現代生理解剖學的語法翻譯、還原為中醫的話語及本義而已。但是經過往返翻譯是達不到100％原意的，所以請讀者虛心（心齋）體會。六臟本是中醫名詞，清末民初，西醫傳入中國時中醫已式微，所以能毫無顧忌的山寨取用全部中醫名詞，更改義意再置入基礎西醫學、生理解剖學的中文翻譯本中，而這個翻譯本是全國十二年義務教育必修學科，國人這種從小培養的西化醫學名詞觀念已根深蒂固而從根本上排斥醫學名詞的中醫本義。作者在上一本書《針灸衛道去邪》已嚐試釐清中醫名詞，後經讀者反饋仍有模糊處，於是本書完全引用現代生理解剖學逆向翻譯中醫名詞，但是這個翻譯認知差距太大，也不知讀者能否完全明白，如不能瞭解清楚請留言作者，將在再版中解釋清楚。

第九章　道門丹道

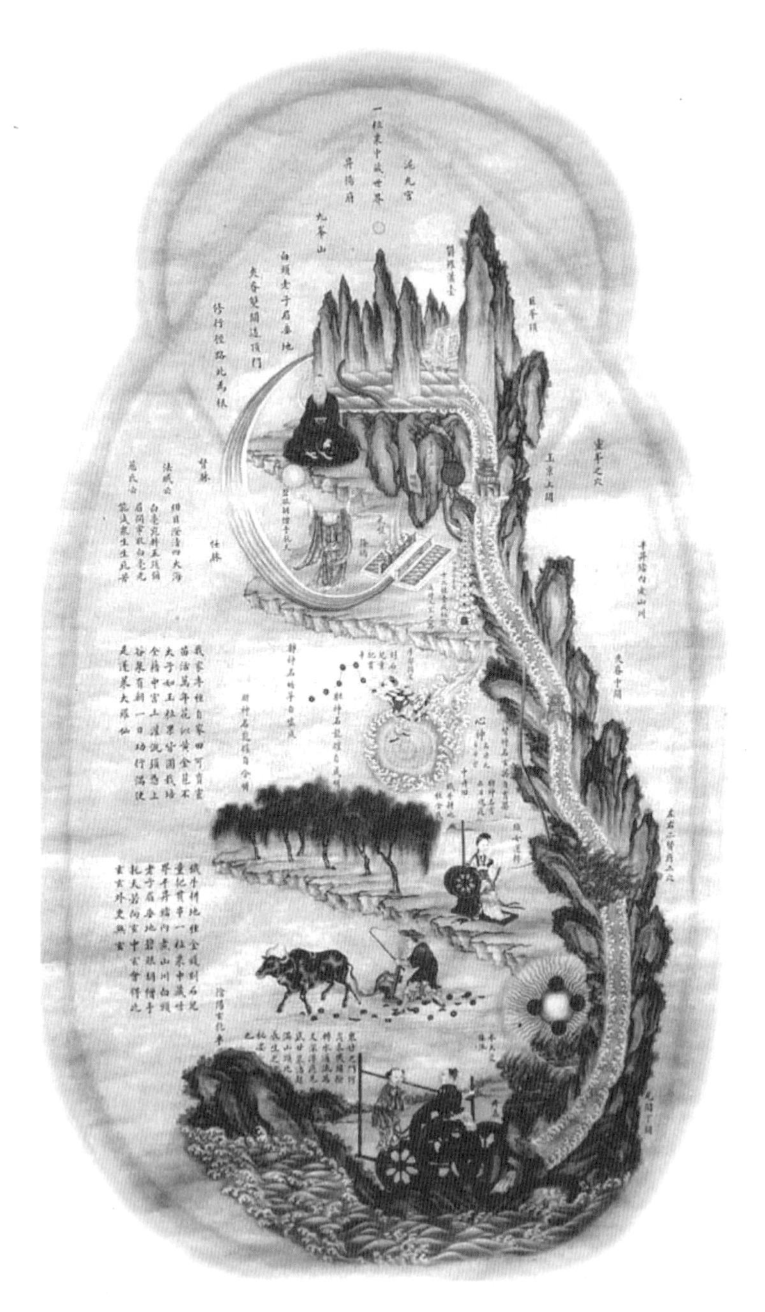

現在我們先看看人體的十二對腦神經，它們各有各的名稱以配合其功能，如嗅神經主嗅覺、視神經主視覺……其中第十對腦神經——迷走神經，是很奇怪的，像是謎一樣，它竟然參與管理一切胸腔、腹腔、就是上、中、下、三焦一切內臟器官的平滑肌運動、粘膜感覺、腺體分泌、就是內臟的一切功能與活動。這是怎麼回事？

這要從進化論說起，眾所周知，目前地球上以人類為最先進的進化體，但是人類與所有的動物、植物一樣，在數億年前均由單細胞生物進化而來。在進化的過程中，有一個環節叫做腔腸動物。它們是無腦但有神經系統的蟲類，例如蚯蚓、蠕蟲……。它們沒有求食的能力，只能生存於食物中，如泥土、朽木……沒有思想，僅憑反射求活。之後進化到有簡單趨食性小型腦的魚類，就可以生存於食物附近，而形成食物鏈，大魚吃小魚，小魚吃蝦，蝦吃蜉蝣生物……。可是它們不能像人類一樣，自攜食物，遨遊天下。十

話說回來，這種蚯蚓、蠕蟲，只憑本能生存的初級神經系統。在進化過程中卻被完全保留下來，事實上，它們可以稱之散佈於胸腹的第二個大腦，這也就是道門丹道先天狀態的大腦。它就是迷走神經系。

迷走神經主幹由咽喉兩側下行，並不粗大，但其末稍卻密密麻麻布滿胸腔、腹腔各臟器。在各個臟器中以小腸平展面積最大，所以聚集最多迷走神經纖維，所以在小腸的三維中心點，稱之為「丹田」（中醫生理丹田，請翻閱第十一章飲食11－7抗衰老之重要營養素之

退黑激素）。丹田是一個區域而不是一個穴位。所以如果一定要求證丹田到底是氣海或是石門、關元，是枉然的。

打坐練功時，感覺神經與運動神經泯滅，由迷走神經主事，這就叫做由後天態返回先天態。一直不為世人瞭解的先天態，其實很簡單。它就是迷走神經態、第二個大腦態，或是數億年前人類的早期進化態。

回返先天態（煉炁化神）的過程是這樣的：

當修練者以雙盤打坐架好骨架而能全身放鬆，必須以雙盤打坐，架好骨架，否則進入夢境態時，會倒下而驚醒，就需重來了。當思慮清空，滿腦子全是淺淺夢境時則開始百日築基，所謂淺淺夢境是碎夢，能在一分鐘內經歷前生今世，清醒後記不太清楚所夢事物，所謂山中方一日，世上已千年描述的正是它，打坐須「忘我」，一般人根本做不到忘我，只有在子、午最易打瞌睡之二時能快速進入「淺淺夢境」此時確是真正的完美的「忘我」。

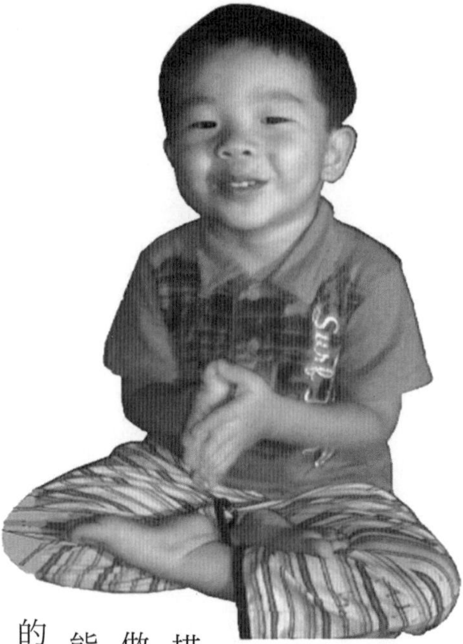

其實丹道是中國最古老的東西，也是最單純，最簡單的東西。它的所有功能、現象、氣機發動，都是全自動的。修煉者只要靜靜的坐著，全身放鬆任丹田（丹道的丹田）自然呼吸（以橫膈膜上下呼吸，而不動胸腔），順勢放頂（頭部發麻的感覺下傳），不論呼吸，都要放頂，吸氣時頭部的感覺隨所吸之氣下行，順勢放頂下傳，呼氣時全身放鬆氣息自出，這一放鬆則順勢放頂下傳。放頂路徑與小周天迷走神經（任脈）下傳路徑一樣，由眼球後、咽喉後、心臟、胃、降到小腹的三維中心處，再下放至坐下無限大之空間——丹田（丹道丹田），道門丹道丹田雖與中醫生理丹田是同一丹田，但它們的感知是有差異的，它在小腹下無限下及無限遠處，所以須繼續下行直至丹道之丹田。道門丹田是一個小若學生背包的小宇宙（小周天），大至無限大的大宇宙（大周天），所以不要管丹田不丹田，將全部的精、炁、氣機隨著放頂，源源不斷的向座下這個宇宙拋下。放心，下面是道門丹田，精與氣機是不會丟失的，百日築基後它們會填滿這個宇宙的，這就是道門「氣聚丹田」，也正是莊子云：真人呼吸以踵（腳跟，代表下極、遠極）的真義。放頂的感覺是全身發麻，剛開始時放頂是因呼吸轉換而斷續的，之後就能連成一片，一直放，全身一直發麻，這就叫做「開中脈」（就是不要去管脈不脈，全身像中空的老枯樹，上透天光，下通地底，而氣機在其中發酵）。此時不要去管放頂了（它自己會放頂），保持中脈開通狀態（全身發麻），身體像一矗立的中空枯樹，全體透空不知我是環境亦或環境是我，其他全部的感覺：得氣、小周天、大周天、化炁、化神、返虛，都是全自動發生的，不要以念頭催動，這叫做勿助勿忘。

請注意，此時心要溍滅，由相傳之官之肺代心行事，就是自動呼吸吐納，不要去管呼吸，就像睡著時它自己會呼吸，這就是伊尹放逐太甲，君主之官退位，由相傳之官以呼吸統領全身，而且須在子午練功，我們不需理會至陰、至陽、天道……只要理解子、午二時是一天之中最易睡著的二個時辰（請翻閱11－7之生長激素），最易跳脫打坐最大之難關之思慮紛雜，最能練精化炁、煉炁化神。

百日築基，感覺與運動神經泯滅透過迷走神經漸進的收集清心寡欲所累積的「精」，充實丹田，充實腦腎精。而丹田與五臟六腑一樣，都是腦部中樞透過感覺神經對末梢神經的「映像」而不是真實存在的，所以充實丹田就是充實腦腎之腎精。這是最好的補足腎精的方法。好了，對於健康的人，大約三個月，每天半小時的打坐練功，百日築基即將完成。初學者一般入坐五分鐘後，將進入淺淺夢境狀態，身體失去控制，東搖西晃好像要倒下，所以須雙盤入坐，架住身體。淺淺夢境態約十分鐘後將忽然清醒，此時頭腦極度清醒卻感覺不到身體（身死神活），此時如不以雙盤坐定，風一吹就倒，所以不要相信單盤可以入道，一般的小腿交叉地坐法就更不用說了。待到馬陰藏象（生殖器暫時廢用性萎縮，完全消失不見，這就是武俠小說癸花寶典，欲練此功必先自宮的原型）將開啟自動周天搬運——煉精化炁（提純之氣），周天搬運將丹田（腦腎）百日築基所積存的大量腎精由脊髓上升，就是督脈上升。上腦（腦腎）後，充填五臟六腑腦部中樞，其剩餘之精則與陰血交合由迷走神經下降，就是任脈下降。具體路徑由眼球後、咽喉後、心臟、胃、再降到丹田，轉化為炁（提純的氣）返還腦腎，腦腎與丹田是一體之二面。這個炁就是由腦腎貯存之腎精所化。炁翻譯成現代話語是生命力、精神。

請注意，除非已達煉炁化神境界，周天搬運、後升前降是感覺不到的，如果你能感覺得到，那是幻覺，請放鬆身體，散去專注之心（丹道必須散漫，不可專心）以去除幻覺，否則它將阻止丹道進程。

待腦腎丹田炁滿，仍是滿腦子全是淺淺夢境時將忽然啟動煉炁化神，此時將會忽然進入先天態，人將忽然極度清醒，全身失去控制，不自主震動，以及感覺不到身體的存在，自身像是處在虛無中金色的發光體，這就是感覺神經與運動神經泯滅，而迷走神經用事。此時腦中鷹鳴於天，金光轟然爆炸，丹田漩渦轉動，兩腎（泌尿腎）灼熱跳動，開啟自動呼吸，胸腹如風箱大動，而非氣息若有若無。旋即進入煉炁化神態。

百日築基就是透過迷走神經，漸進的收集陽氣，充滿丹田。而丹田與五臟六腑一樣，都是腦部中樞透過感覺神經對末梢神經的「映像」而不是真實存在的，所以充實丹田就是充實腦腎之腎精。這是最好的補足腎精的方法。但必須戒絕三件事：酗酒、熬夜、色情。酗酒將直接動搖神經系，熬夜則陰血不修復陽氣，這種本來就要氣滯的陽氣，如何能自動周天搬運，一舉衝破三關？色情的門道最深，將在篇末單獨提出解釋。

根骨上佳之人，百日築基完成時，陽氣直接充滿座下無遠弗屆之丹道丹田，可不經小周天之周天搬運，直接進入煉炁化神。道門丹道之煉炁化神修至化境時，佛家稱之三明六通，道教（非丹道，丹道如佛之坐禪，道教如眾僧之唸佛唱經）稱之千里眼、順風耳、心血來潮。老百姓俗稱超感官知覺、神通。翻譯成現代話語就是開啟多維空間。如有二人處在二維空間（平面），他們中間隔有一道牆，互相看不見對方，可是我們處在三維空間（立體），能輕鬆看透二人及一牆。三維空間加上時間是四維空間。道門煉炁化神是開啟五維空間，練至化境能感知時間之過去未來，空間之上下四方，是所謂得道登真，俯視蒼生。和佛家的三明六通是差不多的，可惜作者俗事纏身，練功不力，一直處在煉炁化神的初級階段而差之甚遠。

大小周天有什麼不同？

＊**小周天**：丹田在小腹迷走神末稍的三維中心向下延伸，約同學生背包大小的小宇宙），百日築基後氣機發動，我意識泯滅什麼都不管，則將發動自動周天搬運，氣機由督（脊髓）自動而上，由任（迷走神經）自動而下，漸漸的上與下連成一體，不再上下，任督二脈像水車緩緩轉動，慢慢的充實丹田以待大周天，這就是煉精化炁（提純的氣）。充實丹田不同等於手機充電，你根本不知充了多少？何時充滿？只有等大周天一發動時（鷲鳴於

天，腦中金光爆炸）才驀然而知，已充滿了。

***大周天**：大周天丹田在小腹向下無窮大、無窮遠之大宇宙，發動時，小周天之周天搬運已完全停止，我仍意識泯滅什麼都不管，身體如同國家撤軍警、撤邊防、撤憲法、撤一切封鎖限制，任氣機開大門、走大道。身體像空心老枯樹，巍然不動但內部空透，只有上下二極而無四方之前後左右。上極在小腹（中醫生理丹田），下極在小腹下無窮大無窮遠處（丹道丹田），這就是莊子云：真人呼吸以踵，表示極下、極遠。自己已融入空間，什麼都不是，什麼都沒有，這就是無火，叫做炁，叫做忘我。靜靜的等待煉炁化神之開啟五維空間。

這裏解釋一下丹田：

丹田是腹腔大團迷走神經末稍的三維中心點，以「氣」內視丹田與五臟六腑不同，它是一個沒有下限的大腔子，而且大小不定，小的時候體積如同一個學生的背包（小週天），大的時候像銀河系的漩渦星雲（大週天）。請記好，道門叫做丹田漩渦，是漩渦轉動，漩入丹田，透過迷走神經將補足的腎精漩吸入丹田（腦腎），待腦腎之腎精滿則開始周天搬運。周天搬運能煉精化炁（純化的氣），為之後的煉氣化神做好準備。待腦中鷹鳴於天（與耳鳴的聲音完全一樣，但比耳鳴高八度，強千倍，頭像要炸開），金光轟然爆炸，旋即開始煉炁化神。

古代多少道門宗師，都無法說清丹田，這倒不是故意藏私，而是無法用文字說清。禪宗：明心見性，不立文字。亦是此理。莊子云：真人呼吸以踵（腳跟）。就是形容丹田這個大腔子沒有下限。所以放頂必須再下傳，無論下傳多遠，都是氣聚丹田，不可只聚於小腹，因為那是幻覺。

對於亞健康態或是有慢性病（痰飲）之人，百日築基後，陽氣已超過正常標準，則身體自然回復健康，痰飲自動消失。對於病情較重（瘀血）之人，則開始氣衝病竈，在陽氣衝擊瘀血時將忍受一些痛楚，如肝硬化患者會產生強烈肝痛，作者愛飲酒，三十七歲入道之前氣衝病竈，肝痛的無法呼吸，歷時一月，疼痛愈來愈輕，終至完全不痛。胃炎患者會產生強烈胃痛，肺癌患者會產生強烈胸痛……。再繼續修煉三個月，則病竈一一被衝開，身體完成修復，總共六個月則將進入先天態。

至此，讀者應可體會出，針灸並不是一門神話的醫術，它只是道門丹道的一個分枝。對於絕大多數不懂打坐練功之病患，針灸以外力介入，強行推動經脈循行而氣衝病竈，此時病患亦將忍受一些痛楚，是所謂的針治反應。待病竈一一被衝開，則身體完成修復，這才是實質義意上的治癒。以針灸氣衝病竈亦需具備充沛的陽氣，否則不能有效，中醫治病首重固本培元、標本兼治即是此理，「本」就是提升陽氣，「標」就是用所提升的陽氣去氣衝病竈。它們的原理與道門丹道完全吻合，根本沒有任何神奇之處。

以上這短短的幾句話，足夠氣功大師著述百本鉅著，他們會告訴你以神率氣，就是用意念控制呼吸，用意念將氣的感覺向下導引，由會陰入督脈，再向上導引，以及每一天每一時沒完沒了的去體會身體反應及感覺。可是這裏面有一個大問題，意念、感覺一動，勢必將迷走神經主事之先天態，拉回到感覺、運動神經主事之後天態。

如此得到的氣感全是弱弱的幻覺，這也是許多大師讀破萬卷書，練功一輩子，仍在人云其云的原因，因為他自己從未進入過迷走神經之先天態。作者在此浪費了近十年，丹道毫無進展，後來放棄這些大師的著作，以師傳太極拳的基本功：吐納、定靜、放頂、含胸拔背、虛靈頂勁、沉肩墜肘、丹田漩渦、周身節節貫串……，用在打坐而一舉成功（本師只傳太極不傳丹道）。

當丹道進入先天態後，將很快的啟動煉氣化神的階段。這時就可以內視返聽見到前章所述，奇奇怪怪的腦部五臟六腑中樞，及道門丹道之丹田。但是我們以「氣」去看到的它們，並不在腦部中樞，而在胸、腹腔內的神經末稍，因為神經末稍的敏感度大大高於神經中樞。所以，以「氣」看到的五臟六腑，是腦部中樞對胸、腹迷走神經末稍的「映象」，這個「映象」正是中醫臟象學說：五臟六腑「奇奇怪怪」的繪圖形象（請翻閱第三章的圖片）。作者內視五臟六腑與「繪圖形象」類似但不完全相同，估計是古代醫書著者畫工不靈，或他們未能內視而聽轉述而來。煉炁化神無所不視，可以內視返聽亦可外視外聽，「外視」請翻閱第十一章「睡眠」。

道門丹道四大功法：行、住、坐、臥

行：太極拳、八卦掌……。

住：五禽戲、八段錦……。

坐：雙盤坐。

臥：右側臥。

所謂煉精化炁、煉炁化神、煉神返虛、聚虛合道。其中煉精化炁，行功、住功、坐功、臥功均可達到，但是煉炁化神、煉神返虛、聚虛合道非得坐功不可，因為煉炁化神時，思想、感覺完全停止，已無法顧住平衡，只有坐功以雙盤腿架住身軀不令倒下才可繼續練下去。長時間練坐功後，雙腿肌力必將弱化，脊柱必將彎曲（請觀察坐缸圓滿之肉身菩薩），這時必須以行功配合以強健腿肌，以住功配合以矯正脊柱。所以四大功法以行功第一，以住功第二，就是說欲習道門丹道必以行功、住功開始。太極拳功法上肢輕柔以配合入定，力量全在腿上，而八段錦以動搖脊骨為根基，即是此理，否則雖然已煉炁化神，但變成一個彎腰駝背、下肢萎縮之人，還不如不練。

丹道釋放的陽氣，再加上本身具備的陽氣，如此大量的陽氣，可將生命力達到超人的標準。武俠小說，男主角練功大成時都要承受真氣太多，經脈撐大的痛苦，其原型就在這裏。其實丹道進入先天態是很舒服的，一點也不痛苦。

當陽氣到達超人標準時，一切的亞健康態、退化病、老年病、癌、抑鬱症……全都將清除乾淨。

在練氣化神時，神經系統亦強化到達英雄的程度，這裏的神經系統，包括感覺神經、運動神經與自主神經系。

我們看慣了美國電影，英雄的形象都是大肌肉，大塊頭。其實不是這樣的。英雄是指神經系統強韌無比之人。失敗了，再努力。又失敗，又再努力，不成功，決不放棄，這就是英雄，很多英雄是瘦弱矮小的婦人。例如英阿戰爭中，英國首相柴契爾夫人。

大家都知道，肌肉衰弱之人手無縛雞之力，而神經系統衰弱是什麼？是神經過敏、多愁善感、擔心、害怕、激動、生氣、猶豫不決、失眠、急燥、胡思亂想，最終進入抑鬱症。這一大堆症狀，其源頭就只有一個——神經系統衰弱。

治療上不可逐症去治，否則好了這症，又壞了那症，永遠沒完沒了。

要無視症狀，直指源頭，就是強化神經系統。如何強化？

如果得到如同作者般的道門宗師教導丹道，那就全解決了。如果得不到，就以針灸治療，一樣輕鬆解決，其法如下：

1. 神經系統的功能（大腦皮質）在心經，其本質（自主神經中樞，全部大腦）在肝、腎經，針灸須心、肝、腎合治。

2.空腹入睡，白天工作傷腦、神經系，夜晚由陰血組織陽氣，以自主神經派送，集中血液循環方式修復之。所以必須空腹入睡，不使夜間消化系統運作，攫取大部分的血液循環，而令夜間修復的功能停擺。中醫術語叫做：人靜血歸肝。

3.俗話說，當你猶豫不決時，就去跑步吧。可知運動能強化神經系。

1＋2＋3＝治癒

腎最主要的功能是藏精，腎是陽氣的銀行，釋放腎精，則為陽氣，派送至全身，為全體臟器功能的貯備倉庫。回收則為不動之腎精。

腎生髓，這裏的髓專指脊髓、髓海。心是腦的功能（大腦皮質）。而腎是腦的實質。這個實質就是指全部大腦及其自主神經中樞，和其所運作的各內分泌腺直到細胞級別。腎所藏腎精的多與少，翻譯成現代話語就是自主神經的強與弱。

每個人的任脈（迷走神經系）與督脈（脊髓）都是不斷循行的，任督二脈都是通的。但是一般人是沿脊髓由上而下，派送腎精所化的陽氣，是支付、是消耗。而丹道周天搬運是逆行，如潮水滿溢，倒灌江河，是沿脊髓自下而上，是補足、是強健。

膀胱經代腎行事的功能，就是自主神經中樞（腦腎），透過脊髓這三十一對脊神經，向全身臟器釋放腎精而來的。翻譯成現代話語就是自主神經中樞向各臟器派發戰時動員令，將萎靡不振的臟器振奮起來。

以便秘為例，直接針足陽明胃經之天樞穴，立馬可將大腸蠕動起來，甚至在肚皮上都可見到大腸的蠕動，而立刻解除便秘之急。這種效果大腸俞卻做不到。如果天樞與大腸俞合用，則分散治療集中度，效果弱於單針天樞穴，強於單針大腸俞。

道門丹道，必須禁絕三件事：酗酒、熬夜、情色。現在單獨提出解釋情色礙道的原因：

無論男女，在達到情欲高潮時，都會感覺到全腹部酥麻，有一種不可抑制的歡愉振動感，這個感覺就在迷走神經中樞。它與丹道進入先天態的感覺雖不完全一樣，但相差不多。進入先天態的歡愉感能持續很長時間，但強度不如性歡愉，性歡愉雖強但快速消失，有時反令神經衰弱者沮喪。以中醫針灸眼光來看，二者均是腎精化為陽氣。丹道所化的陽氣將加入經脈循行，以強健整體的陽氣。情色卻需消耗陽氣以振奮生殖系統，為受孕鋪好溫床。所以中醫優生學重中之重，就在女性達到高潮受孕。高潮愈強烈，所消費的陽氣愈多，後代愈優秀。反之，女性性冷感（相學之體相，是克子之相，旺子相之女，是神經敏銳，快速高潮），或其夫神經衰弱之早洩，而無法達到性高潮，孕育的後代就是阿斗，少帥之類的人物了。試管嬰兒呢？目前長大成人之試管嬰兒人數太少，不能做全面分析，這裏不予置評。

中醫優生學在男性則重在節房事，以提高精液的量與質。受孕前至少要節慾十五天（月圓，月朔）。古時帝王三宮六院，夜夜春宵，龍種受孕前不可能節慾十五天，王朝後代遺傳規律，都是愈來愈糟，而十八歲青年男女第一次偷情不慎懷孕，生的小孩一般都是人上人，即是此理。

所謂的房事損耗腎精，就是腎精化為陽氣，以振奮生殖系統，用完就消耗了，與男性射精之精液不同。腎精化陽氣供給生殖系統的是一種能量，用完就消耗的是生命的能量。所以很多低等生物，受孕完畢則集體死亡，即是此理。精液本身只是一點蛋白質而已，但是它卻是腎精損耗與否的重要指標。我們測不出腎精的貯量，但是可由精液的損耗量，而得知腎精的貯備與損耗。過度手淫將傷及腎精，造成「腦腎」腎虧。此時服用動物生殖器去補腎，只有精神治療的未定療效，而無實質意義上的效果。

一般人只要不太過份，一星期二～三次性生活是沒什麼問題的。道門丹道卻須整整三個月巍巍道心，色心不動，則腎精滿。翻譯成現代話語，就是強化迷走神經系與自主神經系。這時自然馬陰藏相（生殖器暫時廢用性萎縮，藏入腹腔）。而迷走神經則處在蠢蠢欲動狀態（一種類似慾火的感覺但不是慾火，丹田一直蠢動但一直馬陰藏相）。這就是丹道進入先天態之前而做好的準備。為什麼三個月？記得嗎？傷筋動骨一百天。而改變身體結構、體質就是三個月。這時要非常小心，遠離聲色場所，待後天返先天，啟動周天搬運，迷走神經會忽然靜定，其蠢蠢欲動狀態立刻消失不見，而身體各項功能指標全都達到頂點，則智慧之門將同時開啟。

南柯一夢，是智慧之門的標準示例，原來蟻獸間的爭食爭權，以人類的智慧層次看來，根本不值一哂。而穿越智慧之門之入稱為真人，民間稱為「仙」。同樣的，人世間的爭權奪利、悲歡離合，在穿越智慧之門的真人的智慧層次看來，亦是不足一哂。

所謂煉精化氣、煉氣化神、煉神還虛、聚虛合道。

★煉精化氣：小周天能強化生命力，令陽氣達到超人程度。

★煉氣化神：大周天，強化神經系統，達到超人程度。此時強大的神經系統能捕捉到空間游離微弱的電波，直接在腦中形成識覺，這就是丹道之「神」。也是佛家所謂的三明六通。道教（非丹道）謂之千里眼、順風耳、心血來潮。也是時下所謂的特異功能。特異功能就只是如此，而不是瓶子出藥、盆子出蛇之類的魔術把戲。史上著名軍師，如春秋范蠡、西漢張子房、大唐徐茂公、袁天罡、三國諸葛亮、明劉伯溫……都是此類人物，能以「神」揣摩主子心意而已，並沒有什麼神跡大厲害，真正大本領是戰國李牧、漢周亞夫、唐李靖、南北朝劉裕、宋岳飛、明袁崇煥、清左宗棠、抗戰孫立人、韓戰彭德懷，他們不會天眼通、天耳通、他心通，但是他們有堅強的毅力，敏銳的洞查力與分析能力，以及快速的決斷力。他們從不揣摩主子心意討好主子，而以事實與主子爭辯，以實力破敵，但也易招主子忌恚。

煉精化氣與煉氣化神，是一體兩面的，就是說如果做好百日築基，自動進入先天態，則大、小周天將次第到來。如修煉武術內功，以識覺（感覺與運動神經）用事，盡小周天之武術功能，則須破滅虛空（放棄以往的習慣），才能以武入道，進入丹道之門。

★**煉神還虛**：就是穿越智慧之門，進入真人境界（成仙），而能看開一切、放下一切、看破一切。此時身如枯槁木製神像，不問、不聞、不理世事，不時性、命（身、心）分離，丹道術語叫做雲遊，現在話語叫做靈魂出體，此時元神活潑自在，反看自身有如一無關緊要之皮囊，這正是「臭皮囊」一詞的出處，也正是真正的超脫生死。世人常將人死尊稱為「飛昇」，原型即在於此。穿越智慧之門才是丹道追求的目標。

★**聚虛合道**：這是用來裝飾的話語，不需理會。

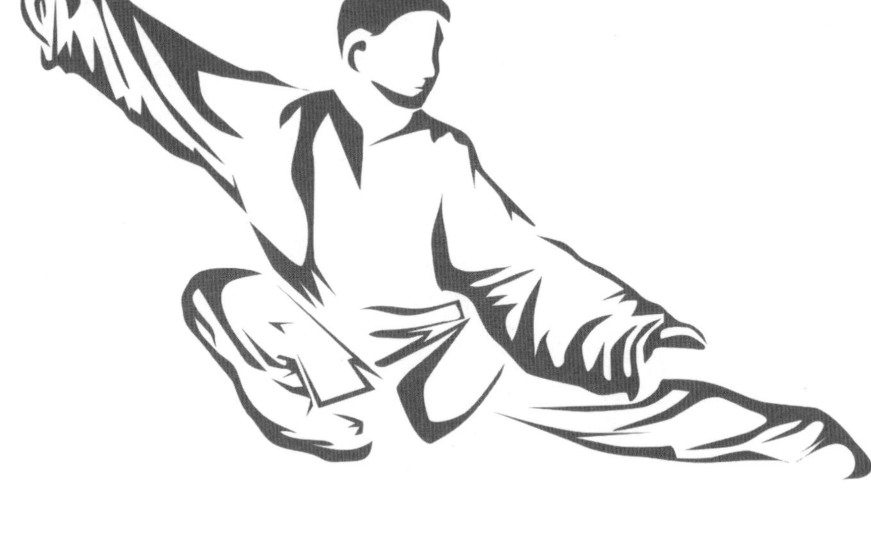

第十章　太極拳

莊子刻意篇：吹呴呼吸，吐故納新，熊經鳥申，為壽而已矣。這裏說的是道門導引術，除熊經、鳥申之外尚有猿行、鹿捷、虎勢，合稱道門五禽之戲，道門導引術正是太極拳的原型。

各種拳法都有它形成的原因，例如詠春拳是專為女子設計的靈動小巧快速之攻擊拳種，擊打木人樁以速度、寸勁為主。少林拳以北人個頭大，以金剛降魔、四平大馬、大開大闔，以一力降十會。螳螂拳是北方長拳之最，利用北人身高的優勢，手長、身長、腿長，靈動跳躍、衝擊敵人。洪拳是南方水陸碼頭舢板小船上的拳種，在多雨泥濘地滑或在搖晃的舟船上須求下盤穩固，護住平衡，攻擊以雙臂為主。北方長拳與南方洪拳比拼看誰贏？這就好像乒乓球選手與網球選手大比拼，無聊的緊，在平原上當然北方長拳勝，但在南方碼頭爭地盤需在舟艇上較量，這個保證北方長拳三秒鐘內就被洪拳掀翻到水裏了。

形意拳與八卦掌是最神奇的拳種。形意拳是訓練地下反抗組織的拳種，是秘密訓練不見長槍的長槍兵種，練成之後配上一支長槍可直接上戰場以淌泥步持槍衝殺。八卦掌是農民暗殺隊之訓練拳種，練成後配上二把鐮刀，在樹林中轉來轉去暗殺侵略者。武術與環境是密不可分的，例如我國海軍至寶之兩棲偵搜蛙人部隊如換裝成高原雪域裝備，在喜馬拉雅山上作戰，這仗也不用打了。時下國人追捧流行之擂臺戰，貶低中華武術。請問擂臺在那裏？不要只認識由外國人為自己量身定制的拳擊擂臺，請問我們中華武術自己的擂臺在那裏？請把擂臺放在小舟上，則下盤穩固的虎鶴雙型拳自是天下第一。把擂臺放在鬧市人潮中，則穿梭化勁的太極拳為第一。把擂臺放在密樹林中，不信泰拳能贏八卦掌。把擂臺放在對日抗戰喜峰口戰場則西北軍大刀隊之中華武術破鋒八刀將完敗全世界一切無限制博擊……。

太極拳源起於道門丹道性命雙修之命功中的導引術，修道之士經常將道觀建於少人煙的清靜處，這必須有一套功法防身以備不測，於是就在導引術中配上掤、捋、擠、按、采、挒、肘、靠八法，再將八法配上七星擊打之術，一套太極拳於焉完成。

七星是頭、肩、肘、手、胯、膝、足全身所能動用的攻擊部位，太極拳之拳只是武術名稱，非是攥起的拳頭，它與洪拳之拳，彈腿之腿不同，它是用整個身體打人的，所謂渾身是手（攻擊部位）手非手（手只是其中之一的攻擊點）。本拳三大絕招之一的上步七星，就是被敵人逼迫至單鞭下勢後，置之死地而後生的絕招，它上步身體像顆炮彈擲向敵人，左七星、右七星全身所能動用的十四個攻擊點全部出擊，碰到那，那打，見神殺神、見佛殺佛。

不過一般攻擊不須如此兇狠，當敵一拳擊來我轉身使敵拳擦身而過，則我另一手已貼敵身，此時如是一般較量則一個「捋」勁，使敵跌樸於我後方，如敵反應敏銳擊空則退，則我另一手一個「按」勁，以湧浪之勁助敵後退能輕易的掀飛敵人於我前方，見勝負則罷手，子曰：「君子無所爭，必也射乎，揖讓而升，下而飲，其爭也君子」。太極拳試手較量，完全一樣，其爭也君子。

如遇劫匪之類豺狼之人，則另一手一個肘錘以敵軟肋發勁，可要敵半條性命，這就叫做連消帶打，陰陽合一。陰陽合一是陰陽未分前之狀態，它的名字叫做太極，陰陽分則勝負已定，所以本拳名為太極拳。

道門丹道的太極拳：

道門丹道性命雙修，其中命功分行、住、坐、臥四大功法而以行功第一。

命功四大功法：

1.行功就是太極拳，在練拳架中入定，人在入定中，而拳架仍在無意識中進行，這就是拳架練至極純熟後之行拳於潛意識中。在拳架中，完全如同道門丹道之打坐入定，全身放鬆任丹田自然呼吸（以橫膈膜上下呼吸，而不動胸腔），順勢放頂（頭部的感覺下傳），不論呼吸，都要放頂，吸氣時頭部的感覺隨所吸之氣下行，順勢向下放頂下傳，呼氣時全身放鬆氣息自出，這一放鬆則順鬆勢放頂。放頂路徑與小周天迷走神經（任脈）下降一樣，由眼球後、咽喉後、心臟、胃、再降到小腹的三維中心處——生理丹田，與道門丹道一樣，它不聚生理丹田而繼續下行，一直到雙腿、雙足直至足下無遠弗屆的道門丹田。這就是莊子云：真人呼吸以踵（腳跟）的真義。放頂的感覺是全身發麻，剛開始時放頂因呼吸轉換而斷續，之後就能連成一片，一直放，全身一直發麻，這就叫做開中脈，此時不要去管放頂了，保持中脈開通狀態，其他全部的感覺：得氣，化炁，化神，全都不要去管，都將是全自動發生的，心神一去管，則樹欲靜而風不止，愈要靜則愈不靜。太極拳因姿勢關係，只能做到周天搬運，煉精化炁。若要制敵機先，以慢打快，則須煉炁化神，將上述基本功以雙盤打坐再予精進。武俠小說中全部的武功高手均須花大精力於打坐練氣，原因就在這裏。

2.住功就是八段錦，五禽戲，雙足定住不移動之功法，尤其八段錦是岳飛橫行天下百勝雄師之軍中體操，可知其強度絕不同於現代八段錦之軟綿綿。五大運動種類（心肺、肌肉、內臟、關節、綜合）八段錦完全包括，可以補太極拳之不足。

3.坐功就是打坐，又名盤坐，佛門稱為坐禪或跏趺坐，它雙腿盤起架住身軀，吐納入定。坐功能深層次入定，請注意，此時心（思想）要滑滅，由相傅之官「肺」代心行事，就是呼吸吐納，就是伊尹放逐太甲，君主之官退位，由相傅之官呼吸統領全身，而且在子午練功為好，不是迷信，子午是二個最頭昏想睡之時，此時最能使身體放鬆而忘我，最能練精化炁。

所謂煉精化炁、煉炁化神、煉神返虛、聚虛合道。其中煉精化炁，行功、住功、坐功、臥功均可達到，但是煉炁化神、煉神返虛、聚虛合道非得坐功不可，因為煉炁化神時，思想、感覺完全停止，已無法顧住平衡，只有坐功以雙盤腿架住身軀不令倒下才可繼續練下去。長時間練坐功後，雙腿肌力必將弱化，脊柱必將彎曲（請觀察坐缸圓滿之肉身菩薩），這時必須以行功配合以強健腿肌，以住功配合以矯正脊柱。所以四大功法以行功第一，以住功第二，就是說欲習道門丹道必以行功、住功開始。太極拳功法上肢輕柔以配合入定，力量全在腿上，而八段錦以動搖脊骨為根基，即是此理，否則雖然已煉炁化神，但變成一個彎腰駝背、下肢萎縮之人，還不如不練。

4.臥功是右側向下屈膝側臥吐納入定，不過一般尚未入定就睡著了，所以臥功為四大功法之末，但是臥功是治療失眠症無與倫比的強項，就是說以治療失眠症而論，地球上沒有任何一種醫療效果能及臥功之半。

印度正宗佛門坐禪也離不開護道功法，那就是瑜伽，在趺坐吐納之外，佛門瑜伽以靜功姿勢強壯全身肌力與平衡。道門丹道以太極拳動功姿態強化占全身50%的雙腿肌力與全身平衡。身體健康，平衡度良好則神經系統強健，只有神經系統強健，靈魂才能純淨可修煉。重度神經衰弱、抑鬱症之人，叫他如何能煉精化炁、煉炁化神，趺坐參禪？

佛道均重自修，修煉有成之後再外出渡有緣之人。所以道場均在人煙稀少之清靜處。想想看佛與道是多麼相似，一個源起於古印度，一個源起於古中國，各自獨立發展，最終走到相同之路。

而基督教、天主教不修命功，以理說服人，如要說服人必須給予實質快速的心靈慰藉。佛門「因果論」：五逆、誹謗之人必入地獄。道門「承負論」：一人作惡，自身及其後代子孫必受天地神明報應。而基督教只要真誠懺悔則惡行就極可能被神赦免，故能吸引大批量的信徒，所以它們的教堂均在市中心人流最旺之地。那一方更合理？請讀者自辨。

太極拳重心100%在一足，稱之為單重，如此才能靈活旋身化勁，亦能很好的訓練平衡。

五禽之戲的熊經、鳥申正是練習單重的不二法門，它們是太極拳最根本的基礎，熊經重心移向右足，全身向右轉。重心移向左足，全身向左轉，是練習單重、重心交替的不二法門。鳥申是一足單立，另一足向上卷，是練習單重平衡的不二法門。這與洪拳四平大馬所練習的平衡不一樣，太極拳是在山上實地上的平衡，而洪拳是在船上搖晃中的平衡。武俠電影洪熙官、方世玉不論任何地形都能戰勝對手，包括繩索上、竹竿上、水中圓木上、牌樓上、房頂、樹上……都能保持平衡，掀翻敵人，這是胡說八道。

五禽之戲其他三戲全在拳架中：

倒攆猴，倒走練猿行。

抱虎歸山，坐身於後腿有前撲之勢是為虎勢。

斜飛勢練一半即轉為雲手，是為鹿捷，捷就是速度快，斜飛勢所使用的勁種就是快速抽打的挒勁。

大極劍與太極刀都是道門行功入定的無上妙品，不要用表演用具像紙片般的刀劍，要用重量等同真刀劍的去鋒刀劍，重約一公斤半到二公斤，施展起來刀劍像小孩盪鞦韆般的盪過來、盪過去。以此動盪引發吐納，就能在動盪中入定。

當你看人練拳、劍、刀時動作愈來愈慢，幅度愈來愈小，一式只到一半就伸展不出去，而進入下一式，恭喜你，遇到大師了，這就是此大師正在以入定態行功。請查閱網上我師爺鄭曼青宗師的拳劍視頻，外行之人看不出名堂，只覺得拳架幅度過小，和楊澄甫大師大開大闔之拳架相比，差之太遠。內行之人一看就明白，這正是道門行功以拳入定，是真正的無上太極拳、劍。

武術的太極拳：

太極拳架每招每式都有名稱及使用法，如單鞭以右手五指雞啄之勢向後鈎開敵奔擊來之右拳，同時以左手奔擊敵之右肋，摟膝拗步以左手向左下後方化開敵擊來之右腿，以右手奔擊敵胸……。拳意上真正是如此，但如果認為能以拳架之招式與敵較量，那你就拜錯師了，武俠小說笑傲江湖，岳靈珊與令狐冲自小練的冲靈劍法只是師兄妹間的情感交流，以劍化為舞蹈而已，華麗、漂亮，但應敵時不甚有用。真正有用的是樸實無華、根本不好看的獨孤九劍。

同樣的，太極拳的拳架之招式只是將道門導引術略做更改，使其看起來像是武術而已，宗師下過心血改進，使之非常華麗、漂亮，卻根本不是用來打人的。

其真實用途在於：

1. 以肢體開闔引領吐納，吐納不在我意志之中，而是肢體開闔自然發生。
2. 以吐納引領行氣，行氣亦不在我意志之中，而在吐納之中氣機自然下行。

3.以行氣引領內勁，內勁亦不在我意志之中，而在行氣中自然累積。在性命雙修中則以行氣引領入定。

絕對不能用拳架上的招式與敵較量，雖然心中想的是大開大闔，堂堂對決，頗有大丈夫氣概，但後果是三秒鐘之內必如秦晉淝水之戰，你是前秦符堅那邊，大敗虧輸。這一點金庸先生也清楚，倚天屠龍記明教教主張無忌化身小侍童，張三豐真人在武當大殿當眾傳太極劍，徐徐演練一遍，問道：「記得多少了？」張無忌回道：「有一小半尚沒忘記。」張真人欣慰一笑：「也難為你了，再看一遍。」

眾人都莫明其妙，包括數位敵方的武學大宗師。而第二次演練的招式竟與第一次完全不同，張真人再問：「這次記得多少？」張無忌思考一會道：「全忘光了。」張真人：「可以上場試試了。」這就是劍意而不是劍招。

不要小看這篇文字，這篇文字是作者讀這麼多武俠小說唯一所見真正武術宗師級的大作，或將如同王宗岳太極拳論一般成為傳世經典。

太極拳拳架招式是用來練內勁與聽之以氣之聽勁的，完全與攻擊、防守無關。內勁是太極拳至寶，什麼是內勁？那可不是一陽指、神龍十八掌，蛤蟆功之類亂七八糟的東西。而是九陽神功的原型，九為大數，九陽是純陽，九陽正是道門丹道煉精化炁之炁，炁是無火，無火之陽正是純陽，九陽神功是道門丹道的第一層功法。但丹道與太極拳二者用法不同，道門丹道以之做為練炁化神的根本，武術與太極拳直接用做內勁。武俠小說中張無炁身具九陽神功卻不懂武學，可是別人使的稀鬆平常招式，一經張無忌套用卻能化腐朽為神奇，令人大開眼界。太極拳與之完全相同，只要內勁在身，擊敗敵手，何需招式？小說中的九陽神功無論在練法上，應用上都與太極內勁絲絲入扣，可知金庸先生對太極拳理解深闢。

簡單的說，內勁上身之人，身體像一鋁鑄沒有關節的金屬人，身體七星十四個攻擊部位，任何一部位輕輕接觸敵人，於敵做出反應之前，我足一踏地，蹬地之勁力直接由接觸點進入敵之體內，敵立馬被拔根（喪失平衡）、被發、被擊而出。這就是十三勢論所述：「其根在腳，發於腿，主宰於腰，形於手指。」由腳而腿而腰，總須完整一氣也。事實上，我之七星接觸敵人發勁時並不是鎖死我的關節，而是全身放鬆狀態下忽然腿向下伸，臂向前伸，整個身體伸長、伸高，正好能抵消受敵勁時的壓低與收縮，旁人看來就像完全不動，忽然就掀飛敵人。這些動作都是平常練出成條件反射而不經大腦的本能反應，如果待我三思而後行，可就來不及了。

無內勁之人全身關節一軟一屈一縮，不能完整一氣，而給予敵半秒緩衝時間，使敵一發生感應，內勁就無法發出。所以我師父吳國忠宗師經常說：「太極拳是用來打人的。打動態之人、動物，而不是用來打靜態之木板、沙袋、磚、石的。」

功夫巨星李小龍以詠春寸勁、打的眾多武師防不勝防，叫苦連天，而太極發勁是無距離之觸勁，所以只要我之七星部位輕輕觸到敵身，敵根本無法防備，則勝負已判，這就是楊露禪宗師在京師藏龍臥虎之地，能以太極拳搏得「楊無敵」尊稱之根本原因。

太極拳與敵較量，非常簡單，就只是內勁合八法，八法是掤、捋、擠、按、采、挒、肘、靠。但是如果內勁不上身，八萬法也沒用，所以我們習慣在八法後加一勁字：掤勁、捋勁、擠勁、按勁、采勁、挒勁、肘勁、靠勁。請記好，身體放鬆一分則內勁增長一分，內勁不是大力氣，而是肌肉收縮的百分率，一般人不能放鬆，肌肉本來就收縮60％，這叫做「僵」，發勁時肌肉收縮率達到100％，為這個發勁，肌肉只多收縮了40％，擊打力不夠。而完全放鬆時肌肉收縮率為0％，發勁時忽然肌肉收縮率達到100％，這個大反差就能最大限度提升擊打力，這就是內勁。太極拳是觸身勁，與擊打勁不同，擊打勁經由打擊距離加速度，身體僵硬照樣能打出勁力。而觸身勁沒有加速度的打擊距離，所以必需由瞬間極松到極緊之勁力反差突入敵之體內。

為什麼說太極拳是震爍古今的絕學？原因就是它太簡單了，換句話說，就是返樸歸真。和針灸一樣，簡單才能振爍古今。當下眾多偽太極大師以一根手指就能把自己徒弟打飛到喜瑪拉雅山，我們只談道理，不談搞笑表演。這就不用多說了。

二虎相鬥，必以本能反應，身軀豎立，雙爪互博，張口互咬。

二牛相鬥，必以本能反應，低頭以犄角互觝。

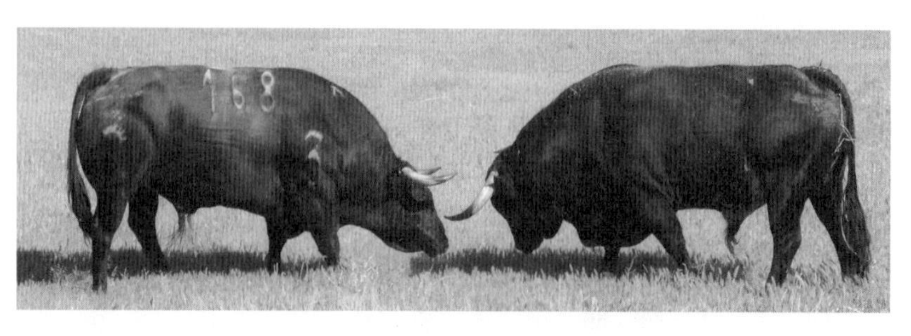

二雞相鬥，必以本能反應，雙翅互擊，以喙相啄，以爪互扯。

而人類相搏之本能反應是什麼？那就是太極八法。

記得幼時與同學打架否？

先是互相接近雙臂在前護衛，這是「掤」。

再以肩互撞，互問：你想怎樣？這是「靠」。

再雙手互推，互罵粗口，這是「按」。

之後互抱互頂，這是「擠」。

然後一人忽然旋身，兩人均跌，但旋身者壓在上方、這是「捋」及「采」。

最後上方者以拳擊打下方的頭，這是「挒」，再用「肘」頂他背，直到下方求饒。

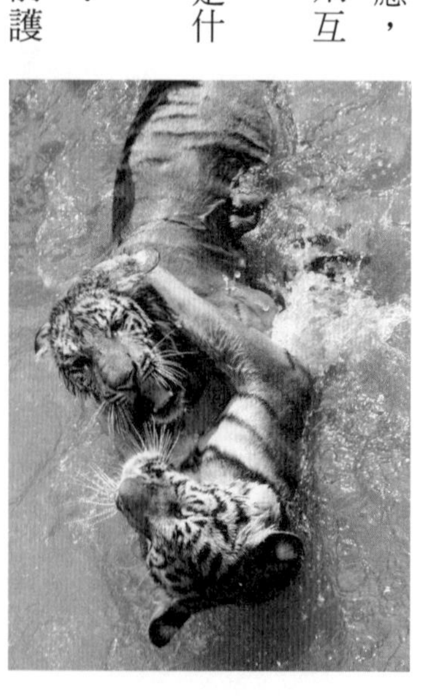

傳說武當山張三豐真人見蛇鶴相鬥而悟出太極拳，那只是後世美化

故事而已，根本原因是見小兒打架而悟出人類搏擊攻防之本能反應而小兒正是道門最為推崇的純陽之體。當然，武當張真人傳下的太極拳，攻防自然不會像小兒打架那麼難看，現在我們來看一看經過昇華的人類搏擊攻防之本能反應——「太極八法」。

太極八法：

1. 掤：掤是太級八法的基礎，其他七法都建立在掤之上，它主要用法是以雙臂護身，最重要的是掤住敵勁，保持小臂與身體距離，當雙小臂一接觸敵之勁力，立刻以捋轉化、以按發放、以挒擊打、以采牽拉……而不使敵勁壓實我小臂壓在我身上，否則我將立馬被擊飛。武俠小說中刀槍不入的護身罡氣之原型就是太極八法的掤勁。

2. 捋：捋是太極拳標誌性動作，無捋不成太極。高手過招經常都是一個捋就結束。捋分身捋與臂捋。

(1)身捋——敵拳向我胸口奔擊而來，我不躲不閃，當敵拳將觸及我胸口時，我身一轉身使敵拳擦胸而過，此時我另手已觸及敵軟肋，一個發勁立馬結束戰鬥。所謂不招不架只是一下，犯了招架就有十下，指的就是太極八法之身捋。

(2)臂捋——當敵太強太快，或我沒把握能身捋成功時，身捋同時前臂上搭敵臂，向外向後捋去，此時須向外發勁，向後放鬆。敵拳由我身側向後奔去，我另一手照樣觸及敵肋結束戰鬥。此時最易發生的錯誤是臂捋不向外發勁，則敵拳照樣擊中我胸口之側，敵來拳是很強的。李小龍那一拳打來必須向外發勁，鬆垮垮的格架是沒用的，一樣被打，當作者年少學太極拳時，我師父，宗師吳國忠先生天天在耳邊叨念：「捋人不要往自己身上捋啊。」

3.擠：太極八法之正四法：掤、捋、擠、按。

掤、捋是本拳最基本的標誌性招法，是無可替代的，而擠卻排第三位，可知其重要性。掤、捋、挒、采這四個勁都有些在玩文字遊戲，但擠不是玩文字遊戲，擠真的是擠，擠上公車是為了占位，占立足之地。我擠你是把你從位置上擠走。這個占位，是所有攻擊拳種的重中之重，擂臺上二位對抗者跳來跳去，跑來跑去，幹什麼？就是為了能占到出擊的好位置。

擠，就是不讓你占到攻擊位置，把你擠開，使你攻擊與防守都礙手礙腳施展不開。武俠小說倚天屠龍記明教之鎮教神功——乾坤大挪移的原型就是太極八法的擠勁，張無忌東引一下，西牽一下，將敵人整治的如同醉酒，東倒西歪，甚至還自己人誤打自己人，這是「擠」極高層次的發揮。把你擠開，我占攻擊位，此時你早輸了，可是六大門派圍攻光明頂，張無忌須化干戈為玉帛，不可大開殺戒，於是就擠來擠去，把敵人擠的暈頭轉向，占不到位，積蓄一身之勁，憋了一肚子悶氣，就是攻擊不出，真想狂呼大吼，卻是一點辦法也沒有。

4.按：按，較容易理解，就是占到位置，掌握時機，當敵攻擊被我捋化欲抽身後退時，彼一動，我先動，不是要求快過敵手，而是順敵之勢，接勁如湧浪（自下向上捲），拔其根（平衡），助其後退，此時敵必後飛丈外，我則趁敵力求平衡，無法他顧而得機得勢，追上攻擊，一秒內結束戰鬥。

5.采：采，是捋的延申，如敵身手過高，捋不到位，此時有二法：當敵抽身後退，我按。或在敵尚未抽身，我向後下采，使其跌撲於我後。

6.挒：挒是一大課題，在推手大捋中，挒是前臂打臉，真正的用法呢？挒，是太極拳中不按牌理出牌的招法：拳打、腳踢、手刀、膝頂、指戳、頭肘擊臉、膝擊下陰、過肩摔……反正不合太極拳理的，全部都是「挒」。上步七星，左右七星攻擊就是十四個挒，誰說太極拳不能拳打腳踢，這全是「挒」。

7.肘與靠較為簡單，亦兇險，敵拳奔擊而來，我轉身化勁，另一臂已貼敵身，這就是肘，一肘下去就玩完了。退休的老員警告訴我們，抗擊歹徒，你身體上最有力的部位就是肘，不是拳。

8.如肘被格去，已不得機、不得勢，其時身已與敵相貼近，就用身「靠」，這時比的是誰的內勁練的好，以「靠」拔根，再用「肘」、「按」、「挒」一股腦的轟擊過去。

曹操問關公：「為何你馬這麼瘦？」關公說：「賤軀太沉，累死馬兒。」曹操這惜英雄之主，就送上了二戰德軍虎式戰車，就是呂布的赤兔馬。碰上關公身高二百一十公分、體重一百二十公斤，沒有脂肪堆積，是天生神力，又有赤兔馬，遇到這種敵手為了避免被反靠擊飛，不可以「靠」。只能在掤、捋、擠、按中贏他，如贏不了，就君子上而升，下而飲，其爭也君子。認輸。

武學至理名言：「天下武功，無堅不摧（沒有堅強到不能被摧破之武功），唯快不破（只有速度快才不能被摧破）。」但是太極拳專門摧破其快。看它慢慢的練，如何能破人之快？這就遷涉到聽勁，以聽勁達到彼一動我先動的實力，就能達到楊無敵宗師之境界，破去「唯快不破」才能無敵於天下。

莊子心齋：「無聽之以耳，而聽之以心（用感覺去體會），無聽之以心，而聽之以氣。耳止於聽，心止於符（只符合主觀的一己私見，反而無視客觀的自然規律），氣也者，虛而待物者也（放空心思，去體會萬物，不以主觀的一已私見去感覺事物，判定事物，任敵來打我，順敵之擊打而化勁，同時反擊）。就是說，不要只用耳聽，而用心去體會，最後連心都不用了，用氣去感應，這就是太極聽勁。

太極聽勁絕不是要去打人，而是被人打時順人之勁，把敵人丟飛。

聽勁分為接觸聽及感應聽二種：

1.「接觸聽」就是武學顛峰的聽勁，武俠小說叫做如來神掌，攥起的拳頭勝過掌，掌有何用？掌是輕觸、是感應內勁的來源，是破敵平衡之拔根，是以湧浪之勁掀飛敵之按勁，先以掌輕觸，感應你勁力走向，〇．一秒感應到了，就連化帶發，連消帶打，拳打腳踢……。掤捋擠按，太極四正大法全在掌，掌是人類攻防之本能，以掌進入擠，占住攻擊位，簡單的說，就如同秦趙長平之戰，大秦先以掤、捋、擠、按，黏住你這強趙，再圍住你。之後就是可怕的捌，拳打腳踢，連欺帶騙，全殲趙軍……。肢體接觸察覺敵勁的走向，化去敵勁，順勢發勁，立馬結束戰鬥，這個很強大，但比之楊無敵差之甚遠，因為八大門派武學之峰頂，都會這種聽勁，如要在京師臥虎藏龍之所在能無敵於天下，必有絕學，就是感應聽。

2.「感應聽」就是莊子心齋之「聽之以氣」，楊露禪十八年內三下陳家溝，就是為了練「聽之以氣」，怎麼聽？很簡單，先練好「煉精化炁」以鬆以柔練出內勁，再天天與師兄弟試手，自然眼界日高，眼界就是聽之以氣的入門。真正聽之以氣之大成，是在煉炁化神階段，以強大的精神感應力量，罩看住敵之全身動態。煉炁化神須在丹道坐功中煉出。天下武功，只有太極拳是以零距離的「觸勁」發勁，無跡可循，其他一切武功，包括李小龍的葉問師父所傳，詠春寸勁，在啟動時，都有那麼一丁點可循之跡，例如敵將發拳，眼神如針刺，就是電影精武門，李小龍去日本武道場踢館的那種眼神。

如果敵欲飛踢，身形必先微顫，仔細看看東北那批笑星，猛一後翻身之前的些微晃動……，前一章道門丹道說過，練至煉炁化神階段時，強大的神經系統可以捕捉空間的微弱電波，可以在腦中直接形成識覺，這就叫做天眼通、天耳通、他心通，對，就是這個他心通，配合上我持之以恆試手所練出之眼界，就是太極拳的感應聽，亦是《莊子·心齋》所論述的聽之以氣，憑此可清楚「聽」出敵將如何打擊我、以及將打擊我何部位，如敵右胸臂一顫，憑全神貫注之「聽」，敵不動我不動，敵一顫尚未動我則先動，不是我要更快的去打敵，而是我已逆來順受，開始配合接受敵將至之打擊，身已開始向右轉，右臂開始上抬，待敵拳到來時，我已完成轉身化勁，咬住來拳，左手已輕觸敵之右肋，如發勁，則敵肋受傷，結束戰鬥。如不發勁，是子曰：「揖讓而升，下而飲，其爭也君子。」太極高手試手，水準很高，觸碰一下就知高低，大家都懂。不需要性命相博，以傷和氣。如以性命相博，其結果亦是一樣，該輸一樣輸，該贏一樣贏。這就是太極拳之感應聽勁。

這個精準感應就是以道門行功之太極拳架配合道門丹道之打坐，練至煉炁化神階段的聽之以氣之聽勁。

這才是內功，是先天真氣，是六合一炁神功，是是九陽神功的升級版……太極拳以「聽」破快，你再快也沒用，因為我先一步「聽」到了。全部的武俠小說男主角都一定要打坐練內功，練成內功可以一掌把敵人震的粉身碎骨，這是武俠小說最大的錯誤，真正的內功不是一掌打死牛，而是練至煉炁化神階段，以「聽」以「靈」，破去唯快不破的武學至理名言，才能無敵於天下。

這完全如同二次世界大戰，日本海軍集結全力，以全部的航母戰鬥群進攻實力完全不匹配的美軍中途島，美軍以新式雷達「聽」見日本動向，以「聽」迎戰，中途島海戰幾乎殲滅了那支耀武揚威、專門偷襲，當年全殲大清北洋水師的日本聯合艦隊。

現在讀者應該明白為什麼楊露禪要三下陳家溝，四十多歲才畢業，而一畢業就能無敵於京師？原因就在煉炁化神。如未能達到煉炁化神境界，太極拳只是被捏的軟柿子，請勿與人比試，否則保證你數秒之內被打扒在地，只給太極拳丟臉而已。

請看楊露禪傳世照片之精神比之楊健侯、楊班侯、楊承甫那是強太多了，能在照片上看出煉炁化神的風采。

令人傷感的是楊式太極拳如此天下第一，卻少有宗師能活過八十歲，為什麼？太極拳不好嗎？不是的，自楊無敵開始，楊式太極以打贏為唯一目標，擂臺戰是要付出損壽代價的，自古擂臺角鬥士無人能活過天年。那個楊班侯更誇張，試手不贏，為了怕第二天正式比賽輸了給楊家丟臉，於是上吊。這根本遠離武當張三豐真人拳經注述：「願天下英雄豪傑，延年益壽，不徒作技藝之末也。」

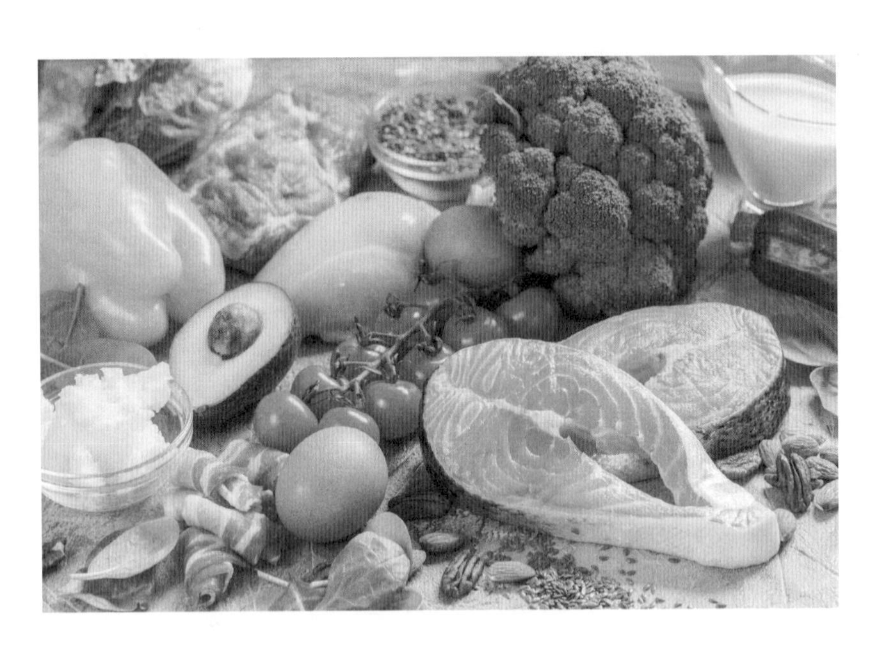

第十一章　飲食

再一次提醒讀者，脾生血、統血，血是陰血，是修復陽氣的根本，是維護生命的供應中心，是副交感神經的強旺（陽氣是交感神經）。而不只是血液、血壓、血球之血。

11－1 脾生血統血之現代話語——飲食

養生最重要的三點：飲食、運動、睡眠

莊子云：「吹呴呼吸，吐故納新，熊經鳥申，為壽而已矣。」就只是這樣？就是打坐、靜心、練功而已，靜心練功則睡眠自然沒問題，這就是莊子養生的全部。但是飲食呢？莊子為何不提飲食？因為那時沒有白米、白麵、糖菓、可口可樂、速食麵、蛋糕、麵包、甜點、老乾媽、康師父……。

食物從來不缺營養，沒有工業精製食品，地力充足，土地滿滿的營養元素，溪河湖池塘中滿滿的魚蝦，隨便釣都不會空手而歸，一切食物都是富含營養的天然食品。酒只是四至五度之天然釀，李白一飲三百杯就是此酒，武松十八碗過景陽崗飲的酒是中國酒精含量最高之發酵酒，十五度（蒸餾酒「白酒」是元朝以後才傳入中國的）。所以莊子時代只要吃飽了就不缺營養，可是現代工業化食品已不是莊子時代春秋戰國之自然食品，太多人因口感或無知在此損害建康。

提到飲食，各種資訊、學說紛沓而來。有學者說吃素好，又有專家說吃素不好。有人說飯前喝湯好，有人說飯後不可吃水果……這些亂七八糟的資訊，令人無法適從。

其實我們不須理會這些怪專家的理論，只要返本歸元，從人類進化的這一路線索中，自

可拼湊出人類最好的飲食方式。

自億萬年前有人類開始，直到五千年前農業文明普及為止，人類的生活基本是一樣的，所食用的物種來源，不外乎採集、狩獵、捕魚。而以採集為主，因為當時大自然有取之不盡的應時蔬果、根、莖、種子、堅果……。而狩獵、捕魚，卻因工具的限制，以木棍、石塊為武器，上山打猛虎，下海擒蛟龍，肯定不行。連獵隻兔子，恐怕也是要大耗心力的

所以我們不要認為狩獵時代的原始人專門吃肉，原始人食用的動物性食物與植物性食物能達到健康飲食之三比七就已經很不錯了。

但是這七成採集植物類食物，可是範圍廣大，物種多樣。保證原始人不缺任何營養素。要知道營養包括一百多種成分，這一百多種人體必需營養素，有些人體能製造，但大部分不能自製，必須由飲食獲取，只有雜食為食物主力的原始人，因食物多樣化，可由飲食獲得全部的營養素。

咦？這樣說來，原始人壽命豈不是要超過百歲？

不是的，原始人平均壽命只有三十~四十歲。不過請注意，這主要是被嬰兒的高死亡率拉下平均數字的。

在六千年前的王灣遺趾，考古發現共有七十六座墓葬，其中竟有四十七座是嬰兒墓葬，這主要是居住環境不良，而嬰兒對氣候變遷，及傳染病的耐受度均大大低於成年人。而以科

學分析全體骨殖的死亡年齡，他們平均壽命是三十～四十歲。請讀者想一想，算一算另外那二十九座成年人墓主的平均壽命是多少？我們以均壽三十五歲來算：35×76÷29＝91.72。

所以如果不以嬰兒死亡率加入平均值，則石器時代的原始人的壽命一點也不低。白髮蒼蒼，老態龍鍾的族長、祭師，比比皆是。《黃帝內經》：「善於保養之人，得盡天年，過百歲乃去。」天年（器官自然衰竭的年齡）是超過一百歲，一般人活到七、八十歲也沒什麼問題。

直到五千年前，農業社會開始以後，人類的食物由採集之多樣性一下子變成單一性的穀物。肉類食品源於自家養的豬與雞，靠些剩飯剩菜是養不了多少的，肉類供應也無法達到30%的水準。

五言敘事詩〈木蘭詩〉：「阿姊聞妹來，當戶理紅妝，小弟聞姊來，磨刀霍霍向豬羊。」可知普通人家只是在喜慶時食肉的。不良飲食將造成免疫力大為降低，高糖穀類的飲食習慣，亦造成一大堆糖尿病、高膽固醇、冠心病……，增加了死亡率。再加上農村化，人口聚集，傳染病不易控制，而使平均壽命一下子降到十八歲。一九一八年西班牙大流感死亡超過五千萬人，就是因為發生在第一次世界大戰結束時，人們被蹂躪的面黃肌瘦、營養不良、免疫力大降才造成的。

觀察人類的牙齒，三分像肉食的虎，七分像草食的牛。觀察消化道的長度，牛需長些以充份消化吸收植物性食物。總長是驅幹的十二倍，虎是三倍，人是八倍。所以如果餵牛食肉，則消化道太長，食物將腐爛在消化道中，而將耗竭全體免疫力。瘋牛病就是將人不吃之牛內臟磨碎再餵牛而產生的。而喂虎食草，則消化道太短，無法吸收到足夠之營養，將瘦餓而亡。

好了，依據以上各數據，消化道長度是驅幹八倍的人類，最佳飲食應制定為三份動物蛋白，包括魚、肉、奶、蛋……。七份植物類食物，包括蔬菜、水果、堅果、種子、根、莖、果實……，其中堅果，如核桃、杏仁之類，易於貯存，是寒帶人類過冬不可或缺的食物。

現在的穀類食物都已精製成白米、白麵，幾乎已損失所有的人體必需營養成分。剩下的只是衝擊血糖，製造糖尿病、肥胖、膽固醇、打擊新陳代謝的澱粉質。所以最好少吃，因為白米、白麵是連細菌都不願吃的食物，所以不易腐敗，易於貯存。但是它是國家戰備儲糧，所以不可完全拋棄，但須配上全穀、全麥做一緩衝。

做為主食的根莖類、全穀類食物，如馬鈴薯、地瓜、山藥、玉米、小米、蕎麥、燕麥、藜麥、奇亞籽、亞麻籽……，已經含有人類所需的一切醣類。一般不用再去吃精米、白麵自找麻煩，除非你是運動員，或是農夫，需要大量熱能，還是少吃為妙，因為稻米類穀類食物是給有嗉囊之禽鳥吃的，由嗉囊中的細砂石磨去外殼，它本來就不是人類億萬年進化的主食。在打穀工具發明前，人類是沒能力將一粒粒稻米剝殼來吃的。

這裏作者特別要提出討論小米加步槍的那個小米，小米古稱稷、粟、或粱。四千多年前黃帝之玄孫，周朝之始祖「棄」，教民種植，為堯、舜時期之農師官，被尊稱為后稷，后稷之稷正是小米之古稱「稷」。

世界各大洲都有獨特的主食，歐洲、中亞是麥，北美洲是玉米，南美洲是木薯、馬鈴薯，百越是稻，而中國就是稷，五千多年來中國以之為主食，人體四十六條基因已經變動了一條適合小米的基因，所以人體與小米不會產生任何刺激、過敏、排斥。所以在年老、重病、孕婦……之嘔噁，食入即吐的情況下，唯一一種主食食入不會產生任何不適，就是小米。中國黃河流域及其北方，產後婦女進補就是簡單的小米加雞蛋。小米能安靜消化道，安撫新陳代謝，並以豐富的Ｂ群維生素安撫神經系統，所以食用小米亦是對抗失眠不二之選。

前面我們提到北極愛斯基摩人，改變飲食，主食只吃單一物種「魚」，以死亡做篩選，最後終於適應了單一食物「魚」，這亦是有一條基因改變，適合了魚的基因，不過這個適應至少需四代人的篩選，可能更多代。以基因變動適應主食是需要漫長時間、多世代遺傳的，至於副食則不需變動基因，因為副食是多樣性的，一種吃了不適就換一種，沒人會以死亡做篩選去適應它。至於轉基因作物，為什麼有這麼多群體反對、抗爭？就是因為人體基因也將變動，以配合人工植入的轉基因食材，數十年之內沒事，但是數代子孫之後卻有些不可預測之狀況。不過作者相信轉基因技術是安全的，因為我們並不是只吃轉基因食物，而是混合各種食物一起食用，能夠最小化轉基因食物的影響。

以體質種源研判，人類是屬於雜食性動物，可是部分人因信仰宗教原因而素食。素食者除了要注意上述的根、莖、葉、種子、果實、堅果……多樣性的食物外，亦不可缺少植物性蛋白質，如豆類食材。並且要保護好消化道，如不夜食、不過飽、不飲冰……以強化消化吸收功能，而得以在植物性食材中獲取全部的維生營養素，尤其是蛋白質。

至於紅肉、白肉、魚類，那一種較好？對於天天大魚大肉之人來說，魚好於白肉，白肉好於紅肉。對於每餐食用三成動物蛋白質之人，食材要求是多樣性的，魚、肉、奶、蛋、乳酪統統顧到。而紅肉、白肉一以鐵質取勝，一以低膽固醇取勝，沒什麼好不好，都需顧到。

11－2 道門丹道，過午不食

飲食（脾生血、統血）－早上吃的飽，中午吃的好，晚上吃的少。做到極致就是道門的過午不食。生理時鐘是以二十四小時為一循環。飲食、運動、睡眠，每天都應當在同一時間做同樣的適當程式。過午不食，這個由道門丹道驗證數千年無誤的飲食方式，至第二天早餐使你每天斷食十九小時，使胰臟休息不再分沁胰島素（不使征糧入倉稟，化為庫存脂肪），而令燃燒脂肪的激素運作（糧出倉稟，發放與百姓），順便把「黑煙、廢物」（脂肪肝、大肚腩、老年癡呆腦澱粉樣蛋白質、甲狀腺增生、脂肪瘤、卵巢多囊腫、子宮肌瘤、壞的膽固醇、三酸甘油脂、阻塞血管的斑塊、血糖、尿酸……）一齊燒光，化為動力，這就是治以上這些疾病必須空腹入睡的理由。道門丹道過午不食比現在流行的斷食療法強太多了。因為它嚴格遵循生理時鐘而斷食療法會擾動生理時鐘。

過午不食是抗衰老重要而有效的方法，所以我們在此單獨提出解釋：

控制卡路里攝入量是為全世界所承認的延長生命方法，研究人員以動物分二組做實驗，第一組各種食物，不管好吃不好吃，營養不營養統統都有，且二十四小時全天供應。第二組一天只一餐吃到飽，低卡路的配置營養食物，結果第二組的壽命是第一組的二倍，體重是一半。這正是時下流行的斷食減肥法，也正是道門丹道的過午不食。

以熱量計算，身體存一千七百卡葡萄糖熱量卻存十萬卡以上的脂肪熱量（普通胖瘦之人），我們一般 07:00 早餐，至 12:00 就會感到飢餓，所以正常消化時間是五個小時，之後如不吃任何東西則開始動用那一千七百卡葡萄糖熱量，再五個小時，一千七百卡葡萄糖熱量用完了就開始燃燒脂肪。脂肪與脂肪酸可以用左旋肉堿（請翻閱篇末，三足鼎立之能量系）載入細胞中腺粒體燃燒發電，可是無法進入腦屏障，所以必須再分解為酮體，酮體可直接進入腺粒體內膜及腦屏障，大腦有60％脂肪，以酮體為能量（頭腦清淅）完全不同於以糖為能量（頭腦昏沉）。所以主耶穌基督在曠野樹下絕食四十天（有點誇張）而悟出通往天國之路。佛祖釋迦牟尼在菩提樹下絕食七日七夜（這是真的），證得無上正等正覺。

同理，以生酮飲食治療癲癇效果好於一切藥物。當身體燃燒脂肪時，血液中胰島素值極低，所以對於胰島素抵抗、糖尿病早期，單以過午不食就能治癒。在身體開始燃燒脂肪的同時，細胞因缺乏方便食物—糖，於是開始自噬。將受損組織、食物殘餘、細菌、病毒、垃圾、損傷的DNA、癌變細胞……全部分解為胺基酸，貯備供給建造新細胞。這就是斷食能抗衰老、抗癌、治病的原因。請注意「細胞自噬」如果自噬不靈則全身都是受損細胞使人加速老化，則II型糖尿病、帕金森、氧化壓力、老化各種病、癌……全都潛伏在身，早晚爆發。

斷食法中之一六：八間歇性斷食法與過午不食類似，不同處在於時間的選擇。早上起床時血中皮質醇含量高，血壓血糖都較高所以不覺得飢餓，晚上睡覺前數小時腸胃興奮，血糖低則食慾旺，不過此時正是燃燒糖與燃燒脂肪的過度期，道門丹道選擇20:00～21:00早睡而不食。早上03:00～04:00起床讀書運動至06:00～07:00已有食慾，則吃一天最豐盛的一餐。16:8間歇性斷食法選擇14:00午餐，20:00晚餐。它較易被人接受，雖比一日多餐好多，但不如過午不食。因為在入睡前無法結束消化系運作，不利於自主神經（腦肝）之夜間修復。

身體貯存一克葡萄糖需二・七克水，在過午不食之後約十四小時身體將耗盡葡萄糖，開始燃燒脂肪，此時那二・七倍的水將全部隨小便排出，濕氣、蓄水將完全消失，心源性水腫與腎源性水腫亦將大幅改善，但是人體電解質亦會由小便排出，對於限鹽飲食之人將造成電解質失衡，此時每天需吃足六克鈉鉀鹽。

有一種減肥法叫做生酮飲食減肥法，是食用70％脂肪，5％以下碳水化合物（高脂水果所夾帶，例如酪梨、堅果），25％蛋白質。迫使身體能量來源以酮體替代糖。這雖然有效，但違反新陳代謝的進化，它加重肝腎負擔、提高心血管病風險、易酮酸中毒……所以不可能永久執行。停止則又胖起來，減減胖胖會衝擊新陳代謝，致陽氣衰竭。所以不如按部就班，慢慢減少用餐次數，慢慢改變用餐時間，完成道門丹道過午不食，做到過午不食並終身執行則恭喜您，抗衰老之路您已走完一半了。

或許有人有意見：咦？我的營養師告訴我們要每三個小時吃一次，每次少量，才不會造成胃空與胃脹，如此才能保養身體。

的確如此，如果你是病危住院的病患，而且非但每三小時進食一次，醫生也會要求病患靜臥在床，不可下床走動。我們不可把急救生命的做法，當作好東西，而成為常態。身體需要鍛鍊，新陳代謝也需要鍛鍊，就是經常清空胃腸道，而動用存儲的能量供應系統，就是分解脂肪與再存儲。胰島素能把全部的醣及大部的蛋白質轉化為脂肪貯存，每天小量多次進食，總食量雖不多，但可使胰臟永不中止的工作，使血液中滿滿的胰島素，使身體產生胰島素抗阻，是糖尿病的前身，而且明明吃的總量很少，但就是減肥不了，而且全身極度衰弱沒氣力（只積存不燃燒），這種糟糕的亞健康態，新陳代謝與陽氣極度弱化，除了標本兼治亦必須改正飲食習慣。傳說張三豐能辟穀一月不食，而一次食盡一斗糧，這是傳說中新陳代謝極強無比的超人。不過真正的現代版是，在抗戰時，戰士斷糧，忍饑行軍一星期，早已餓得七葷八素，一遇到敵人，立馬持槍衝殺，一點也不會手軟腳弱，這就是真正健康人的完美的新陳代謝，而現代亞健康態之人四、五個小時沒補充食物就餓的頭昏眼花、四肢無力，這就是新陳代謝嚴重退化，能量供應儲存系統退化為零，也就是陽氣的極度退化，此人衰老的速度，將數倍於常人，是退化病魔眼中完美的獵物。

11－3 食物相生相剋

古代百姓依經驗傳下很多食物相生相剋的資料，食物相生是所謂營養互補的當然現象，所以不需再討論。而依古書所述，食物相剋輕則傷身，重則中毒致死，以致現代仍有很多人飲食在食物相剋的恐懼中，作者早年時立志效法神農氏嚐百草，每天專門吃相剋食物，至少吃了二十多種，每天吃蝦、蟹、雀、狗肉，泥鰍、田螺、烏龜……，例如毛蟹配冰吃，白酒配牛肉，蛇肉配蘿蔔，田螺配蠶豆，狗肉配紅糖……等，專吃食物相剋表上標示會使人腹痛、腹泄、中毒之食物，先由小量試吃沒事再加大量。鬧騰了一個多月，雖被這些怪東西弄的噁心反胃，卻未試出半點令身體不適的食物相剋反應。之後因作者想到這些食物就噁心，實在吃不下也就無心繼續做此實驗就此罷口。

四十年後就是現在，作者整理出所治過的此方面病患的病歷，其中包括肥胖症、厭食症、胃炎、嘔噁、腸炎、腸壁潰瘍、胃癌、大腸癌……，篩選出具代表性共四百七十一份病歷，依這些病歷記錄將食物相剋做一分析，報告如下：

食物相剋傷身中毒是古代百姓親身經歷或見親朋好友發生而記錄下來，各地記錄滙聚流傳而發展至今，決非古代百姓幻想出來。可是為什麼現在吃下相剋食物卻一點事也沒？原因不外：

1.寄生蟲：張仲景《傷寒論》曰：「厥陰之為病，消渴，氣上撞心，心中（胃）疼熱，饑而不欲食，食即吐蛔，下之，利不止。」

古人連醫聖都搞不清寄生蟲是由受污染食物傳入人體的，認為蛔蟲是與人共生的，身體內本該就有的，何況普通百姓？人民直到現代還有人吃生醃田螺、醉蟹，這是很危險的，蟲體會入腦、入眼、入肝。這種食物去配任何食材都要出問題的，就算去配靈芝、人參也一樣要出大問題，只有徹底煮熟，消滅蟲卵才是唯一方法，可是這樣做將大大影響口味，所以代代有人因寄生蟲導致食物相剋中毒也就不足為怪了。

2.腐敗：古代運輸太慢、又沒有製冷設備，牲口可以趕到市集再屠宰販賣，魚蝦可不行，活體運輸技術成本太高，如中途死去只能用五香大料醃之，去除腐敗味再充當鮮活宰殺去販賣，這種食材會與所有的食材相剋。尤其是生活於泥中的泥鰍、黃鱔、鱉、毛蟹、烏龜、田螺、體內共生菌太多，一但死亡就算外表看來尚好，但內臟腸道早已腐敗，食用得病機率太大。

還有一些野味如蛇、雀、鹿、獐……，家中沒冰箱，自己挖個地窖貯藏吃剩的，吃了三天就腐敗了又與所有的食材相剋。

3. 防腐毒藥：楊貴妃喜吃荔枝，唐明皇用八百里加急軍情快馬由廣東送至長安，這當然沒問題，可是一般人那能用到軍情加急快馬？就算是鄧通、沈萬三、和珅之類的富豪也不行。只好吃用藥燻蒸防腐的荔枝，例如用硫磺燻，這是很毒的，當然會和任何食物相剋。不在時令的蔬果也都是這種經毒物處理防腐的相剋食材。例如胡蘿蔔與白蘿蔔相剋，四月仍是胡蘿蔔產季，但白蘿蔔產季已過，所以只在四月胡、白蘿蔔相剋，因白蘿蔔是經防腐處理的。古人並不知道經防腐處理的食物有毒並能引發癌症。

4. 疾病：很多古人患嚴重糖尿病、肝硬化、胃潰瘍而不自知，糖尿病一般三高：高血脂、高血壓、高血糖，再天天食用狗肉配紅糖，這很快就會造成糖尿病昏迷或心血管阻塞。而肝硬化嚴重之人大塊吃牛肉再大碗喝酒精度高的白酒，立馬發生酒精性肝炎。胃潰瘍之人吃冰必然胃疼，不必用冰去配毛蟹，配任何食材都一樣胃疼。

現在作者結論如下：

1.魚、蝦、蛋、奶、肉，須在正規超市購買新鮮的。冷凍魚、肉也不會有任何問題。

2.蔬菜水果須購買在時令、最便宜的。那些反時令、貴的看都不要看。

3.所有在普通市集買的肉類，如鯉魚，蟮魚、溫體豬肉、羊肉、野味……，必須煮熟煮透。

4.瞭解自己的身體狀況，並遵從中國居民饍食指南之建議，飲食合理，勿暴飲暴食。

好了，只要做到以上四點，各種食材隨意配，決不會發生任何問題，食物相生相剋表就可以拋棄了。

11－4 七大營養素

維持生命需七大營養素共同參與，在中國居民饍食指南中畫成一寶塔結構，國外則畫為金字塔結構，其中的七大營養素建議食用量應予肯定，以及儘量做到，否則人體將快速老化，老化之疾病亦將紛紛而來。例如河北房山區部份人民習慣一日三餐只吃饅頭配鹹菜，本區的老化病：三高、猝死、卒中、腦梗、癌均是全國第一。

七大營養素：碳水化合物、脂肪、蛋白質、礦物質、維生素、纖維素和水。

一、蛋白質：

1. 其含量約占人體總固體量的45％。

2. 用於更新和修補組織細胞，並參與物質代謝及生理功能的調控。

3. 提供能量。人體每天所需熱能大約有10∫15％來自蛋白質。

4. 主要來自奶、蛋、魚、肉、黃豆，是身體建構材料，如不足會掉頭髮、憔悴、肌肉喪失、及所有的臟腑功能退化。

二、脂肪：

1. 燃燒提供能量，醣會轉化成脂肪貯存，只自留一點點，以熱量計算，身體存一千七百卡葡萄糖熱量卻存十萬卡以上的脂肪熱量。維持生命每天最少的熱量是一千五百卡，一

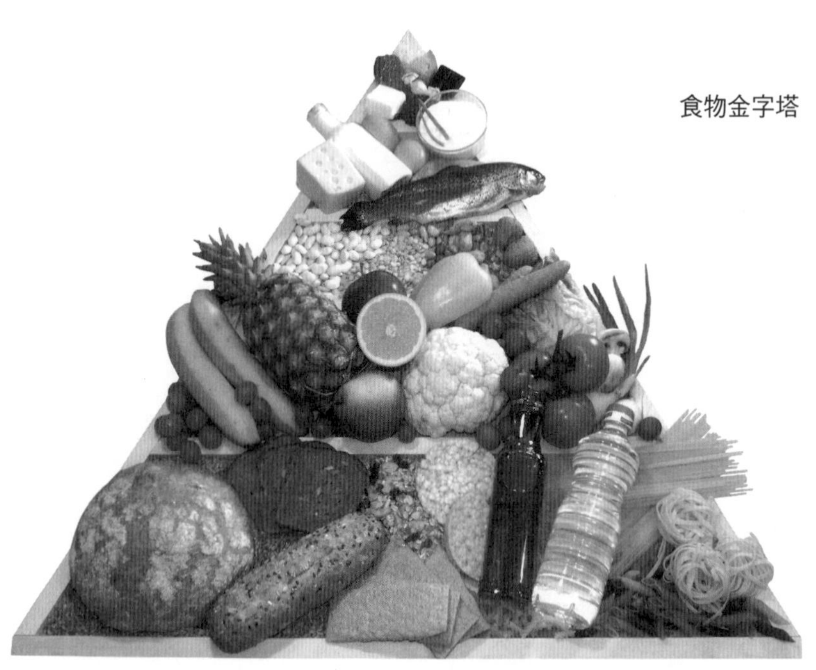

食物金字塔

但緊急事態發生立馬燃燒脂肪提供熱量，所有的行動力量全靠脂肪供應，可知其重要性。

2.某些荷爾蒙（激素）的合成前體。

3.促進脂溶性營養素的吸收。

4.主要來自動物脂肪及植物油，如不足會造成身體運作不良，皮膚粗糙、乾癢、老化。在很多情況下，為了滋潤肌膚，在臉上塗抹一大堆歐蕾亞、妮維亞……不如飲一匙橄欖油。

三、碳水化合物：

1.供應身體能源。

2.主要來自主食：米、麥、薯、玉米、小米……，如不足會降低大腦能量供應，迫使身體燃燒蛋白質、脂肪，（更多的時候，這是好事）但是須少食用精製碳水化合物食品，它會打亂其他一切營養素的供需平衡。

四、維生素（vitamin）：

是維持人體生命活動必需的一類有機物質也是保持人體健康的重要活性物質。分為水溶性和脂溶性兩大類。來自各種動植物，如不足身體會產生各種病變直到癌症。

五、礦物質又叫無機鹽：

人體需要的礦物質分兩大類：常量元素和微量元素。來自各種動、植物，如不足身體會產生各種病變直到癌症。

六、水：

是地球上最常見的物質之一，是包括人類在內所有生命生存的重要資源，也是生物體最重要的組成部分。水在生命演化中起到了重要的作用。水是一切生命所必需的物質，是飲食（水穀）中的基本成分，在生命活動中有重要生理功能。

七、膳食纖維：

是指能抗拒人體消化吸收的纖維物質，膳食纖維分為木質纖維素、水溶性纖維、低聚果糖：

1.木質纖維素，是形成糞便的充填材料，改善腸道功能。

2.水溶性纖維，能包裹糖、脂肪、膽汁中多餘的膽固醇，排出體外，不使吸收入血循。具有潤腸通便、調節控制血糖濃度、降血脂、降膽固醇等生理功能。

3.低聚果糖，是腸道益生菌的營養素，腸道益生菌是維護健康不可或缺的族群，我們將單獨提出論述。請翻閱11－6抗衰老之重要營養素，腸道益生菌，七劍下天山。

保持人體健康，七大營養素缺一不可，過多同樣有害！

11－5 世上各地域的長壽食品

世上各民族、各地域的副食品有萬千種，具有悠久歷史的副食品都是非常有益健康的，例如：中國韭菜、巴西堅果、義大利蕃茄醬、地中海橄欖油、印度咖哩、琉球薑黃、日本山葵……。

但是有些副食氣味特殊，只侷限在局部地域、民族，不為世人接受，所以世界衛生組織會議不予以討論，只研討一些為全世界接受的副食品，選出已證實抗衰老有效之食材，供世人參考。下面我們介紹一些全世界認定的一些抗癌、抗衰老食材，但是事實上抗衰老食材大大多於這些，希望讀者能依氣味、形狀、顏色挑出類似的食材而能舉一反三。

1. 綠茶：

(1)人人體內都有癌細胞，大部份人免疫力能控制得住，不令癌細胞成長，小部份人控制不住就形成癌症。綠茶中的茶多酚，可阻止癌細胞分裂、成長，抗癌症有效。

(2)綠茶中含茶甘寧，能提高血管韌性，使人不至於一個火冒三丈，血壓上升致腦血管破裂引發中風。

(3)現代市售綠茶農藥問題已難免，所以最好去茶園買些連枝帶葉的生茶，回家徹底清洗、曬乾、捻碎，此茶健康效果比頂級大紅袍好數倍，香味雖不如，但也不差。

2. 紅茶：紅茶中的茶黃素是很奇妙的物質：

⑴它易氧化所以能有效的結合自由基，效果是抗氧化、抗衰老、抗癌、抗皺紋、黑斑……，以及抗血脂氧化形成的血管壁斑塊，保護心血管系。喝紅茶時杯內壁那一圈褐色茶漬就是茶黃素氧化沉澱的。

⑵它專找「壞的膽固醇」麻煩，能在腸道中直接結合低密度膽固醇，不令吸收而排出體外，亦能在血液中捕捉「壞的膽固醇」，由膽汁經腸道排出體外。廣式飲茶中普洱茶為必備飲品就是因為廣系菜式以海產、雞鴨豬等蛋白質為主，滿滿的膽固醇須以茶黃素清一清。普洱茶另一功效是「清口」，在品嚐二道小食之間飲用小口普洱茶以清口，不使滋味混淆。

3. 紅葡萄酒：含逆轉醇，是天然強力抗氧化劑、抗衰老、抗癌、抗心血管病、降血壓、降血脂，可是它所含的酒精卻是升血壓、血脂、加速老化的物質，怎麼辦？簡單，煮沸、蒸發酒精再喝。

4. 玉米：含大量卵磷脂、亞油酸、穀物醇、葉黃素、維生素E，抗高血壓、動脈硬化、美容、保護視力，卵磷脂亦是神經傳導素之前身，是護腦、預防阿茲海默症必要營養素。

5. 蕎麥、藜麥、燕麥、奇亞籽：除了含有多種營養素，尚能有效的降血壓、血脂、血糖以及含大量水溶性纖維素，能清除腸道多餘之脂、膽固醇。抗胃癌、腸道癌、心梗。其中藜麥是世上唯一含有全部營養素的食材，就是單食藜麥，就算飲食不均衡也不會造成什麼大問題，素食的讀者請重視之。

6. 深海魚油、肥豬肉：含有多量不飽和脂防酸（好的膽固醇），當身體夠用了就不再多求，停止自身胡亂生產壞的膽固醇、血脂，有效的預防血栓、心梗、腦梗，附加效果是其中的 ω-3s 能養腦、預防老年癡呆症、養容、美化肌膚，養護視網膜、改善視力。其中肥豬肉是動物油脂不同於植物油，不須人體轉化可直接利用，不經胰島素可直接燃燒化為能量替代蛋白質的被燃燒，是減肥者燃燒身體堆積脂肪的「點火引信」，是含不飽和脂肪酸特多的油類，在高溫不氧化、不變質使自由基非常頭痛，就是動撼不了它，是歐洲營養學刊認定為二〇二〇年世界營養食品排行榜第八名。卻被國人誤解四十年，視同垃圾食品，這須改變一下觀念。

魚油與茶黃素並稱為保護心、血管之福壽雙全：

(1) 福：魚油專清甘油三酯。

(2) 壽：茶黃素專清膽固醇。

福壽雙全則血管暢通矣。

7. 白薯、紅薯、山藥、馬鈴薯、芋頭、蓮藕：除了含有多種營養素，含多量饍食纖維，是糞便的充填材料，不使便秘，能吸取腸道內膽固醇、脂肪、糖、毒素……由糞便排出，是腸道益生菌的養料。幫助免疫力、新陳代謝、抗腸癌、糖尿病、肥胖、消化道炎症……。

8. **小米**：含大量卵磷脂、亞油酸、穀物醇、葉黃素、維生素E，是中國最早的農作物，故其基因廣佈天下，最適配於炎黃子孫，是中國人最佳主食，是極度衰老之人、重病之人、懷孕反應食入即吐之人之必需主食。

9. **胡蘿蔔、紫甜菜、紅火龍果**：超級花青、蕃茄紅素，抗氧化、抗衰老的王牌食品。能養眼、養頭髮、養皮膚、黏膜，能由內部向外美容，與塗抹胭脂不一樣的容光換發，面色紅黃明麗。

10. **南瓜、苦瓜**：能安撫胰臟，正常分泌胰島素，令人不得糖尿病，其他養分非常豐富，尤其是南瓜，是天然安眠藥，作者經常用南瓜煮茶喝。

11. **大蒜是抗癌之王，蕃茄是抗癌之后**。

12. **黑木耳**：是天然阿斯匹林，有效的稀釋血黏稠，抗心、腦血管病，請翻閱前述：卵磷脂加上維生素E這個細胞膜城牆，使血球顆顆飽滿，不使乾癟，不聚集使血流暢通，與黑木耳有何不同？想想看。

13. **花粉**：維持泌尿系、腸道正常運作，透過排淨廢物則自然容光煥發，所以花粉是美容必備的食品，經常服用花粉與胡蘿蔔，根本不需上美容院。

14. **核桃，巴西堅果、夏威夷堅果、開口笑、松仁、杏仁、南瓜籽：**雖然堅果富含脂肪，但大多數是單鏈和多鏈不飽和脂肪，它們以對心血管益處等同深海魚油而著稱。堅果還含有大量的微量營養素（如葉酸、磷、鎂、銅、鋅和硒）。堅果的另一樣好處是，它們的營養含量很高，與其他提供大量卡路里的低營養物質相比，它們能用較少的卡路里緩解飢餓帶來的痛苦。因含豐富的硒，能抗脂質過氧化之老年斑，抗衰老，亦能抗衰老之嚴重後果—癌症。

15. **蘋果、刺釋迦：**除了眾多營養物質及纖維素之外，蘋果最凸出的功效是抗老年癡呆症，歐洲人常說一天一蘋果，醫生遠離我，蘋果堪稱水果之王。釋迦果是常用來治療老年癡呆症，它還是最佳的抗氧化、抗衰老的水果，能有效延緩衰老，美白肌膚，還能有效抑制腫瘤活性，被譽為抗癌之星。

16. **牛腳、豬蹄，雞爪：**含豐富膠原蛋白，與彌猴桃、芭樂、龍眼……同吃，膠原蛋白與水果中大量天然維生素C產生羥化反應，可以充填皮膚皺紋，可延緩皮膚老化，臉容平滑、紅潤、豐滿。

17. **魚：**含 ω-3s 脂肪酸能阻止血液中的血小板聚集和黏附成團而形成板塊，讓血液流動性增加，可以降低血壓和甘油三脂水準以及維持心臟規律的跳動。研究證明 ω-3s 脂肪酸的確能夠降低心臟病的死亡率。研究者們還發現 ω-3s 能有效治療自身免疫性疾病（如風濕性關節炎和系統性紅斑狼瘡），並能調節腦細胞的脂含量、延緩腦細胞衰老。

18. 黃豆：黃豆有「豆中之王」之稱，被人們叫做「植物肉」、「綠色的乳牛」，營養價值最豐富。蛋白質、脂肪含量在豆類中占首位，含有維生素 A、B、D、E 及鈣、磷、鐵等礦物質，對大腦神經十分有利。黃豆加工後的各種豆製品，不但蛋白質含量高，並含有多種人體不能合成而又必需的氨基酸，膽固醇含量低，豆腐的蛋白質消化率高達 95%，為理想的補益食療之品。黃豆及豆腐、豆漿等豆製品已成為風靡世界的健康食品。世界通稱豆腐為大豆乳酪，豆漿為大豆牛奶。

19. 亞麻子：含大量黏液，果汁機加果汁打漿有藕粉風味，能使肌膚柔細，使腦膜變軟——抗老年癡呆，軟化微血管——降血壓，加強免疫力、抗發炎、修復關節軟組織、抗癌。預防心血管病及中風，抗壓力，減肥，降膽固醇……。

20. 薑黃：破血（去瘀血）行氣，就是恢復身體功能，強化新陳代謝，去除亞健康態，控制血糖、膽固醇、癌症。能抗血管老化——高血壓、心血管疾病、老年癡呆。強肝，消除宿醉之不適。破血行氣的現代話語是免疫力，薑黃＋黑胡椒能使效力倍增，經常服用之是預防流感、新冠病毒的好方法。

21. 白蘿蔔：含芥子油可清除致癌之亞硝胺毒，最好的食用法是用磨泥器牛磨成泥，既與空氣結合，又散去大部份嗆味。廣式飲茶品嚐每一道茶點之前，須以普洱茶清口，不使滋味混淆。日本餐在細品每一種生魚前亦須以蘿蔔泥清口。

以上所述各種長壽食品確實能預防、輔助治療多種疾病，但是它們不是藥物，不幸得病須延醫就診，單以長壽食品去治病是不行的。

讀者應該體會到營養食品的概念與中醫針灸完全一樣，它們都是「涵蓋性」的，例如薑黃可以：控制血糖、膽固醇、癌症。能抗血管老化、高血壓、心血管疾病、老年癡呆。強肝、消除宿醉之不適……，它們的「對症」沒有統一性。這和中醫針灸一樣，例如五神針可治：抗衰老、調脾胃、昇陰血、神經衰弱、減肥、高血壓、膽固醇、痛風……多症一治。完全不同於西醫一對一的「絕對性」。這貌似亂糟糟的一生二、二生三、三生萬物天人合一的整體性、直觀性之思維方式正是中醫針灸的精髓。不過現在西醫也已開始向中醫學習「一藥多治」，例如用精神病藥物或用治瘧疾藥物去治新冠肺炎。

11－6 致衰老、致癌食品

衰老與癌症有密切關係，所以致癌食品必是加速衰老食品，反之亦是。我們必須警惕這些致癌食品：

1.高脂肪飲食，易致大腸癌、乳腺癌、胰腺癌、前列腺癌……。

2.高鹽飲食，易致胃癌、高血壓。

3.醃菜、醃肉，產生亞硝胺，是致癌四大毒物之一（另三個是輻射線、化工產品、病毒），可產生一切癌，以食道癌、胃癌為首。

4.燻烤炸，燒焦的蛋白質及脂肪產生致癌物質。

5.糖精，能致膀胱癌。

6.香料，八角、花椒之類如大量使用，其黃樟素亦是致癌物質。

7.霉花生、霉玉米，及一切發霉食品都大量產生致癌毒素。

如何才能在飲食中抗癌抗衰老呢？那就是清潔的水源與新鮮無毒的食物，以及補充維生素。現在人口爆炸，農業技術進步，已將地力使用至最大限度，田地裏，以往一年一穫的農作物，現在一年中可以輪番種植好幾輪，根本沒有田地復育的時間，所以食物中的人體必需的稀有元素及維生素量降低很多，我們有必要額外補充維生素。

中國自東北經黃河、長江流域斜貫穿至雲貴高原，是農耕集中地域，數千年的精耕使地力消耗不少，例如人體必須元素硒，能抗癌、心臟病、抗氧化、抗衰老、增強免疫力……，卻在這斜貫中國的糧倉區土地中含量嚴重缺少，使中國成為世界第一缺硒大國，所引發的疾病也有目共睹。

大部份的癌症攻擊人體由上皮細胞開始，更易攻擊慢性發炎的上皮細胞，維生素A促進上皮細胞生長，不但防癌亦使人容光煥發，是美容必須品。維生素B消除慢性發炎以防癌。維生素C直接阻斷癌細胞的生長。請重視維生素，它們有巨大的抗衰老防癌作用，但是請注意，只有在獲取七大營養素後再服用維生素才有效，如每天只吃炸薯條，喝可樂，添加維生素是沒甚大效果的。

保持人體健康，七大營養素缺一不可，過多同樣有害。

11-7 抗衰老之重要營養素

除了七大營養素之外，尚有些需量少的營養素，雖然用需量不多但功用強大，承擔了細胞再生、美容、神經鍵連、DNA修復、反應力、新陳代謝、免疫力、抗癌、抗衰老……。是延年益壽抗衰老的新式核子防護罩。它們是：

● 輔酶 Q10

是一種存在於自然界的脂溶性　類化合物，在人類身體細胞內參與能量製造及活化，是生物能量的「發電機」，而心肌需能量源源不斷的供應以維持它永不休止的跳動，突顯輔酶Q10對心臟的重要性，對於狹心症的病人，服用適量的輔酶Q10能有效的緩解心臟病。它亦是抗氧化、消除自由基、抗衰老的有效的物質。

多含在動物臟器（心臟、肝臟、腎臟）、牛肉、豆油、沙丁魚、鯖魚和花生等食物中含量相對較高。

功效：抗衰老、抗疲勞、保護心臟、抗腫瘤、抗高血壓、抗氧化。

●左旋肉鹼

肉鹼是脂肪燃燒，供應身體能量不可或缺的關鍵物質，它是將脂肪分子穿過細胞膜送入腺粒體燃燒發電的「運送車」，有利於心臟和血管的保健。它還能作為生物抗氧化劑清除自由基，促進尿素循環等。氨是蛋白質降解的產物，也是運動性疲勞的識別標誌之一，即使較低的氨含量也會有較大的毒性。左旋肉鹼能使氨降解為尿素，從而解除氨的毒性。

左旋肉鹼保護細胞膜的穩定性，提高人體的免疫力，避免一些疾病的侵襲，對於亞健康的防治起一定的預防作用。

能量是人體最大的抗衰老力量，細胞有足夠的能量就會充滿活力。在人體衰老過程中細胞能量的減弱是其加速衰老的重要原因，因此適當補充左旋肉鹼可以延緩衰老的過程。

●腸道益生菌

人體腸道益生菌有一百萬億隻，維護健康有重大作用，其重要性不亞於一個獨立器官，它們對人體的功能稱之為腸道益生菌七劍下天山。

腸道益生菌七劍下天山：

1.大師兄：一字闊劍：增強體質，提高免疫力：

記得免疫力二大王牌？大腸經是針對吸入、創傷、眼鼻黏膜侵入傳染的王牌特戰部隊。胃經是對付食入傳染的御前帶刀侍衛。腸壁平展面積有如一個籃球場大小，上而布滿御前帶刀侍衛的軍事檢查哨。腸道有一百萬億益生菌，它大軍壓境雖不殺有害菌但它爭奪有害菌的營養物資使有害菌貧困潦倒而亡，它也配帶細菌病毒的識別證，成天在軍事檢查哨前晃來晃去，使御前帶刀侍衛神經緊張、提高警惕、保密防諜，具有疫苗效果，這個疫苗效果能振奮出全身免疫力，是人體第三免疫王牌。為了對抗新冠肺炎，作者每天早晨必先空腹喝半杯自製活菌甜酒釀液，因自昨日之過午不食，已有十九小時的消化功能停止，胃內胃酸稀少，所以少部份但夠份量的益生菌能突破胃酸佈下的天罡北斗大陣，快速通過幽門進入十二指腸，則龍游大海、縱虎歸山。所以作者雖身處染疫重災區卻不知新冠肺炎為何物，益生菌是狂妄的本錢。

2.二師兄：迴身雪劍：制止免疫力紊亂，舒緩免疫力紊亂引起的過敏、自體攻擊、上火……。

3.三師姊：紅拂冰劍：保護女性生殖系菌群，維護女性生殖系健康。

4.四師姊：巧手快劍：促進營養吸收，尤其是微量卻極重要的礦物質，必須由四師姊巧手嫁接、剪裁以便吸收。

5.五師弟：劍氣長江：維護腸道，不使腹瀉、腹脹、便秘、腸炎、腸癌……。

6.六師弟：銀劍書生，阻止脂肪吸收，減脂塑形，有八塊腹肌。

7.小師妹：玉女劍，清除腸道毒素而去除黑斑、面色暗黃……，能煥膚美顏。

●花青素

是自然界一類廣泛存在於植物中的水溶性天然色素，屬類黃酮化合物。也是植物花瓣中的主要呈色物質，水果、蔬菜、花卉等五彩繽紛的顏色大部分與之有關。

來源：花青素類色素廣泛存在於所有深紅色、紫色或藍色的蔬菜水果，比如葡萄、黑莓、無花果、櫻桃、甜菜根、茄子、紫甘薯、紅橙、紫甘藍、藍莓、紅莓、草莓、桑葚、山楂皮、紫蘇、黑（紅）米、火龍果等植物的組織中。

功效：1.預防癌症；2.增進視力；3.天然的皮膚化妝品；4.清除體內有害的自由基；5.改善睡眠；6.加固血管，改善循環。

●蕃茄紅素

蕃茄中的紅色素，是胡蘿蔔素的母體化合物。

來源：蕃茄、西瓜、南瓜、李、柿等。

功效：延緩衰老、增強抗輻射能力、調節血脂、治療前列腺炎。

蕃茄紅素是植物中所含的一種天然色素。主要存在於茄科植物蕃茄的成熟果實中。它是目前在自然界的植物中被發現的最強抗氧化劑之一。

科學證明，人體內的單線態氧和氧自由基（自然界中使金屬氧化生銹，人體中使細胞氧化變質）是侵害人體自身免疫系統、衰老、癌症的罪魁禍首。蕃茄紅素清除自由基的功效遠勝於其他類胡蘿蔔素和維生素E，其猝滅單線態氧速率常數是維生素E的一百倍。它可以有效的防治起因於衰老、免疫力低下引起的各種疾病。

生物特性：

1. 蕃茄紅素具有抗氧化性。
2. 蕃茄紅素對細胞生長代謝起調控作用。
3. 蕃茄紅素可以調節膽固醇的代謝。
4. 蕃茄紅素可以預防和抑制腫瘤。

＊作者每天飲用約三公升茶水，全部經由鑄鐵壺煮沸一分鐘，這稍稍淡黃色的水不但味好而且其中鐵離子能與單線態氧和氧自由基結合成氧化鐵分子（鐵銹），由小便排出。此方法不輸蕃茄紅素，讀者不妨一試。

●胡蘿蔔素

胡蘿蔔素是一種具有生理活性的物質，在動物體內可轉化成維生素Ａ，構成視覺細胞內的感光物質，可治療夜盲症、乾眼病及上皮組織角化症，具有抑制免疫活性細胞過度反應，消滅引起免疫抑制的過氧化物，有助於維持免疫功能必需的膜受體狀態，維持皮膚粘膜層的完整性，如肺泡內膜、血管內膜、消化道內膜，防止皮膚乾燥，粗糙……。對免疫調節分子的釋放起作用。通過上述機制，增強了淋巴細胞、巨噬細胞或ＮＫ細胞等的抗腫瘤功能，尤其對肺癌、食道癌、鱗癌等有顯著的預防和改善的效果，故具有防癌、抗癌、抗衰老、美容作用，在醫藥工業上可做抗癌藥，由於具有抵抗自由基的作用，對心血管病、老人斑、皺紋及其他慢性病有治療作用。

來源：廣泛存在於綠色和黃色蔬菜、水果中，例如：甘薯、胡蘿蔔、枸杞、杏、柿子、甘藍菜、西洋菜、芫荽、西蘭花、南瓜……。

這些食物如果與脂肪一起烹飪，會提高胡蘿蔔素的吸收率。因為胡蘿蔔素是脂溶性。烹飪數分鐘可以破壞細胞壁，使胡蘿蔔素溶入液體中。

β-胡蘿蔔素有維生素Ａ源之稱，是一種重要的人體生理功能活性物質。大量研究證實，β-胡蘿蔔素的許多生物功能與人類健康有密切關係，其在抗氧化、抗衰老、維護內皮細胞強盛、美容、解毒、抗癌、預防心血管疾病，防治白內障和保護肝臟方面的生理作用已被證實並應用於疾病的預防和治療。

我們應該飯前吃水果或是飯後吃水果？怪專家們眾說紛紜莫衷一是，其實我們只要知道水果中含豐富的維生素C（水溶性可以在飯前吃）、蕃茄紅素及胡蘿蔔素（脂溶性飯前吃會大量浪費），所以只有在飯後吃水果才能混合食物中的油脂，能完美的吸收以上全部重要營養素，而與助減肥、助消化關係不大。

作者每星期必買二公斤胡蘿蔔二公斤蕃茄，各煮一大鍋茶水，不但好喝，而且能攝入滿滿的營養素，當然也在進餐時做為飲料，放棄可樂、啤酒……讀者不妨一試。

●膠原蛋白

膠原纖維經過部分降解後得到的具有較好水溶性的蛋白質。來源於哺乳動物的結締組織。

功效：美容護膚、抗衰老、抗氧化。

膠原蛋白是一種生物性高分子物質，是一種白色、不透明、無支鏈的纖維性蛋白質。它可以補充皮膚各層所需的營養，使皮膚中膠原活性增強，對滋潤皮膚，延緩衰老、美容、消皺、養髮等有一定功效。大部份的營養專家都認為膠原蛋白是不完全蛋白，食用膠原蛋白不如吃肉，這是胡說八道，所謂凡走過必留下痕跡，例如牛乳是給小牛長大用的，所以乳清蛋白的正是生長、發育、長肌肉的王牌，是練健美必配之營養品，而膠原蛋白被人體分解為胺基酸時留下的痕跡碎片正是重建人體膠原蛋白的鑰匙，它們兩個一樣嗎？但是須配合維生素C，及輔酶Q10，產生羥化反應才能有效。

膠原蛋白有多型，一般常用的只有三型：

1型膠原蛋白：功效如上述。

2型膠原蛋白：是軟骨、韌帶、筋腱的原生材料，幫助體操、運動選手快速恢復關節活力，對於關節退化、損傷，它的效果超越傳統的胺基葡萄糖。治療膝關節退化腫大，作者供應此產品予病患終將療效增大一倍。

3型膠原蛋白：是幼兒皮膚水嫩的關鍵，成年人則大幅缺失，皮膚的抗衰老，3型膠原蛋白與1型膠原蛋白同用，效果增大一倍。

●乳清蛋白

一種存在於幾乎所有哺乳動物乳汁中的蛋白質。

來源：牛奶分離提取出來的珍貴蛋白質。

功效：幫助肌肉生長、預防疲勞、修復運動損傷、提高鈣的吸收利用率減少運動的損傷、促進激素的分泌與釋放，是天然蛋白之王，是練健美的必須食品。

● 煙酸（Vit B3）

有較強的擴張周圍血管作用，臨床用於治療頭痛、偏頭痛、耳鳴、內耳眩暈症，促進消化系統的健康，減輕胃腸障礙。促進血液循環，使血壓下降，減輕腹瀉現像是天然血管擴張劑。

來源：酵母、肝臟、獸鳥肉類，葉菜。

● 葉黃素

視網膜的主要色素成分、保護眼睛不受光線損害，延緩眼睛的老化及防止病變、抗氧化、保護視力、緩解視疲勞症狀、提高黃斑色素密度、預防黃斑變性及視網膜色素變性、減少玻璃膜疣的產生，為抗氧化劑，視力保護神。

來源：菠菜、橙汁、蛋黃、甘藍菜、胡蘿蔔、綠花椰菜、芒果、獼猴桃、南瓜、葡萄、蕃茄、黃玉米……。

由於光的照射，短波光（手機藍光）對眼睛的傷害很大，以致每天大量消耗葉黃素，而葉黃素在人體內不能合成，所以必須補充，每天 18mg 可滿足葉黃素的流失。

植物中所含的天然葉黃素是一種性能優異的抗氧化劑，在食品中加入一定量的葉黃素，可預防細胞衰老和機體器官衰老，通過一系列的醫學研究，葉黃素已被建議用作癌症預防劑，生命延長劑，潰瘍抵制劑，心臟病發作與冠狀動脈疾病的抵制劑，同時還可預防老年性眼球視網膜黃斑退化引起的視力下降與失明。

發現沒？以上所言全是枸杞的功效，枸杞是自然界含葉黃素最多的物種，沒有之一。除了枸杞外作者也經常用半顆南瓜煮一大鍋茶，效果也不錯，讀者不妨一試。

● 葉酸（Vit B9）

有促進骨髓中幼細胞成熟的作用，人類如缺乏葉酸可引起巨幼紅細胞性貧血以及白細胞減少症。與生殖功能、腫瘤、智力退化、抑鬱症、免疫力……有直接關係。

來源：廣泛存在於動植物類食品中，尤以酵母、肝及綠葉蔬菜中含量比較多。

● 深海魚油

從深海中魚類動物體中提煉出來的不飽和脂肪成分Omega3，分別為EPA和DHA。

來源：深海魚類。

功效：調節血脂、清理血栓、改善記憶、防治老花眼、預防老年癡呆症、維護視網膜、滋潤皮膚，是天然不飽和脂肪之王。

三高之中，一般人只注重高血壓、高血糖而忽略高血脂，這是嚴重的錯誤。高血脂中醫稱之為痰濕，是血管粥樣病變的根本原因，是心臟病、腦栓塞、身體老化的基礎病因。調節血脂應與吃飯、睡覺一樣進入生活化，方法是減少攝入，堅拒過量的碳水化合物及油脂。如果已經高血脂（多半伴有脂肪肝）就應以「風塵三俠」清除之。

調節血脂之風塵三俠：

1. 李靖—深海魚油以好的替代壞的方式清除多餘的甘油三脂及壞的膽固醇。
2. 紅拂女—紅茶中的茶黃素能結合壞的膽固醇由肝臟—膽汁—腸道排出體外。
3. 虬髯客—卵磷脂不但能以好的替代壞的方式降低多餘壞的膽固醇，亦能像肥皂一樣清洗油脂，使血脂、斑塊、肝脂……乳糜化由肝臟—膽汁—腸道排出體外。當然，事前預防（合理攝入）遠勝於事後補救（風塵三俠）。

● 白藜蘆醇

是一種天然的抗氧化劑，可降低血液粘稠度，抑制血小板凝結和血管舒張，保持血液暢通，可預防癌症的發生及發展，具有抗動脈粥樣硬化和冠心病，缺血性心臟病，高血脂的防治作用。抑制腫瘤的作用還具有雌激素同樣作用，可用於治療乳腺癌等疾病。

來源：葡萄籽、葡萄皮中白藜蘆醇的含量最高。

效用：抗癌、抗突變作用，心血管保護作用，預防心臟和肝臟損傷，抗血栓功能，提升免疫系統活性，抗氧化、抗自由基作用，抗炎、抗菌作用，延年益壽，減肥降脂作用。

●蝦青素

蝦青素是很強的抗氧化劑，天然蝦青素清除自由基的能力強於維生素C、天然維E、天然β－胡蘿蔔素、葡萄籽、黃體素、花青素、輔酶、茶多酚、硫辛酸、蕃茄紅素……。只有藻類和酵母菌和細菌等可以產生蝦青素，高等動物無法自製這種化學物質。天然蝦青素還有一個明確的特點是唯一能通過血腦屏障的一種類胡蘿蔔素。

來源：海河螯蝦外殼、牡蠣、鮭魚。蝦青素可以用化學方法從胡蘿蔔素制得。天然的蝦青素主要來自於雨生紅球藻。

功效：眼和中樞神經系統的保護作用、防紫外線輻射、預防心血管疾病、增強免疫力、緩解運動疲勞、抗炎抗感染、抑制腫瘤、抑制糖尿病、腎病。

製法：蝦青素溶於油，取五百克蝦殼蟹殼，以二升食用油煎十五分鐘，保持油溫不超過一百二十度，濾取備用。

●鋅

鋅元素是人體新陳代謝以及生長發育所必須的微量元素之一，鋅元素的缺乏會影響細胞代謝，阻礙生長激素軸的功能。以及男性不育：少精、弱精或精液不液化、男性前列腺炎，及維持免疫功能。

來源：含鋅量高的食物有瘦肉、豬肝、魚類、蛋黃等。其中含鋅量最高的食物是牡蠣。

●硒

抗癌、抗氧化作用是最好的抗衰老物質，如果人體缺少了硒就會「不再年輕」，會導致未老先衰。

能夠增強人體免疫力，拮抗有害重金屬。

能夠調節維生素A、維生素C、維生素E、維生素K的吸收與利用，缺硒能引發近視、白內障、視網膜病、眼底疾病、老年黃斑變性等疾病。

調節蛋白質的合成的功能，缺硒能引發蛋白質能量缺乏性營養不良，染色體損害等。

能夠增強生殖功能。缺硒能引發射精受阻，精子活力低下、發生畸形，受胎率降低，子宮炎發病率升高。

硒元素是精漿中過氧化物酶的必需組成成分，當精液中硒含量減低時，這個酶的活性降低，不能抑制精子細胞膜質過氧化反應，造成精子損傷，死精增多，活力下降。

硒是肌肉的功能的重要成分，缺硒會使骨骼肌萎縮和呈灰白色條紋，發生心肌受損，心肌細胞緻密性變化，脂質增多，鈣質沉積，導致疾病發生。

來源：富硒大米、富硒玉米、動物內臟、魚類、海鮮、蘑菇、雞蛋、大蒜、銀杏等含硒元素都比較高。

●鈣

鈣是生物必需的元素。對人體而言，無論肌肉、神經、體液和骨骼中，都有與鈣結合的蛋白質。鈣是人類骨、齒的主要無機成分，也是神經傳遞、肌肉收縮、血液凝結、激素釋放和乳汁分泌等所必需的元素。鈣約占人體質量的1.4%，參與新陳代謝，每天必須補充鈣；人體中鈣含量不足形成骨質疏鬆，過剩則形成腎結石都會影響生長發育和健康。

鈣是人體內二百多種酶的啟動劑，使人體各器官能夠正常運作。在人體內是由甲狀腺與甲狀旁腺進行調節，並且在血鈣與骨鈣之間維持動態平衡。

來源：牛奶、優酪乳。

●鉀

鉀可以調節細胞內適宜的滲透壓和體液的酸堿平衡，參與細胞內糖和蛋白質的代謝。有助於維持神經健康、心跳規律正常，可以預防中風，並協助肌肉正常收縮。在攝入高鈉而導致高血壓時，鉀具有降血壓作用。

來源：海帶、紫菜、乳製品、水果、蔬菜、瘦肉、內臟、香蕉、葡萄乾等。

●退黑激素

是由腦中松果體分泌的神經激素，是激素之皇，它討厭光，只在全黑的環境中分泌，而且能感應生理時鐘，在子時（23:00～01:00）分泌高峰。所以請不要熬夜及睡眠時不留夜燈。

退黑素能使人深睡，人靜血歸肝，這肝血就包括退黑激素。退黑素亦是抗氧化，清除自由基，抗衰老的「仙丹」（生活不規律之人是與退黑素無緣的），故總統蔣介石是嚴格遵循生理時鐘之人，請觀察他因車禍後遺症去逝之前的照片，八十七歲的老者除了白髮白鬚，面上沒什麼皺紋、老年斑，精神奕奕，年齡凍在五十歲，這就是自產退黑素的功效。退黑素的原材料是色氨酸，是八種必需胺基酸之一，不幸絕大部份人一生都缺乏它，所以如果你經常睡不寧，請補充色氨酸，只有在色氨酸超出身體必須量時，松果體才會毫不可惜的拿來用作自產退黑激素。

要注意的是自產退黑激素（丹道打坐進入先天態則自產）而不是攝入。口服退黑激素是化工產品，經作者由小劑量到超大劑量試吃並無明確大效果，而自產退黑激，令作者 20:00 已有睡意，21:00 則睡意濃重非得上床睡覺不可，並且深睡一覺至 04:00 起床。道門丹道金丹大道在自身丹田中結成金丹就是退黑激素和生長激素（煉炁化神以內視看見的是中醫丹田中一團發放金光的球體，其核心約一個乒乓球大小，所以叫做金丹），根本不是那個毒死秦始皇、漢武帝、唐太宗、清雍正的那個用丹砂水銀燒制出，令人產生幻覺的大藥丸。

記得前面述說：道門丹道煉炁化神，經內視返聽「看到」的五臟六腑只是腦部中樞神經的神經團向末稍神經投影的印象，而不是真實存在的實體。同樣的中醫丹田正是腦部松果體和腦垂體向迷走神經末稍投射的印象，它的部位在下腹小腸密集迷走神經末稍的三維中心點，而中醫丹田的本源處正是腦部松果體和腦垂體。

● 生長激素

與退黑激素一樣，生長激素分泌受睡眠品質影響。生長激素在入睡初期的深度睡眠時分泌最多，血液中生長激素的濃度達到高值。如果睡眠受到干擾，睡眠品質不高的話，生長激素的分泌就會減少，小孩身高的增長將受到影響。閩南語兒歌的催眠曲：「囝仔休睏，一眠大一寸。」是有道理的。一般來說，人體在空腹時血糖會下降，這個時候，為了讓血糖平衡，身體會通知生長激素來提升血糖，收到通知的生長激素因此動了起來，加速分泌！換句話說，要是吃飽後就上床睡覺，血糖一上升，生長激素在夜間分泌最旺盛時卻接不到通知，降低活動量而影響分泌，那就很可惜，所以道門丹道過午不食正是為了生長激素而制定的。同理，糖亦是生長激素的大敵。

生長激素，可以促進發育以及細胞的增殖。由垂體前葉分泌。有減少體內脂肪、增加肌肉、增加骨密度、增加體力、改善皮膚光澤和肌理、改善免疫系統、改善血脂、降低心血管危險因數、增進心理健康等療效，最重要的是它是小孩生長的必需激素，亦是成年人抗衰老的必需激素，如果缺乏則小孩長不高，成年人加速老化，不幸，因為作息關係成年人90％得不到生長激素的正常分泌，使人加速老化。和退黑激素一樣，自產生長激素才能發揮作用，經作者測試注射化學制劑的生長激素，無甚效果且有一大堆副作用如頭痛、嘔噁、視覺模糊……以及有糖尿病、心血管病、癌症……的危險。所以必須確實做好抗衰老六大平行療法：飲食、運動、睡眠、生理時鐘、心情愉快、腦力訓練，以等待自產生長激素的來到。

每天子午二時是生長激素分泌最顛峰的時段（見下圖），只要進入熟睡狀態就能幫助生長激素分泌，所以中午小睡半小時是抗衰老的好辦法。道門丹道正是在子、午二時煉精化炁，煉炁化神，進入先天態時生長激素將進行完全分泌，生長激素與退黑激素共同組成道門丹道金丹大道丹田中那一粒光灼灼的金丹。

最後，我們再做一綜合描述：

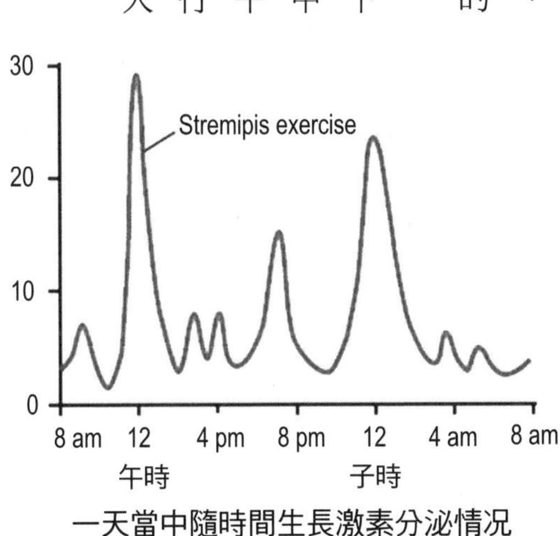

一天當中隨時間生長激素分泌情況

抗衰老之三足鼎立：能量系，血管系，神經系：

第一鼎足：能量系（新陳代謝，陽氣）

1. 實驗室做的化學反應需高溫、高壓，而人體不需高溫高壓能在三十七度常溫下完成一切生理反應，所憑藉的就是各式各樣的「酶」。沒有酶則身體一切功能根本發動不起來，能量根本無法使用。酶的材料是蛋白質。維生素B群是啟動反應的必須「輔酶」，所以蛋白質與維生素B群是人體運作生發的根本，供人體運作的能量所燃燒的材料依序是：碳水化合物，脂肪，蛋白質，在「酶」的催化下，有效的利用能量將人體完全發動起來，這正是「元氣」也正是所謂陰平陽秘，精神乃治。

2. 左旋肉堿：食物經消化分解成為分子，碳水化合物的分子可直接進入細胞中的腺粒體，一個分子產生二個單位能量。但是脂肪分子太大必須經運輸車載入細胞，這個運輸車就是左旋肉堿。

3. 輔酶Q10：食物經消化，吸收，分解成分子態然後經微循環被運輸車（左旋肉堿）送入細胞中的發電廠（腺粒體），經氧化燃燒運作發電機（輔酶Q10），產生的電（生物能）供給心臟跳動、肌肉收縮、食管蠕動……，以及一切的生理功能運作。

同樣是能量的運作，維生素B群管的是國家士、農、工、商整體運作，是綜合國力的能量，是擺脫新冠肺炎的隔離使GDP動起來。輔酶Q10所管的是國家運作之中最重要的電力能量的供應，這是他倆不同之處。在這些生產能量之下必然會產生很多黑煙（自由基）。

自由基會使細胞「生銹」，使DNA突變致癌，使身體老化，使皮膚皺紋、乾癟、暗黃、黑斑……，抗衰老最重要的就是清除自由基，方法是啟動清除自由基桃園三結義。

4.清除自由基桃園三結義：維生素C，維生素E，類胡蘿蔔素

左旋肉堿與輔酶Q10一邊發電一邊清除黑煙，清除不完的自由基就由桃園三結義接手。

1.劉備：維生素C是水溶性，在細胞內外一切含水環境中清除自由基。

2.張飛：維生素E是脂溶性，主要戰場在以卵磷脂為材料的細胞膜上，一夫當關，萬夫莫敵，消滅攻擊細胞膜的自由基，守好細胞膜，使全體細胞像是豐滿的葡萄，不使乾癟成葡萄乾，內則身體機能良好，外則皮膚豐滿紅潤。

3.關公：類胡蘿蔔素也是脂溶性（維生素A的前身），他在淋巴、靜脈血循系之缺氧部位清除自由基，抗住壓力，過五關斬六將，效力直達表皮及上皮，使表皮面色紅潤、除皺、消斑……，並且強化上皮，抗新冠病毒及抗最常見的上皮細胞癌……。而維生素E是在動脈血循系之富氧部位清除自由基。桃園三結義是抗衰老不可缺的元素。

第二鼎足：血管系（修復機制，腦肝，肝血，陰血，副交感神經系）

記得前面述說過，科學家將單細胞在培養皿中培養，只要確保營養供給及排泄物清除，則此細胞壽命能盡極限。確保細胞營養供給及排泄物清除表現在人體上就是微血管暢通無阻。保持微血管暢通無阻牽涉到三個部份：

1. 去除血液中多餘的三酸甘油、膽固醇，不使其氧化沉積於血管壁形成斑塊。
2. 修復血管內膜因高血壓、糖尿病造成的損傷，不使白細胞、T細胞聚集阻塞血管。
3. 溶解已經形成的斑塊。

它們的方法是啟動「暢通血管，五福臨門」。

暢通血管，五福臨門：

1. 富：卵磷脂：能乳化脂肪而能將之移出血液及移出脂肪肝，由膽汁經腸道排出體外，是人體中的「去油肥皂」。它亦是細胞膜的組成材料，在維生素E的抗氧化、健康化的作用下使血球顆顆分明不使黏連，有效降低血黏稠度，使血流通暢。
2. 貴：Omega3：深海魚油，以好的取代壞的方式清除多餘的甘油三脂，預防血管阻塞是「血管的清道夫」。
3. 壽：茶黃素：捕捉壞的膽固醇，經膽汁由腸道排出。
4. 囍：維生素D：修復血管內膜因高血壓、糖尿病造成的損傷。

5.多子孫：維生素B群：清除代謝產物傷害血管的毒性物質，防止血管粥樣病變。

第三鼎足：神經系（控制、協調機制，腦腎，腎精，交感神經系）

強健神經系分硬體與軟體，須先構建好硬體（神經細胞、髓鞘、傳導物質），再以針灸調整、校準神經功能，則完美矣。

強健神經構建硬體方法是啟動強健神經三國志。

強健神經三國志：

1.曹魏：卵磷脂：是神經細胞膜、髓鞘的組成物質，保護、修復、滋養神經細胞、纖維，亦能完整「電纜的絕緣外包皮」，確保神經不「漏電」而互相短路（疼痛、痙攣、帕金森……）亦是神經傳導物質——乙醯膽鹼的基本原料，卵磷脂保證神經的完整與運作。

2.蜀漢：維生素E：在神經膜內清除自由基不使神經老化，維持良好工作狀態。

3.東吳：維生素B群：是供給神經能量的輔酶，神經充滿能量則掃除一切神經衰弱、煩燥、抑鬱……，以及清除一切代謝的神經毒素，防止神經炎，保證神經的活化、健康，神經能量充沛翻譯成中醫話語叫做「肝之疏泄」。

抗衰老、機體年輕化就像一部完美的汽車上路，它須三個方面共同組成，缺一不可：汽油（能量—酶），起動運行（神經系），車體保養（血管系）。

前面所論述的營養食品、營養素看似很複雜，其實只要掌握住抗衰老之三足鼎立就可以將其簡單化，請讀者仔細玩味。

我們一般認知的優良飲食不外乎魚、蛋、奶、肉、蔬菜、水果、堅果、雜糧……，它們是維持生命的必須物資。但是如果將目光放到ＤＮＡ層次，則上述的微量元素卻是維持生命之外，抗衰老不可或缺的元素。ＤＮＡ受損來自高強度幅射線、紫外線、空氣、水源、飲食污染……，以及最重要而不可查覺的微量元素缺乏。ＤＮＡ的穩定與強壯和抗衰老有直接關係，所有的上述微量營養素都介入ＤＮＡ的修復，現代的環境變遷經常性的損傷ＤＮＡ，如缺乏上述之微量元素，將會無症狀、沒有任何指標的縮短生命和致癌。可是目前精耕之下，地力已嚴重不足，食物中的微量營養素是不足的，怎辦？簡單，就是少吃再少吃精米、白麵、糖、麵包、餅乾……這些不含微量營養素的食品，將省下的胃容量加量食用上述的營養食品，再吃一顆Ａ～Ｚ綜合維生素。並且改食用喜瑪拉雅粉紅岩鹽，人體中所有的微量元素此鹽統統都含有。

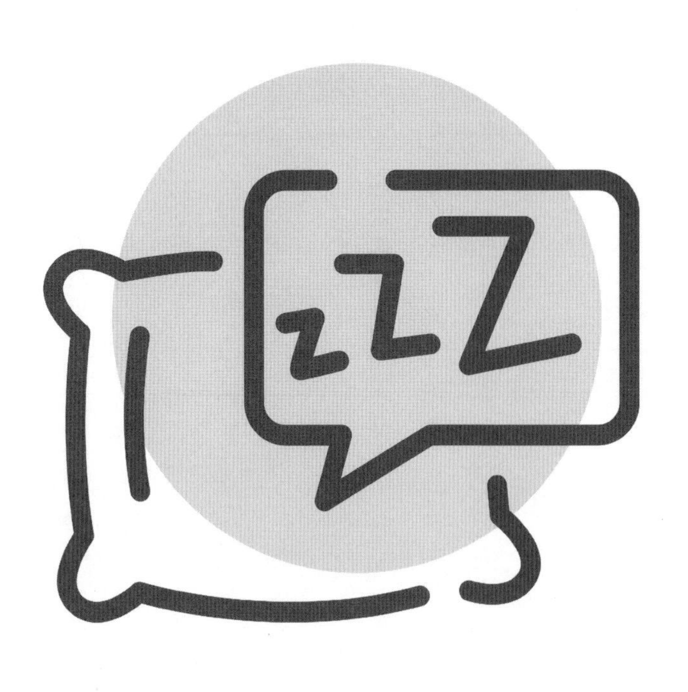

第十二章　睡眠

睡眠近似於道門丹道，道門丹道之煉炁化神，感覺神經與運動神經退位，由迷走神經主事，是為後天態回返先天態，雖然全身失去知覺及完全不動，但是大腦清醒，靈覺更上一層樓。

在完全黑暗的環境中，可輕鬆感測知房間內蟑螂、螞蟻的爬行，這就內視返聽的另一面——外視外聽，也是《史記扁鵲倉公列傳》之「透視」，亦是《莊子．心齋》「聽之以氣」，亦是現在物理學論述的五維空間。人云亦云腦中松果體之第三隻眼只是民間流傳的解釋方式，時下氣功大師會告訴你天眼就是額部的第三隻眼，看見的事物由額部的「螢幕」顯示出來，這是胡說八道，真實的天眼通、千里眼所見的事物是在腦中直接顯示。所「見到」的，所「感覺到」的，和做夢時所「見到」的夢境完全一樣，和第三隻眼、視神經、腦部視覺區、松果體關係不大，因為煉炁化神是在元神之府——全腦，而不是小小的松果體、第三隻眼。

睡眠亦是感覺神經與運動神經退位，與道門丹道不同的是不由迷走神經而由自主神經中樞之副交感神經（腦肝）主事，這在中醫叫做「人靜血歸肝」，由肝之陰血透過陽氣修復人體一系列的日間工作勞損。此時大腦失去知覺，但是夢境卻大量發生，與打坐開始時「淺淺的碎夢」完全不同，淺淺的碎夢不能算是真的作夢，它在五維空間中遨遊，它能將前生今世濃縮於一分鐘之內，是所謂：「山中方一日，世上已千年。」而睡眠夢境卻是真正的作夢，它只在四維空間中遨遊它經常一夢一主題，雖有時間地點的跳躍，但一般不離主題。腦肝之副交感神經與迷走神經互有牽涉但不相同，如同打坐開始時與睡眠相似但也不相同。

當清醒時，需腦細胞連結以分析、思考，所以細胞緊密連結，細胞與細胞之間隙關閉，限制腦脊液流通。當處於睡眠時，大腦細胞內空間縮小，細胞與細胞之間隙增大，致使大量腦脊液得以迅速流過大腦，充滿大腦細胞之間隙，運走大量大腦產生的代謝廢物、毒性蛋白質，而給大腦騰出更多空間，睡眠有助於儲存和鞏固記憶，以及新陳代謝和免疫系統的調節。這就是為什麼深度睡眠後，人的大腦更加清晰（木生火，請翻閱第八章八卦五行干支）。大多數成功人士均夜九時入睡，晨四時起床，利用頭腦最清醒時間預習一天將發生的功課，所以遇事不慌不忙，成竹在胸，談笑間檣櫓飛灰煙滅。周公瑾並非神人，只是早睡早起嚴格執行人體生理時鐘而已。

幾乎所有的神經退行性病變，都與長期失眠導致大腦細胞內的廢物累積有關，尤其是累積的毒性蛋白質、澱粉，是導致老年癡呆症的主因。次因是飽食入睡（請翻閱第七章——肝）。

一晚的睡眠是由兩種循環交替出現的睡眠狀態構成。睡眠之初會先進入慢波睡眠，這時人的心率、血壓、呼吸頻率會逐漸下降，全身的肌肉也鬆弛下來。經過約九十分鐘的慢波睡眠後，便會進入快速眼動睡眠（有夢睡眠）。在快速眼動睡眠的階段，體內各種代謝功能都會明顯增加，以確保腦組織蛋白的合成和消耗物質的補充，為第二天的活動積存能量。在這

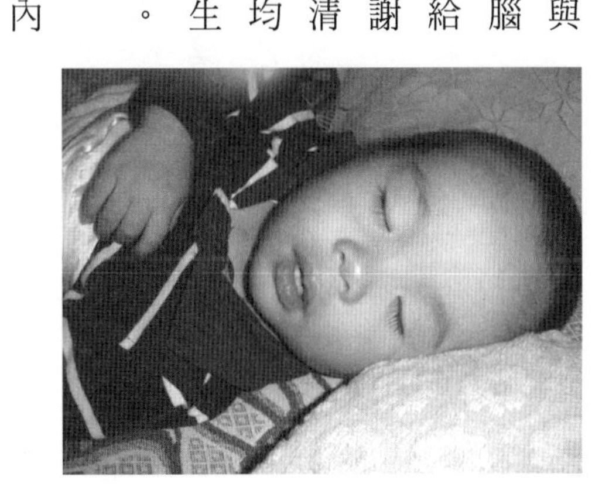

期間，全身肌肉的張力極低，並不時伴有肢體或身體其他部分的局部運動，夢也多發生在這段時期。

在一晚的睡眠中，慢波睡眠和快速眼動睡眠會交替地進行四至六次，約九十分鐘變換一次。快速眼動睡眠階段的眼球運動，其實是與夢的意像有關；換句話說，每一個快速眼動睡眠的階段，人其實都在做夢。因此，在一晚八小時的睡眠當中，差不多有二小時的時間都是在做夢。以人的一生來計，原來我們花了差不多十二分之一的人生做夢，難怪詩歌中經常提到「人生如夢」。

夢對很多人來說都似是蓋著了一層神秘的面紗，從前的人甚致常常把夢與鬼神、命運、連上關係。其實一般人的夢是本能欲望的滿足，是一種典型的無意識活動。但是道門丹道練至煉炁化神之境界，可以用本身感應力去導引他人之夢境，黃粱一夢、南柯一夢均是有名的案例。西方亦有類似案例：在快速眼動睡眠期，神經傳導物質乙醯膽鹼的濃度比清醒時高出一倍。這種現像會促進神經元間重組連結，將不同的訊息搭上線。披頭四的經典歌曲〈昨日〉以及著名小說《科學怪人》都是睡夢中的產物。

有些人害怕做夢會影響到身體健康，其實做夢也是人腦的一種自我保護機能，目的是使大腦能保持一定的興奮水準，起著穩定機體的調節作用。只是很多人把夢的內容和自己不愉快的事情聯繫起來，才會出現種種不安的感受。

人的生長發育是由生長激素控制的，大約70％的生長激素是在睡眠中產生，而且其分泌的數量與深層睡眠的時間成正比。進入青春期以前的兒童，只有在睡眠時才分泌生長激素，因此人體生長發育的程度（特別是少年兒童），與睡眠的品質有著非常密切的關係，閩南語兒歌的催眠曲就有：「囝仔休睏，一眠大一寸。」

睡眠對維持正常的體力、腦力必不可少。我們都能感受到睡眠的重要，受失眠困擾時，常有不能集中、記憶差、疲憊、思想渙散、煩躁不安……。長期睡眠不足，是引發重病的高危因素，與高血壓、心臟病、中風、糖尿病、肥胖、精神病、腦力衰退甚至兒童發育障礙等有密切關係。研究發現持續不眠二十四小時後，腦部功能明顯下降，同時體溫及免疫力也降低。

只要每晚失眠，那麼這位患者很有可能是肥胖的，那些失眠的患者（每晚睡眠時間少於六小時）更容易得糖尿病或心絞痛。失眠亦加重胰島素抵抗，使胰島素不能起到對糖尿病應有的治療效果。

長時間睡眠品質差會導致大腦的額葉皮質萎縮，包括涉及推理、規劃、記憶和解決問題的大腦部位也出現了萎縮或功能惡化。這使得腦部評估正向結果的區域較活躍，分析負面結果的區域較薄弱，導致人思考偏差，容易冒險，做錯誤決策。例如，不該投資，卻投了，這種偏差在六十五歲以上的老年人中更為明顯。

這種身心惡化的失眠後果，正是中醫理論的人靜血不歸肝，致使白天造成的身體勞損、神經系統疲憊，在夜間得不到修復、保養，自然離疾病不遠。良好的睡眠不但是健康的基礎，亦是事業成功的保證。

人體存在很多規律現像，如脈搏、月經、呼吸、激素分泌等，就似設置了鐘錶一樣有規律地運作，所謂生理時鐘現像。覺醒與睡眠的週期，亦受人體生理時鐘調控。在不同時區往來或上夜班，會影響人體生理時鐘運作，要使人體習慣一個新的覺醒、睡眠週期，需要一段時間來適應。為了改善睡覺，應儘量使睡房安靜黑暗，以及改變不良的飲食和運動習慣。

睡眠的不同階段中，慢波睡眠的第三期（中睡）和第四期（深睡）是最重要的，因為人腦在這兩個時期得到最充分的休息，所以恢復疲勞的效果也最好。至於快速眼動睡眠階段，主要是給身體（特別是肌肉）的休息，腦的活動與清醒時的差別不大。因此，慢波睡眠中第三、四期睡眠的時間比例越長，睡眠的品質越好。

據北美公路交通安全管理局調查顯示，每年大約有十萬次機動車事故和一千五百起死亡是由疲勞駕駛導致的。切爾諾貝利核電站的爆炸釋放出的核輻射是日本廣島原子彈核輻射的四百倍，當時這裏的工程師連續工作超過二十小時。挑戰者號在一九八六年發射升空數秒後爆炸解體，導致七名宇航員死亡時，一些管理人員在發射之前連續工作二十二小時。睡眠不足和醉酒差不多，硬撐著困乏去工作是非常危險的。

如果超過二十四小時不睡覺，大腦會開始進入超負荷狀態，無法正確的過濾與理解周圍的噪音、氣味與光線，我們也會開始出現幻覺與幻想。大腦中處理資訊的海馬體額葉皮質和大腦頂葉開始出問題，記憶編碼開始出錯，這會導致記憶錯誤甚至丟失。處理語言的顳葉開始不再活躍，然後會言語不清。

大多數的研究報告都表明，絕大部分的成年人每天睡七～八小時左右，隨著年齡的增加，每天睡眠的時間會減少。

不同年齡人士的睡眠時間：

新生兒：十七～十八小時

一歲：十三～十四小時

四歲：十～十二小時

十歲：九～十小時

二十歲：七．五～八小時

六十五歲以上：七小時

睡眠不足時，燃燒脂肪的賀爾蒙會減少，使你感到特別飢餓，並容易想吃高熱量的食物。沒睡飽的受試者，平均比睡眠充足的受試者多攝取6％的卡路裏。因此，睡眠可說是節食減肥的最佳利器。

優質睡眠的關鍵

1.養成有規律的睡眠作息時間。

2.不可賴床：所謂賴床是血壓與皮質醇雙提高，身體已做好起床準備，此時賴床，是一種似睡非睡，似醒非醒的狀態，就算繼續睡也只屬淺睡的階段，睡眠的品質非常低，而且更會引起人體內生理時鐘的紊亂，影響正常的生理機能。

3.參與適量的體育鍛錬：經常進行體育鍛錬可舒緩白天的緊張，而且適度的疲勞還可以使人容易進入夢鄉。不過，初開始體育鍛錬的不宜從事太劇烈的運動，以免身體過勞，反而影響了睡眠。運動的強度以能達至出汗為宜，並且應持續十五分鐘以上，但不要離上床睡覺的時間太近，否則體溫升高了，就難以入睡。還需留意的就是中等強度以下的運動能加快入睡的時間，並加深睡眠的深度；劇烈運動雖能使人在後半夜睡得更深，但卻不能使人更快入睡。

4.別把工作和煩惱帶上床：睡眠之前要儘量保持心境平和。如果家庭環境許可，睡房亦不要擺放任何工作或娛樂的設施（如電腦、電視等），蘋果手機的創辦人，睡房中就是一桌一椅一床，其他什麼都沒有。總之，睡眠前的幾個小時，應該儘量在安靜中度過，可以做一些放鬆的活動，但對於一些要高度用腦的活動，如下棋和打牌之類，就要有所節制，否則大腦皮層處於興奮水準，導至體溫上升，便難以入睡。

5.臨睡前要避免刺激性食物和飲品：如咖啡和茶，都含有咖啡因，具有刺激神經系統的作用，使人難以入睡。咖啡因還有促進血液循環和擴張腎臟血管的功能，因而有利尿的作用，晚上頻頻上廁所，就會影響到睡眠的深度。

吸煙和飲酒也不利於睡眠。香煙中的尼古丁比咖啡因更刺激神經，重度吸煙者多難眠、易醒，並且很少有深度的睡眠。雖然酒精有一定的催眠作用，睡前喝一些酒能縮短入睡時間，但酒精亦能令睡眠變淺，使淺睡期延長；睡前三小時攝取酒類，會中斷睡眠中的「快速動眼期」（也稱作夢期），使你無法進入熟睡期。若一週內有兩天以上都在喝酒後就寢，睡眠不足的問題會加劇，也可能會有增胖、健忘的相關風險，而且酒精被分解後所產生的乙醛，在人體內循環時會導致一定程度的脫水，甚致令人因口乾而覺醒，因而干擾了睡眠。

6.不要吃得太飽上床睡覺：過飽，會使人難以入睡。那種所謂「飯氣攻心」，使人昏昏欲睡的感覺，其實只是血液循環集中至消化系，以致腦的供血量減少的現像，它最大的問題在「人靜血不歸肝」，夜間本應修復身體勞損的供血量被消化系攫取，造成身體退化、脂肪堆積、高膽固醇、高血脂……。剛入睡時倒也舒適，不過之後睡眠品質及睡眠時間均將大幅度降低。

7.營造使人容易入睡的環境：睡房的溫度應介乎攝氏二十度左右（濕度以60％左右為宜），室溫在二十四度以上或十八度以下時，都會令睡眠變淺，並使到睡眠中的身體動作和醒轉次數增多，因而難以進入深度的睡眠。此外，開著燈睡覺，也會使淺睡期延長。如果無法改變室內的光線，唯有嘗試使用眼罩。

聲音也是影響睡眠的因素之一，熟悉的聲音（例如伴侶的鼻鼾聲）使人容易入睡。在煩忙的城市裏，噪音在所難免，可嘗試用聲音蓋過聲音的方法，如播放些柔和、舒情、節奏慢的音樂，又或者是一些大自然的聲響，蛙聲、蟋蟀聲、鳥鳴聲……，都可助人入睡。如果噪音的干擾真的太厲害，如經常被小混混飆摩托車驚醒，就只好試試戴耳塞了。

8.挑選合適的寢具：所謂「工欲善其事，必先利其器。」舒適的床褥、枕頭、被子，都是質睡眠的必須品。床褥的軟硬要適宜，這樣才可以確保脊柱維持正常的生理彎曲，不會引起腰酸背痛。除了枕頭的軟硬要適中外，還要高度適宜。高枕會妨礙頭部的血液循環，容易造成腦部缺血、打鼾和落枕，所謂高枕無憂，那是駝背之人平躺，必須高枕。古時之人不知做脊柱運動，五十歲以後大多駝背，平躺時必須高枕。

低枕卻會使頭部充血，容易造成眼瞼和面部浮腫，被子也要保溫適宜、輕巧，這樣才不會增加身體的負擔，甚至妨礙血液循環。

9.掌握入睡的時機：在電燈發明前，夜晚一片黑暗，絕大多數人們均晚八、九點入睡，晨三四點起床迎接黎明。其時間中點正是半夜子時（23～01），億萬年來人體基因習慣在此時進行最深度睡眠，電燈發明僅百年，請勿以百年抗拒億萬年，就是說23～01須進入夢鄉，最晚上床時間是 10:30，如果熬夜錯過此時，就算睡到第二天中午也無法補回睡眠品質。

中醫抗失眠：

1.交心腎：交心腎：心是腦心，是腦的思想、大腦皮質。腎是腦腎、腦的實體、自主神經中樞，心腎不交而相互遠離就是思慮轉來轉去轉不停，不讓感覺、運動神經休眠，亦不讓自主神經視事，這就叫做翻來覆去睡不著。

心腎不交翻譯成現代話語：內分泌系是腦腎（自主神經系）控制項下的一大系，現在單提出腎上腺。在半夜子時腎上腺皮質醇（用來提高血壓、血糖）降至低谷（因腦垂體分泌退黑激素）助人深度入睡。早晨，腎上腺皮質分泌上昇，一併提昇血壓、血糖，使人醒來，就是「睡飽了」（高血壓病患以早晨中風率最高）。所以須在子時之前入睡，熬夜第二天補覺沒甚效果原因在此。不劇烈的晨運：太極拳、廣場舞、快步行走……，就是為了消耗這過多的腎上腺皮質醇，而當之不愧的成為保健最好的運動時間，中國怪專家說早起一片二氧化碳，不可晨運，這是胡說八道，多點二氧化碳有什麼關係？重要的是早晨是一天之中空氣污染最低時間點。

當處在危險、壓力之應激態下，腎上腺皮質醇與血糖、高血壓一併提高以助人體渡過難關。但是在亞健康態時，人體將這應激態化為常態，腎上腺皮質醇一直在高分泌狀態，此人不但長期失眠，並且尚有：乏力、消沉、暴燥、悲傷……等神經衰弱症狀。如何「交心腎」？請翻閱治療篇「失眠」。

2.關燈睡覺，燈光（尤其是藍光）會抑制機體分泌褪黑激素（褪黑激素對睡眠效果有促進作用）。

3.睡前不進食，以免入睡後消化器官仍然維持運作。

4.睡前浸熱手腳，手足發涼令人睡不寧。

5.午睡可以減低生活壓力，幫助夜晚入睡，但不宜超過半小時。

6.選擇最佳的睡姿：由於心臟位於人體的左側，而胃的開口和肝都在右側，所以古今中外、道門佛家、醫學界普遍認同向右側臥是最佳的睡姿。這個體位不但能減輕心臟的壓力，也利於增加胃和肝的供血量，這都有利於食物的消化和人體的新陳代謝，丹道臥功正是右側臥。

7.寢具：當側臥時動一動身體，找到最舒適姿勢時請人拉一繩，度量背後自百會穴至尾椎是否為一直線，如果不是，請參照下圖身體側臥重量百分率，更換床墊及微調枕頭高度，直到百會穴至尾椎完全成一直線為止，這就是最標準的寢具，無論仰臥或側臥。

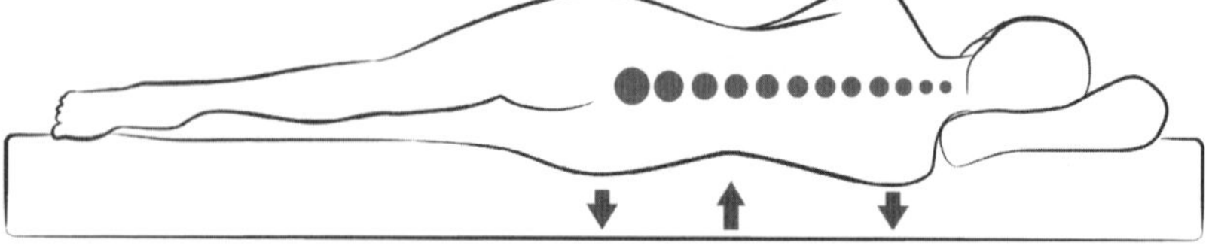

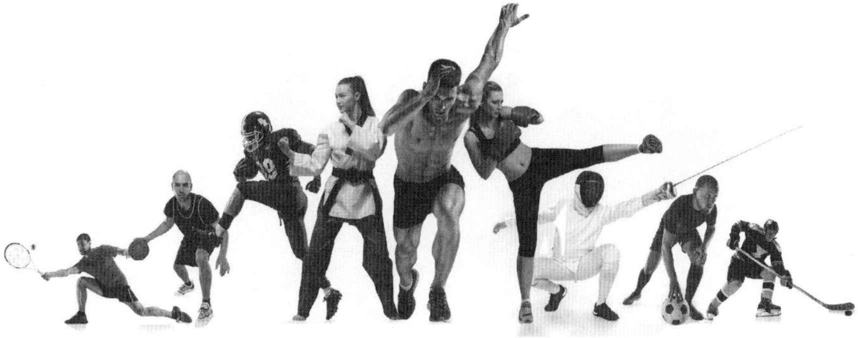

第十三章　運動

運動就是腎主骨，所謂的力由骨出。手無縛雞之力，與魯智深力拔垂楊柳，不同之處就在骨力具備否，如果不具備骨力去拔樹，肯定將傷到腰脊。當一個虛弱之人開始鍛鍊身體，先強肌肉，然後肌腱、筋膜、韌帶會接著強化。

骨是最後一步。肌肉強，骨不見得強。（想想看掰手腕掰到前臂骨折的例子）。但是骨強，筋肉一定強。中醫的解釋非常簡略，力由骨出看似胡說八道，但是當明白它真正含義時，就會明白它是非常合乎人體科學的。運動強化呼吸、循環、關節、內臟、制止骨與關節退化以抗衰老、強化內臟的實質與功能、強化新陳代謝。運動強化腎氣、陽氣、強化人體生命的全部功能，是治療一切慢性病不可缺席的配套治療。

運動鍛鍊分為六個部份，懂得運動之人，重視這六個部份，不偏失任何一部份，則過百歲仍能天天運動。

不懂運動之人，練就一身大肌肉，六七十歲後混身疼痛，一身是病，自然壽命也達不到天年，現將運動的六個部份分述如下：

1. 心肺運動

心肺運動使呼吸及血液循環加速，是強化新陳代謝不二之選，如跑步、游泳、跳繩……。

人體新陳代謝好比汽車引擎，引擎運作良好，則燃料燃燒完全，車子有力量，人也就有精力，做事決不拖泥帶水而沒事找事幹，這就叫做——天行健，君子以自強不息。良好的新陳代謝不但是身體健康的保證，亦是事業成功的保證。

相反的，如果新陳代謝弱化，就如同汽車引擎燃燒不完全，沒推動力而冒黑煙。在人體就是成天軟綿綿不想動、不起勁，遇事拖拉總推到明天。而這個冒黑煙就是冒出我們不想要的病態東西，在人體因人而異，如肥胖的脂肪堆積、膽固醇、血脂、尿酸、子宮肌瘤、卵巢胞囊腫……，都叫做冒黑煙。當汽車冒黑煙時，我們第一件要做的事，就是回家後將引擎熄火，不可使已受損的引擎徹夜運轉。

在人體新陳代謝項下最大的系統就是消化系，看出來了嗎？要治新陳代謝弱化，身體冒黑煙的這些疾病，除了針灸調整之外，最重要的二個配套治療，就是心肺運動，與夜間關閉消化系的運作。

這在養生學叫做——早飽、中好、晚少。

在西方俗諺叫做——皇后的早餐、公主的中餐、乞丐的晚餐。

在道門丹道更為嚴格，叫做——過午不食。

過午不食長時間被醫界誤解，認為會損害健康，這是胡說八道，作者三十多年過午不食，確實老當益壯，只有糖尿病患不行，長時間不食會引起血糖過低昏迷。日本人竊取過午不食概念改名為「間歇性斷食」減肥法得到諾貝爾獎，倒是能廣為流傳。

這裏的運動要旨在於激發新陳代謝，不需要每天運動到累的半死，作者經常要求病患每日做二分鐘的心肺運動，就夠了。例如跳繩一百次、跑步二百公尺、爬樓梯五層樓……。

2. 肌肉運動

肌肉運動是用來強化身體的力量，如馬步、伏臥撐、器械鍛鍊……其中馬步是至為重要的一項運動，我們知道雙腿占全身半數的肌肉，只要雙腿有力，就可保證全身肌力的平均值達到標準，而且保證下肢靜脈血循，可以輕鬆的對抗重力，靜脈血輕鬆的回流至心臟，而保護心臟。肌肉強壯對於糖尿病之胰島素阻抗亦非常重要。

另外老年人最怕摔跤，本來明明健康正常的老年人，一經摔跤後就長期臥床了。而排除中風、昏厥，摔跤最主要的原因就是雙腿肌力太弱，所以老年人必須鍛鍊腿力，而鍛鍊腿力最好、最簡單的方法就是馬步，這個馬步不是要求去打南少林工字伏虎拳那個四平大馬，而是請你在看電視、打電話時不要一直坐著。站起來，膝蓋彎曲成六十度角，身體重心只在一腿，累時重心換另一腿，約十五分鐘也就夠了。

馬步是保護與強化膝關節很好的鍛鍊，因為當直立時，膝關節中，大腿股骨頭與小腿脛骨頭，永遠都是同一接觸點支撐體重，易勞損退化而雙膝彎曲時，則改變支撐點而保護膝關節。

馬步亦是股四頭肌肌力訓練的好方法，只有股四頭肌肌力強健才能保證膝關節血液循環充足，保證不使膝關節退化。

或許讀者有意見：現代健身房的運動器械鍛鍊，又科學、又時髦，豈不比那土裏土氣的馬步要好？這也不無道理，但是老年病患連這麼簡單有效的馬步都不能或不願做到，能強迫他費錢費時天天去健身房？請記住，真正有效的運動鍛鍊是天天做一點，而不是一曝十寒。

3. 關節運動

莊子書，道門五禽戲：熊經、鳥申、猿行、鹿捷、虎勢。其中猿行是什麼？我們可以比較一下，猿在行走時與馬在碎步小跑時有何不同？猿是全身鬆垮垮，搖搖擺擺的向前行。而馬是全身僵硬，以蹄擊地前行。而一、二歲的小兒，也是全身鬆垮垮，搖搖擺擺的向前走。偶爾摔一跤，就像一團橡皮泥落地，沒有應力點，也不會受傷。

而許多老年人，卻全身僵硬，失去猿行搖擺的動作，如果跌倒就如同玻璃杯落地，單一觸點與地面硬碰硬，鮮有不受傷的。這就是關節退化，僵硬黏結的後果。

普通關節退化，只是影響行動，使生活品質下降，而脊關節退化將直接影響三十一對脊神經之自主神經系，使腦腎之精下行之路受阻而使身體功能退化，陽氣受損。

年輕人早晨睡醒，忽一下就跳下床，關節退化之老年人可不行，要躺在床上活動一會才能下床，這是因為睡眠時，人靜血不歸肝，陰血不去修復關節，反而因睡時靜止不動，使關節血液循環減少，而致早晨僵硬更甚，活動一下或到了下午，血液循環回復正常，則自然緩解。

肌肉的運動鍛鍊，要求標準不高，在任何一個年齡段，只要去鍛鍊，都可以得到強化。但是關節不行，當關節退化超過一個限度，則造成不可逆轉的損傷、變形，那就麻煩了。所以關節運動鍛鍊必須從退化之前開始。

什麼是關節運動？就是體操及一切運動之前的熱身動做。一般要求病患做的關節運動，是從身體最高的一個關節，做到身體最低的一個關節，數著圈轉下去，左右各轉十次。

順序如下：

(1)頜關節——下巴立圓轉。
(2)頸部——頭平圓轉。
(3)肩關節——肘伸直，大臂立圓轉。
(4)肘關節——小臂立圓轉。
(5)腕關節——手立圓轉。
(6)指關節——手指抓放，動搖。
(7)腰部——上半身平圓轉。
(8)髖關節——垂足，膝部立圓轉。
(9)膝關節——雙膝平圓轉。
(10)踝關節——足尖立圓轉。

⑾趾關節——足趾上卷，下抓。

4.內臟運動

所有的運動都是由肌肉做原動力而帶動其他方面。如心肺運動是肌肉運動而帶動供應氧氣及血液循環的心與肺。關節運動是肌肉做原動力而旋動關節。

內臟運動也不例外，亦是由肌肉運動而牽動內臟。它的標誌性動作是：

——大笑（假笑也行）。

——腹式呼吸。

——提肛。

——道門五禽戲之熊經。

大笑就不用多說了，你大笑看看，是不是使整個腹部，及其內的所有器官全部大動，時時大笑之人什麼功都不用練，自然長壽。

腹式呼吸是橫膈膜上升下降，上下牽動內臟。

提肛是肛門附近肌肉上提，向上牽動內臟。

熊經像一隻大黑熊，經常左右轉動，而左右旋動內臟。

它們鍛鍊的不是外表好看的健美，也不是用來欺負人的力量。而是伸動內臟，強化內臟功能，而提升陽氣的層次。內臟運動是道門丹道、中醫養生、武術內功的重中之重。

對於內臟下垂，這裏要特別強調提肛運動。八段錦中的拔地擎天理三焦，就是踮腳、舉臂、吸氣、提肛，四個動作一齊完成，能將提肛做到最大動量，一舉遷動上、中、下、三焦，就是將胸腹腔內所有的內臟向上提拉。它不但強化內臟系膜，內臟功能，而且還是調理男子前列腺及女子陰道問題的重要運動，是前列腺肥大，小便失禁、淋漓、陰道鬆弛、性欲低下、痔、脫肛、內臟下垂、子宮下垂……無可替代的輔助療法。

如果讀者不會八段錦，那麼就做簡單的提肛也是好的。想一想，當你腹瀉時找不到廁所，怎麼辦？對了，用刀忍住，就是這樣，一忍一放鬆，再忍再放鬆，每天做個三、四十次也就夠了。一切上述症狀都將因此而緩解。

5. 綜合運動

物競天擇，適者生存。進化是一個極殘酷、極現實的生命淘汰法則。數千年前，愛斯基摩人入遷北極，在冰天雪地的居住環境中，再也食不到人類賴以維生的五穀雜糧，蔬菜水果。食物成了單一化，就是魚。之後大部分人因無法適應飲食變遷，遭進化淘汰，而英年早逝。小部分人總算熬過，亦壯年而亡。經過數個世代以死亡做篩選，最後剩下的人都適應了單一食物——魚。雖然如此，愛斯基摩人千年進化是攀比不過人類總體億萬年進化的，所以專吃魚的愛斯基摩人，未有人能活過百歲而盡天年。

——飛翔是老鷹最好的運動。

——奔騰是駿馬最好的運動。

——跳躍是青蛙最好的運動。

最好的運動都是各物種億萬年進化而作為求生、求食的運動。那麼人類最好的運動是什麼？那也是人類為求生求食進化而成的運動。肉食動物牙齒像虎，草食動物牙齒像牛，人類牙齒在虎與牛之間，人類是雜食動物。在農業社會發展以前，人類早已進化完成，當時人類求食最主要就是採集。每天都要奔走長距離去採集根、莖、種子、果實……。所以走路、跑步、爬樹的攀爬是人類最好的運動。

人類也要吃魚，吃肉，所以捕魚的游泳，打獵的武術也是人類最好的運動。

它們如同愛斯基摩人改變飲食遺傳一樣，經過無數世代以死亡做篩選，最後形成的最適於人類的運動。尤其慢跑、游泳、攀爬、武術是綜合運動的代表。它們已包括一切的肌肉、韌帶、骨骼、心、肺、關節、內臟……之各種運動。請注意，抗衰老的運動均是自發運動而不是競賽運動，世運選手、擂台拳擊手……未有得盡天年者。

功夫巨星李小龍，不知此五種運動互相配合的重要性，舒服的躺在床上用電擊刺激運動肌肉，雖然成就了一身與人不同的大肌肉，但心肺運動跟不上，相比之下，心肺至為衰弱，如果他平時也跑步、跳繩、游泳……做些心肺運動，就算是服用禁藥，也不可能以武術大家而亡於盛年。

最後必需注意一件事，就是清晨為了振奮人體的覺醒，基礎血壓高、體溫高、人體分泌的腎上腺激素也比傍晚高四倍，所以在空氣好的地點做些不劇烈的晨練是當之不愧最佳養生運動，不但可以振奮一天的精神亦可耗去那四倍的腎上腺激素使血管柔和、降低血壓。中國怪專家說：早晨公園二氧化碳濃度高，不可晨運，這是胡說八道，二氧化碳濃度高些有甚關係？重要的是早晨空氣污染指數是全天最低的。

但是早晨不可以做劇烈運動，例如快跑、競技運動……，因血壓高、激素高易造成心臟猝停。有次北京市政府響應全民運動，早上七點集合市民去爬山，結果猝死了三位六七十歲的大叔。這些動量大、較累的運動應留給下午做。

早上起來，睡了一晚，身體靈活度減低，所以早晨非常適合做關節運動、內臟運動及輕柔的心肺、肌肉、綜合運動……。例如：體操、跳舞、快步走、太極拳、慢跑、五禽戲、八段錦、易筋經、瑜伽……等。

6.高強度間歇運動

高強度間歇運動是用在快速減肥減脂及抗衰老的運動，但是不建議有心、血管病之人做。高強度運動是一種在短時間內進行全力、快速、爆發式運動。這種運動能在短期內心率提高並且燃燒更多熱量，身體中的肌肉感受到疲勞、進而開始大量消耗氧氣。此時高運動強度讓身體耗氧量超過最大攝氧量時，會啟動一種機制叫做「後燃效應」，簡單來說，就是可以讓身體在停止運動之後，還繼續消耗氧氣，因此也能持續消耗熱量。使身體對氧氣的需求增加，並且製造缺氧狀態，導致身體在恢復期間需要更多氧氣，所以能燃燒更多脂肪和卡路里。

將高強度運動與間歇性相結合就是高強度間歇運動，可以導致運動後過量耗氧，這可以加速代謝速率。運動後代謝率可以在四十八小時內獲得提升，就是雖已停止運動也依然在燃燒脂肪。

它將運動內容分段交叉進行（如：動—停—動—停，或是高強度-低強度-高強度-低強度）的方式。

例如：

＊跑步，熱身（五分鐘，至身體微微出汗程度），進入高強度運動：全力衝刺（約二十秒），間歇運動：慢跑或快走（一分鐘）重複上述最後兩步驟五次。

＊游泳，熱身（入水後韻律呼吸一分鐘以適應水溫，再使用浮板暖身十分鐘），進入高強度運動：雙腳打水直線衝刺（25m），間歇休息：韻律呼吸（一分鐘）重複上述最

後兩步驟五次。

＊爬樓梯，熱身（慢走上梯，三層樓），進入高強度運動：跑步上樓（三層樓），間歇休息：韻律呼吸（一分鐘）重複上述最後兩步驟三次。

以上高強度間歇運動一周建議進行二至四次為佳。

高強度間歇運動可使生長激素及腦源性神經營養因子分泌提昇五倍，在禁食（十八小時不吃任何食物）時進行高強度間歇運動可使生長激素分泌提昇更多，使身體進入交感神經（腦腎）用命之緊急態而完全動用脂肪燃燒，是減肥減脂及抗衰老最快速有效的方法。

第十四章　抗衰老六大平行療法

1. 飲食（脾生血，統血）

2. 運動（腎主骨，力由骨出）

3. 睡眠（肝藏血，人靜血歸肝）

這三項在前三篇已詳述，不再重覆。

4. 生理時鐘

生理時鐘就是飲食，運動，睡眠均有固定且正確的時間，並且形成習慣，時間一到，該做什麼，不做都不行。例如：

早晨五時自動醒來再也睡不著。

一起床不排便則腹急難耐。

五時半不運動一下則全身不舒爽。

七時不吃早餐則餓的受不了。

十二時不午餐則飢腸轆轆。

午餐後不小睡片刻則頭暈腦脹。

夜十時不上床則睏倦難耐。

中醫的生理時鐘論述更為精妙，它就是十二時辰合十二經脈：

黃帝內經以平旦寅時合手太陰肺經，這與事實不符，應糾正為以子時合手太陰肺經：

（一）子時（23時～01時）合手太陰肺經

（二）丑時（01時～03時）合手陽明大腸經

此二時辰是免疫力全力運作，修復身體勞損期，必須深度入睡，此時若熬夜或失眠，則第二天睡的再晚也補不回來，而加速衰老。

（三）寅時（03時～05時）合足陽明胃經

（四）卯時（05時～07時）合足太陰脾經

此二時辰是消化系—腸胃道、肝、胰、各腺體開始運作，此時應喝一天之第一杯水，及清空腸道—排便，並食用一天最豐盛的一餐，年長睡眠少者可在寅時執行，年輕睡眠多者則在卯時結束前執行，不應懶床超過上午七點鐘。

（五）辰時（07時～09時）合手少陰心經

（六）巳時（09時～11時）合手太陽小腸經

此二時辰是心腦的思想活動旺盛期，是一天學習與工作最佳時期

（七）午時（11時～13時）合足太陽膀胱經

（八）未時（13時～15時）合足少陰腎經

此二時辰是腦腎執行期，是修練道門丹道的好時機。或是小睡片刻，泯滅心腦而使腎腦能巡視身體一遍。上述二者均可使陽氣、精神再度達到巔峰態。

（九）申時（15時～17時）合手厥陰心包經

（十）酉時（17時～19時）合手少陽三焦經

此二時辰，經過一天的勞動，血液循環率達一天最高值，所以關節退化的病患，此時疼痛感是一天最輕之時。水液輸布分配亦最旺盛，所以蓄水之患者，經一天直立工作後，足踝、小腿腫脹較重。

（十一）戌時（19時～21時）足少陽膽經

（十二）亥時（21時～23時）足厥陰肝經

人靜血歸肝，是該放鬆的時期，為入睡做好準備，並在此時期結束前上床入睡，以確保在二十三時之前能深度入睡。

真正的養生人士在人靜血歸肝時已經入睡，是二十一時前入睡，凌晨四時前起床，在頭腦極度清醒的狀態下，預先計劃新的一天將處理的事情，如此不但得到睡眠養生最大效果，亦是事業成功的最好習慣。反之，人生失敗之人都是拖著疲憊的身體、混亂的頭腦，在極低效率下熬夜處理當天積欠未完成的事情，第二天懶床，上班總是遲到，如此不但拖垮健康，亦拖垮事業。

生理時鐘就是年分春夏秋冬，日分晨午暮夜，億萬年來人類的進化都是順之而行，如果偏要逆勢而行，就如同將陸龜放生到大海，將海龜放生到沙漠，自找麻煩。

5. 腦力訓練

陽氣是全身功能的表現，實際運作的複雜程度超過一個國家的運作，是誰在調控、規範陽氣的運作？是心與肝腎。

翻譯成現代話語：

心就是腦的功能，所在部位是大腦皮質部，掌控感覺神經與運動神經及思維運作。

肝、腎是腦的實質，所在部位是大腦自主神經中樞，掌控自主神經系，運作一切內臟運作、腺體分泌、直到毛細血管通透度、細胞內外物質交換、腺粒體能量的生產、ＤＮＡ的修復……。

心腦與肝腦、腎腦是人體至關重要的功能，一但運作不良，則立刻影響全身功能而加速衰老。所以有必要加以訓練。

(1)心腦（大腦皮質）之腦力訓練是由腦中拿出東西，以及放入東西。

拿出東西如：寫作、繪畫、下棋、樂器、設計、品茗、品酒、寫詩、古董珍寶鑒賞……，利用已知的知識重新組合、創新。

放入東西是學習新知、技能。如醫學、養生、兵法、拳理、炒菜、算命……，所謂活到老學到老。而不是上網流覽、看電視之類，將腦中放入一大堆沒完沒了的八卦新聞、博客罵戰之類亂糟糟的東西。要知道，老年癡呆症的患者，發病前都是整天坐在電視機前面。

有幾種簡單有效的運動，能延緩腦神經細胞的退化，可預防老年癡呆症：

①每天做心肺運動——快步走十五分鐘或上樓梯四~七層樓，它們可以加快血液循環、提高腦的供氧量，有助於安撫腦細胞，防止腦細胞退化，對老年癡呆症的預防有理想的效果。當然，最好的運動是太極拳，但是需拜一個好師父，否則基本動作不到位，效果不良，不如快走、登樓。

②經常做手指的細緻活動，如手工藝、雕刻、繪畫、剪紙、打字、彈奏樂器、旋轉鐵膽或文玩核桃……等，能使大腦血液流動面擴大，促進血液循環，有效的按摩大腦，能幫助大腦活潑化，預防癡呆。旋轉鐵膽就是武俠小說中鐵膽鎮八方的鐵膽，練武之人掄刀使劍，易得腕韌帶炎，它本來是用來預防韌帶炎、腱鞘炎的，後來發現它透過手指的韻律運動能很好的舒緩腦神經緊張。

③做關節運動之頭頸平圓旋轉運動，這個運動不但可使上脊椎的轉動變得滑順，預防老年人罹患椎骨腦底動脈循環不全的病症，還可延緩腦動脈硬化，預防老年癡呆

症。其方法是先將頭頸緩慢地由左向右平圓旋轉二十五圈，再由右向左平圓旋轉二十五圈，隨時隨處可做，方法簡易，效果卓著。

⑵肝、腎腦（自主神經系）之腦力訓練是強旺自主神經系，做法是：

①空腹入睡：消化系是人體最大系統，也是自主神經系負擔最重的系統，須停止消化系運作使肝、腎腦能在夜間得以減輕負擔，將能量修復心腦，強化神志，預防老年癡呆症。

②淡、定、靜，戒佛家三毒貪、嗔、癡：經常使心腦靜定、無思、無慮，停止一切無止境的慾望、怨恨、妄想，使大量空耗的心腦運作能量轉化為強化肝、腎腦之能量。

6. 心情愉快

情緒不良將嚴重影響肝（肝腦，自主神經之副交感神經）之疏泄，就是疏泄陽氣滯，而氣滯血瘀是衰老之本，肝之疏泄功能是人體至關重要的修復功能，如其運作不良，則身體損耗得不到修復，不衰老才怪。

心情愉快就是醫經上的七情，喜怒憂思悲恐驚，不需這麼複雜，我們將之簡化成心情愉快就行了。心情不好可使臟腑功能弱化而加速老化。

反之臟腑功能不良亦可影響心情（神經系弱化則情緒易崩潰於壓力之下）。如臟腑功能不良而影響心情，則脈象上可顯現，以脈診辨症施治，三到五次可癒。如情緒經常性不良而脈象又正常，則可確定病患為先天性悲觀者，針灸只以五神針整體性提升陽氣，並勉勵病患去嘗試各種興趣。如宗教、義工、社團、武術、釣魚、樂器、跳舞、唱歌……大千世界各種興趣千奇百怪，不可能找不到合適的，一旦找到，就由此下手改變情緒則事半功倍。

在我們的生活中，總會出現一些負面情緒，這些負面情緒會影響我們的生活與工作。其實擺脫負面情緒並不難，一些小動作就能讓我們擁有一個好心情，試試看：

換個新髮型，新服飾、雨中散步、做白日夢、欣賞音樂、擁抱大樹、保持愛心、鍛鍊注意力、樹立榜樣、體會他人的心情、傾訴、旅遊、讀書……。反正就是要「忙」，使自己每天都生活在愉快的「忙」中，忙著去交友，忙著去讀書，忙著去運動，忙著去旅遊……，不要使自己整天覺的無所事事、閒的無聊，這極不利於抗衰老。

以上所論述的一切都有一個根本前題，就是要使神經充滿生物能量（請翻閱第十一章飲食篇末之能量系），這就須顧好蛋白質、酶、輔酶、維生素、常量元素、微量元素，強大的神經系、能量系自然使肝疏泄、人心情愉快。想想看，在各年齡層中最忙的是那一年齡階段？是幼兒。幼兒忙碌的不會停下片刻，這就是中醫與道門所推崇精力旺盛的「純陽之體」，不過我們一般稱之為「小皮孩」。

最後我們拿世衛組織晚近公佈的二十個長壽方法排名與抗衰老六大平行療法做一比較：

第一名：唱歌，唱歌時大腦較不會胡思亂想，勉強可沾邊於道門丹道之清心、忘我。

第二名：跑步，與心肺運動之慢跑相同。

第三名：不久坐，與運動相同。

第四名：吃薑黃，與飲食之薑黃相同。

第五名：減卡路里，與飲食之減精米、白麵、糖、甜點……相同。

第六名：吃綠葉菜，與飲食之30%蛋白質、70%蔬果相同。

第七名：擁抱，這抗衰老六大平行療法是欠缺了。

第八名：吃花椰菜，與飲食之30%蛋白質、70%蔬果相同。

第九名：睡眠品質，與睡眠相同。

第十名：開心，與心情愉快相同。

第十一名：少糖，與飲食之減精米、白麵、糖、甜點……相同。

第十二名：鎮靜，與道門丹道之清心、忘我相同。

第十三名：飲茶，與飲食之綠茶、紅茶相同。

第十四名：吃蘋果，與飲食之蘋果堪稱水果之王相同。

第十五名：少看電視，與腦力訓練之老年癡呆症的患者，發病前都是整天坐在電視機前面相同。

第十六名：跳舞，與運動之綜合運動體操、跳舞相同。

第十七名：吃大蒜，與飲食之大蒜是抗癌之王，蕃茄是抗癌之后相同。

第十八名：吃堅果，與飲食之核桃，巴西堅果、夏威夷堅果、開口笑、松仁、杏仁、南瓜籽相同。

第十九名：護理牙齒，這抗衰老六大平行療法認為是人們必備之功課，所以未單獨提出要求。

第二十名：大笑，與運動之內臟運動大笑相同。

中醫針灸之抗衰老六大平行療法與世衛專家組研判之長壽方法分庭抗禮。

第十五章　中醫湯劑

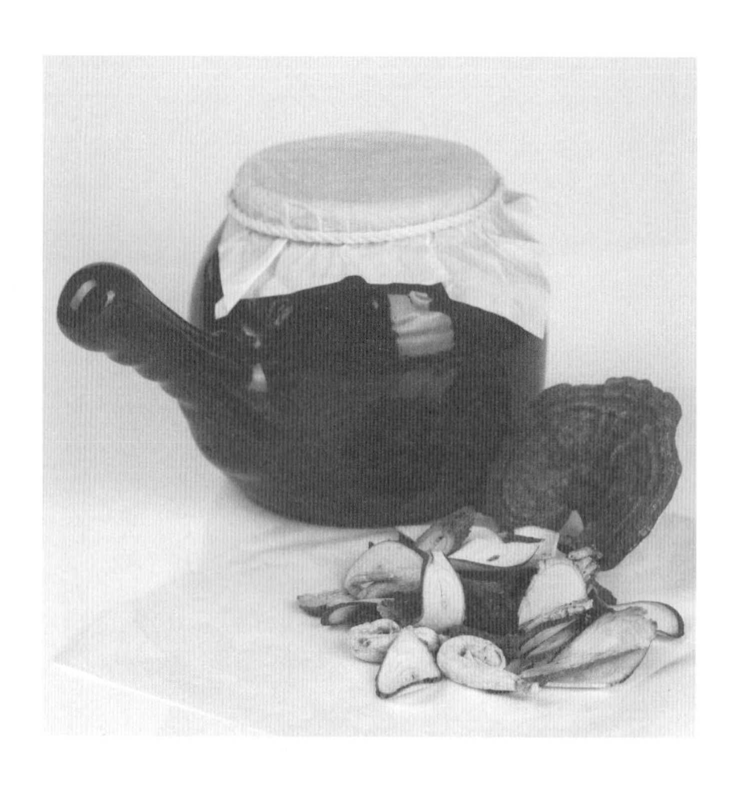

家中養的狗身體不適時，遛公園時都會吃些覆盆子、車前子之類較軟的草，以本能自療。食用藥性植物治病是動物的本能，人類也不例外。

自有上古原始人就有中草藥服食行為，服用方法是㕮咀（口嚼之吸取滋味），但是以㕮咀為服藥法是吸取不了多少藥性成分，療效自然不怎麼樣，和針灸相比差之千里，所以數萬年以來一直不受重視。

殷商之初開始以瓦罐煎藥取汁，情況才有所改善，所以商初聖人伊尹被冠名為中醫湯劑之祖。而伊尹又是餐飲業的祖師爺，是正牌食神，正是所謂的醫食同源。當時的藥物種類不多，有半數以上是怪味的食物，如：肉桂、烏梅、薑、蜀椒、五香大料、辛味的菜、棗、蜜、酒……。這種湯劑療效仍比不過針灸，但是經過一千多年的成長、茁壯，湯劑的土壤逐漸肥沃，終於孕育出了醫聖張仲景。

自東漢張仲景——《傷寒論》橫空出世，中醫湯劑將外感病症由針灸分流而去，對於外感病症的療效，湯劑確實比針灸好。當我們感冒發燒，如果不去打點滴，不吃感冒症狀緩解劑，則人體免疫力將隨之發展，約三到五天，當自體免疫力發展完全的時候，亦是病毒完全消滅而感冒癒痊的時候，人體會有徵兆的，這個徵兆就是汗、吐、噓、泄。然後疾病豁然而癒。

汗：全身性的大量自汗。

吐：突然無法控制的強吐。

泄：腹瀉。

噓：連續十數個強噴噓。

汗、吐、泄、噓是病癒時的「果」，而非「因」，並不是汗、吐、泄、噓之後病才會好，而是病好時自然表現出汗、吐、泄、噓。張仲景化果為因，以桂枝湯、麻黃湯、柴胡湯、承氣湯……和針灸一樣簡單，總共不過數十味藥。以解表、泄下、溫裏、發汗、取噓……之法盡中醫體系湯劑之全功。也就是說，千年來，除此之外的湯劑全部都是在傷寒論範圍內轉來轉去，並未有任何擴展視野的突破。而且，與針灸一樣越發展越細緻，最後細緻到偏離中醫的中心骨幹，專注於細枝末節，所以理論越來越繁雜，療效也越來越差。這就是為什麼自清末以來，西醫能夠逐漸侵佔中醫的全部版圖。如果現代的西醫，穿越時空去侵佔唐宋時的中醫版圖，必將鎩羽而歸。

在中藥藥效上，現代亦不如古代。因為之所以做為藥用植物，因為它具有極強大的對土壤藥性成分吸收力量，這是普通植物所無法相比的。在原始林中各種植物混合生長，藥用植物占盡天時地利，能攫取到一切所需的藥性成分。

現代藥用植物大多人工種植，園圃中都是單一種藥用植物。土壤中所含的藥性成分由各株均分，而攫取不到所須的份量，而這種藥性成分並非肥料能補足的，所以人工種植的藥用植物其所含藥性成分，只及野生同種藥用植物的10％∫20％。再加上古代稱重量標準與今不同，現代斤兩實重小於古代，造成劑量不足。藥性成分及劑量雙重不足，其效果自然達不到

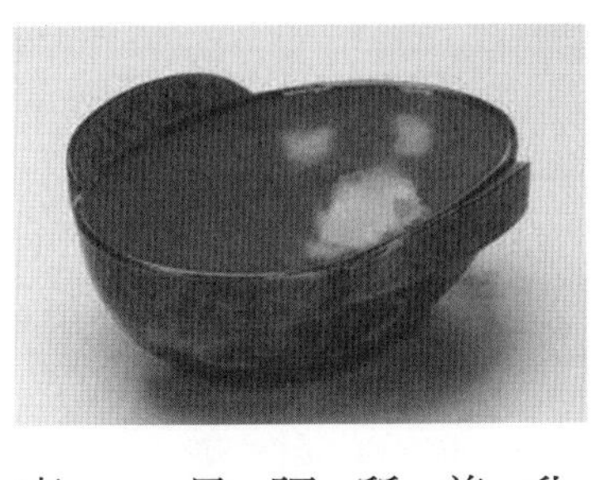
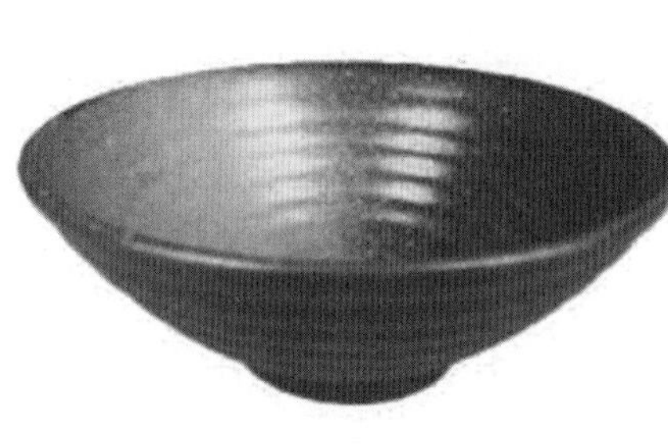

古代療效。

古人制做的器物，都能適配身體機能，是很有智慧的。例如：

酒碗的大小，剛好讓一個不善飲酒之人，飲下滿碗酒精度十五度的黃酒，酒力上湧而不致醉倒。其容量約如同日本人至今仍在使用的，唐漆器方形紅黑酒皿。景陽崗前，三碗不過崗，武松連飲十八碗黃酒，那個碗就是這容量。

茶盅的大小，剛好讓一閒適的普通人，既能品茶，又能解渴。容量仍如同日本人至今仍在使用的標準唐杯，其容量約200ml。

中醫用的單把陶制煎藥壺，自出土器物上看，其大小約為一．五公升，這已經明示了古人用藥劑量。煎藥時生藥飲片一般要達到八成滿，煎出的那一碗湯藥的濃度，決對會讓人達到排毒反應。這才叫做中藥。所謂藥不眩瞑，厥疾弗瘳，以及凡藥皆毒。這都是對湯藥濃度的形容詞。病患以這種劑量，服之數劑則癒。所謂長期不癒的藥罐子病患，那是電影、小說中的情節，符合於現代中醫，但不符合於古代中醫。

現代醫學法律要求一切中藥，經長期服用後均不可有半點致毒反應，造就了現代中醫處方用藥劑量偏小，如麻黃、薄荷一錢~二錢，燈芯草三分~五分……，而造就了現代中醫，雖醫不壞人亦難以治癒疾病的窘狀。

中醫湯劑繼續朝枝節發展下去，終於進入「本草綱目」這一鉅著的世界。這可是囊括一切動、植、礦物的鉅著，它比較像博物學而不太像中藥學，但他仍然在自閉的小圈中轉不出來，發展到極致，就變成巫術了。

例如：吃動物的生殖器去壯陽；

吃人肉補羸弱；

吃胎盤補虛；

吃木乃伊治創傷；

吃人大便利大腸；

吃獅、虎、熊、象、猿、貓、鼠……各有所治。

一切地球上的東西都可以吃，而且真的去吃，這根本是巫術的心靈慰藉、精神療法，是醫學回返巫醫的返祖現象。沒有半點建設性，反而造就中國人什麼都吃的不雅習慣。雖然本草綱目有功於學術整理，但他仍然是一部有損中國文化形象的作品。

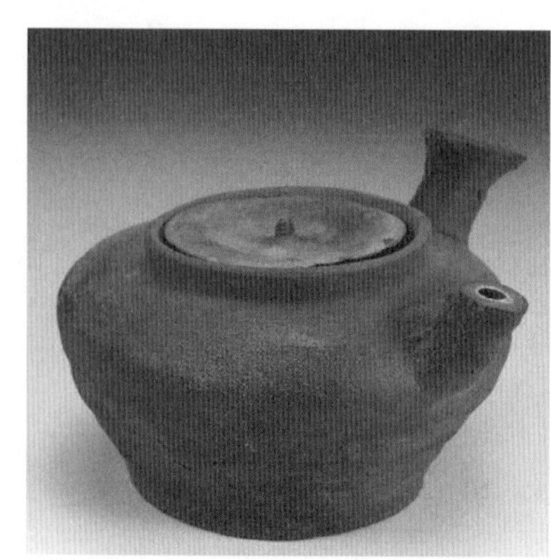

蒙古南侵，大元立國九十年，屠殺大量華夏人口，使傳承手法技藝低迷，而元朝西面版圖一直延伸到歐洲，在機械、紡織、技術、醫學、文化、武器、軍事、造船、火炮、炸

藥……，都引進了眾多新知，並傳襲於明朝。大明水師東戰日本，全殲其侵朝艦隊及艦載陸軍，致使日本嚴重減員，五十年內無力踏出本島再啟戰端。南戰斯里蘭卡，活捉其國主，縛回北京受審。廣澳海戰，大破當時世界第二的葡萄牙艦隊。臺灣光復之臺海戰役，完勝並驅逐當時世界第一的荷蘭艦隊。使西洋海軍二百年不敢東進，最後一役由鄭成功部將，林興珠在黑龍江完敗蘇聯水軍。大明水師三百年來未曾一敗，其餘蔭並再護衛清朝海疆二百年。

努爾哈赤一代人傑，以十三副兵甲起家，戰無不勝，攻無不克，卻始終受制於傳承於元朝的大明城防火炮，直至命喪於斯。鄭和下西洋亦不過是延續元朝的世界海洋觀，元朝以漢人為奴，但其轄下一切的學術、知識、科技均向東方滙聚，所以中國之科技進步穩穩的超越前朝——大宋，不幸，由於百姓平均壽命銳減，致始以抗衰老為治法之本的針灸退化了一大步，這退化的一大步，直到六百年後，都未恢復原氣，中醫針灸因學習者及求治者之人口銳減而失去傳承，而阿拉伯醫亦是強勢醫學，在元朝叫做回回醫，是大元皇家之御醫。

蒙元開疆擴土，這一大片領土中出現了太多的新本草，例如天山雪蓮、西藏冬蟲夏草、阿拉伯沒藥、馬來檳榔、印度曼陀羅……。這根本是給中醫湯劑送上的一份厚禮，將中醫湯劑帶入到一大片廣濶天空。清道光禁針灸入太醫院，說是針刺龍體乃大不敬，但追根究底就是針灸療效太差。為什麼會這樣？原因就在針灸沒落，社會接受度小，再無道門練炁化神之宗師出世，所以療效愈來愈差。而中藥欣欣向榮，開中藥處方只憑症狀，根本不需要練炁化神之大宗師，所以能快速擴展至全國。

明朝西南巴蜀雲貴，清朝東北老林都出世了大批品種的新藥材，尤其是東北長白山老山參，這可是吊命第一品，吊命就是呼吸氣若遊絲（腎不納氣）的彌留病患，以老山參濃煎頓服，能吊住性命，只要不立刻死亡，待一、二天後身體自癒系統慢慢好轉，疾病也將漸漸痊癒。否則當時一口氣咽下，就嗚乎哀哉了。

記載巨量中藥材的李時珍本草綱目正是在明朝成書的。

基於這客觀的現實條件，中藥一飛衝天模式的發展，振興了中醫湯劑，願以中藥治病的人口大幅超出願以針灸治病的人口，這雖是第一次湯藥超越針灸，卻整整六百年湯藥將針灸遠遠甩在後面，因為得不到社會的重視，針灸自然也不易有宗師出現，針灸宗師必須做到練炁化神，但是六百年來針灸未出一宗師，煉炁化神只出了張三豐、陳長興、楊露禪、董海川、嚴詠春……數人而已，而且都在佛、道與武術中。

直到近半世紀來，環境過度開發，原始林大量破壞，已不易找到野生中藥材，人工栽培的中藥材，藥性成分又太差。再加上中藥假貨氾濫，致使中醫湯劑療效大降，此時湯劑居龍頭、針灸吊車尾之狀況已然逆轉，以及歐洲、美洲開始重視針灸，針灸終於揚眉吐氣，風行世界。可憐的中醫湯劑，卻每況愈下，真可謂成也中藥，敗也中藥。

中藥的大幅滑落摧殘了中醫湯劑之後，終於針灸又超越了湯藥。不過數百年來湯藥紅紅火火，各中藥堂鋪遍布全國，如北京同仁堂，江南胡慶餘堂，西北時濟堂，廣州陳李濟……，上世紀初北京四大名醫，蕭龍友、孔伯華、施今墨、汪逢春，全是中醫湯劑專業，沒有一人是中醫針灸專業，而現今世上已少見湯劑大醫，原因在於已少見地道中藥材，畢竟巧婦難為無米之炊。

文字承載由結繩記事、半坡陶符、甲骨文、簡牘、紙張、數位化。每一次進步都是承載方式的萬倍飛躍。而中藥只進步了一次，由㕮咀進入湯劑，三千多年來只在平面層次上搜集了更多種類藥材，在立體層次上卻沒有再進一步，一直停滯在湯劑，湯劑在宏觀醫療體系上未能再次突破。

近來歐美醫界以提純、萃取方式分離植物有效成分，加入現代醫學行列。例如以水蓮、蘆薈萃取物用來美容，銀杏萃取物用來抗衰老，毛地黃萃取物抗心力衰竭，青蒿素抗瘧疾……。並且行之有效，而且效果大大高於於中醫湯劑。這些都令我們溜鳥、逗蛐蛐的中醫專家面子掛不住，於是也學習了一些中藥提純技術，雖然目前欠缺積極性，但它的可預期前景將如同文字的承載由紙張轉為數位化一般，大有可能成為飛躍性的進步。多年以後，一劑四物湯可能成為一粒人工合成的四物膠囊，或許此時才是真正中醫湯劑復興之時。

第十六章 四診

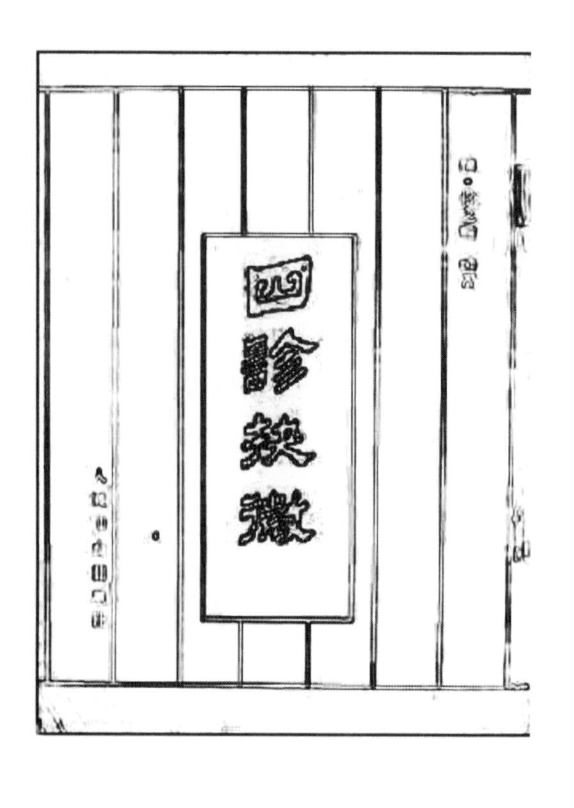

現在讀者已明瞭中醫的五臟六腑與現代解剖學內臟器官之不同，所以中醫醫治任何疾病決不可以憑現代醫學的各種檢驗報告做為診斷的唯一標準而相應的去治療。

因為中醫與西醫存在根本上的差異。中醫理論氣不是氣、血不是血、痰不是痰、飲不是飲、心不是心、小腸不是小腸、心包不是心包，肺不是肺、大腸不是大腸、脾不是脾、胃不是胃、肝不是肝、膽不是膽、腎不是腎、膀胱不是膀胱……。例如肝炎的病患治在脾胃經而不是肝經。

來診病患手中一般都會有西醫的檢驗報告，這些檢驗報告多多益善，做為最佳參考。但是真正下處方做中醫診斷治療時，全憑四診為診斷依據。否則就如同前面說的：不中不西，畫虎不成反類犬。

四診

一、望

望診分為三個望：

1.望體態

有沒有大肚腩？有沒有水腫？皮膚過敏？氣喘？輕咳重咳？上不來氣？……

2.望行動

行走好不好？平衡好不好？膝不能彎？身僵硬？不能回頭後瞧？……。

3. 望面色

面色依五行分為紅黃青白黑。大家都不會分辨五色診斷五病，作者也不會，忘了它吧。我們只要把握住幾個方向：

(1)腎衰竭，血液透析病患的面色是黃、枯、暗。

(2)心力衰竭的病患面色是黃、白、胖。

(3)健康的小姑娘面色是黃明、紅、麗。

好了，全部的面色望診就止於此，依此多看看住院病患的面容，並比較面色與脈象的共通處，自可強化面色望診的水準。

如果遇到面色很不正常的病患，心中就要先打一個底：考驗醫術的時機到了。不過絕大部份的患者，面色是沒有任何變化的。所以不需在望面色上鑽牛角尖。至此讀者應可體會出望診的精要。

但是「望而知之謂之神」，就只是如此？這樣去望就是「神」？當然不是，記得莊子心齋「聽之以氣」？同樣的，望而知之謂之神，不是望之以眼，而是望之以氣。

我們知道，醫、丹道、巫、太極拳、算命、面相、風水、堪輿……都是同源的，它們修習到高層次，都離不開打坐入定、煉炁化神，就是在進入煉炁化神階段，神經系統會產生一些變化：

☆太極拳——能以靈覺先行一步，敵不動，我不動，敵一動，我以靈覺預知而先動，破去「唯快不破」而能無敵於天下，如不能進入煉炁化神，則太極拳只是被揍的軟柿子。

☆道門丹道——能開放靈覺，得到超乎常人的感知能力，佛家叫做三明六通。道門稱之為「神」，現代物理學稱之為五維空間。此時思想、感應、體會的程度都超越凡人，只有在這種思想的高度，才能悟出大道。

☆巫——在祭祀跳神時，進入肉體與精神合一的出神態（請參看西藏的祭祀舞），而能感應到與真神（大自然力量）的溝通。

☆面相、風水、堪輿——唐朝相術大師袁天罡以面相決貴賤、生死、疾病的預後，與李淳風共同為武則天尋龍穴，兩人先後尋中同一地點——梁山，就是現在武則天地宮處，這正是煉炁化神後產生的靈動感應。

☆醫——能以內視返聽「看」到五臟、十一經脈，以及能以強大的靈覺配合上本身的學識、經驗而六識全開，能罩看住病患整體的動態，分辨出細微的、些許反常的氣色、舉止，直接在腦中形成病患的病因及病勢的印象，是為望而知之謂之神。解釋起來好像很難，其實難者不會，會者不難，簡單的很，就像警犬一樣，輕輕鬆鬆就能憑嗅覺捉到走私毒犯。

《史記．扁鵲倉公列傳》：

長桑君送扁鵲一秘方藥（道門功法，煉炁化神），囑以上池之水吞服（修煉時口中自然生滿津液，《內經圖》：「栽培全賴中宮土，灌溉須憑上谷泉。」）並將其著作都交付與扁鵲，就消失不見了，扁鵲服用此秘方藥三十天，就能透視牆壁並盡見五臟癥結。

太史公司馬遷在說科幻故事？非也，這根本就是道門丹道修練至煉炁化神境界之強大精神力量的展現，靈覺確實能穿透古代木板牆，但是穿不透現代鋼筋水泥牆，太史公說的是真的，以它導出更重要的是透視人體而盡見五臟癥結，這就是四診之望而知之謂之神。透視的現代話語叫做超感官知覺，古人沒這概念，只說透視。

令人惋惜的是現代針灸醫者已不再具備「望而知之謂之神」的能力，於是眾口一致的貶低之，謂之迷信、不科學，因無知而抵毀卻不去探求事情的真相才是真正的不科學，實在貽笑於大方之家。

二、聞

聞是耳聽，不是鼻聞，鼻聞古代稱為嗅。聞香下馬不是鼻聞酒香下馬，騎馬經過杏花村能嗅到酒香？那要在門外潑多少美酒？根本是聽傳聞說這裏酒香而來。聞，翻譯成現代話語就是聽取病患主訴。

對待病患時，須先聽病患主訴為何求診，請耐心傾聽，如病患太囉嗦，可以引導一下，但是一定要完全聽懂病患陳訴，如此才能確保避免治療錯誤，這錯誤是經常發生的。就算醫者已具備「望而知之謂之神」的能力，亦需傾聽病患主訴。例如，病患求診，我「望」他精神狀態，斷定此人新陳代謝不良「氣滯」。但是新陳代謝不良可以產生一大堆症狀，如消化不良、腹泄、便秘、心血管阻塞、甲減、B型肝炎、糖尿病……。這些後續症狀是「望」不出來的，如果病患為便秘來求診，醫者卻只去調新陳代謝，這根本牛頭不對馬嘴，所以四診以「聞」為第二位，必需聽清楚病患為何求診，正確治法是以調新陳代謝為本，治便秘為標，標本兼治。

三、問

病患並不具備醫學知識，有時所主訴的言語並不能讓醫者確切的認知疾病狀況，醫者必須問清倒底發生了什麼事。有經驗的醫師必定以犀利的言語詢問患者：此病如何發生？發生多久？痛不痛？為何愈來愈嚴重？這完全像法庭中律師詰問被告。一定要完全探知真像，一些性方面難以啟齒之事亦要問明，如果病人不說，則停止診治。「問」如此重要，所以繼「聞」之後為四診之第三位。

四、切

切診是中醫最獨特於世，最不同凡響，最珍貴的診法。但是切診是四診之末，為什麼？因為一半以上的病例根本不需要切診，如扭傷、關節炎、腰腿痛、肩周炎、頸椎病……。就直接針治，不用切診了。

但是在診斷內傷雜病時，切診是最後的確切認證手段，它的重要性是無可比擬的。因為在望、聞、問之後，醫者已有心裏定案，好了，現在要如何醫治？

前面說過，象棋的棄卒保帥中醫不玩這一套，中醫要求救卒保帥，如何救？我們知道木桶定理，十二片木板（十二經脈）箍成木桶，這木桶的總容水量（陽氣）取決於最短的那一片木板，中醫治本必須找出那一最短的木板，加長之。如何找？這時才是切診的天下，完全以切脈察出六臟六腑的虛實狀況，憑此下診斷處方，加長那片最短木板，才能以最快速度強化整體陽氣以治本。脈診的神奇之處，就是這樣而已。

如果不以四診合參，單憑把脈則可以治本，卻無法治標。可以平衡健康，提升陽氣卻無法憑之治病。因為把脈是探查不出病症的，請記好，把脈探查不出病症，只能找出最短的木板。有些中醫標榜脈診的神奇，說切脈能驗孕、探知癌症、胃炎、肝炎、糖尿病、心血管阻塞……。這就像只用一根手指就能把自己徒弟打飛到喜馬拉雅山的偽太極大師一樣，具有科幻片的效果。這些人決不敢接受具有公信力的雙盲測試。這種做法不是推崇中醫，而是打擊中醫，損毀脈診的公信度。

甚至還有三流西醫師為提高自己知名度，在網上公開懸賞挑戰脈診驗孕，這是根本上的無知，貽笑於方家，就像以青龍偃月刀去捕魚，以彈道飛彈去打蚊子，以X光去診查糖尿病，以超聲波去診斷新冠肺炎，根本牛頭不對馬嘴。

自古流傳的一些奇聞逸事也不可盡信，例如「牽線切脈」：

據傳，慈禧太后有一次患頑疾，陳御醫就是在既不能目睹其神色、又不敢探問其病情的狀況下，隔著帷帳在紅綠絲線上切脈，後小心翼翼地開了三貼藥方。太后服後，果然藥到病除，特賜予他「妙手回春」純金打造之金匾一塊。

陳御醫晚年隱居後才敢透露當年為「老佛爺」牽線切脈成功獲重賞之事的內幕。當他獲悉將召自己為慈禧牽線切脈看病的消息後，急忙變賣家產，重金賄賂太后身邊的內侍、宮女，得知太后之病乃貪嗜螺肉所致食積頑症。牽線切脈時，他先強裝鎮定，後心中有數地開出消食健脾的處方，終使老佛爺藥到病除，化險為夷。

脈診三部九侯

三部：

寸 左心（神智）右肺（免疫力）

關 左肝（自主神經系副交感神經）右脾（新陳代謝，消化系）

尺 雙腎（髓海、腦、全身狀況、自主神經系交感神經）

九侯是三部之：

浮 輕按，壓力 200g 以下。

中 中按，壓力 200g～800g。

沉 重按，壓力 800g～1500g。

＊作者在小電子稱上衡量自己三指壓重，只是參考用的約略數據，不必以此為準

明李中梓著診家正眼，竟然將簡單的脈象擴充到二十八種之多，這又是前面說的，陷入中華技藝愈來愈煩雜的泥淖中。

其實切診非常簡單，我們只要能分辨出三部九侯之浮沉、快慢、粗細、有力無力就夠了。至多再加上一個滑脈、一個弦脈、足可應對世間疾病。前面說過，針灸可治哺乳動物的一切疾病，因為所有哺乳動物的骨骼系與神經系都與人類幾乎一樣，但是脈診是專為人類量

身定制的，哺乳動物不適用，連靈長類都不適用。所以針灸治療哺乳動物，四診之中只有望診，診斷正確率無法如同人類的100％，但是針治哺乳動物有一強項，就是動物自我修復力強於人類很多，耐受度亦強，可以深刺、險刺，例如作者針治一只下半身癱瘓，大小便失禁的中型犬，大小約同中華土黃狗，由其脊椎弓起判定是脊髓炎，於是在弓起的中心點下針，長針直入脊髓，只聽那狗大叫一聲，癱瘓在地，長睡一夜，第二天就精神奕奕的跑來跑去。如果用此法去針人類，人類不見得第二天會康復，一般是二周後康復，但是二周之前這個醫療糾紛很是煩人，所以治重病針狗只一次，針人必須三到五次。

三部九侯之脈象

1. 脈象首重：強、弱——強是正常，太強為弦，是高血壓、肝風內動之危象，可能會中風。弱是陽氣虛。
2. 外感病首重：浮（壓力300g以下）、沉（壓力800g以上）——浮是小事，感冒而已，沉是提高警惕，快要轉成肺炎了。內傷雜病的沉（壓力1000g以上）是陽氣更虛。
3. 新陳代謝率首重：快、慢——快（八〇／分鐘以上）是代謝率高，可能是甲狀腺高亢，也可能沒病，但是此人急燥，衰老速度快。太快（一〇〇／分鐘以上）是感染嚴重，全身奮起抵抗疾病。慢（七〇／分鐘以下）是代謝率低，長命百歲，但太過於優柔，進取心不足。太慢（六〇／分鐘以下）是疾病後期，病危之候。

4. 神經衰弱首重：粗、細——粗（直徑如同麥管）是正常，血管的大小完全顯示。細（直徑如同鉛筆芯）是陰血虛，不足以供給陽氣，不足以修復身體，立馬表現的症狀是神經衰弱。

5. 滑脈：血管柔軟，身體健康、可確定不是高血壓患者。太滑像拉直繩子用力一抖，有一波狀凸起由這頭跑到那頭，脈像一小珠由尺、關、寸順序滑過，而不是三部齊震。這是痰飲（亞健康）或身中有結塊（懷孕、子宮肌瘤、肝硬化、腫瘤……）。

至於神、聖、工、巧

所謂望而知之謂之神，聞而知之謂之聖，問而知之謂之工，切而知之謂之巧。

例如一位專科醫師專治膝關節炎，久而久之就能從病患走路姿勢一眼看出，這是什麼類型的關節炎，就如同故事中的賣油翁，舀油灌注，油從錢孔中穿過而錢不濕，正是熟能生巧。但是中醫針灸不存在相同於現代醫學的專科，因為內傷雜病變化萬千，這眾多雜病均須面對，而且眾多雜病均因人而異，所以必須依不同的個體進行辯症論治，使其複雜程度依幾何曲線上升，除了終身讀書之外亦須提升感應與觀察層次，就是突破醫的本源，達到煉炁化神境界是謂之「神」。

第十七章　十二經脈

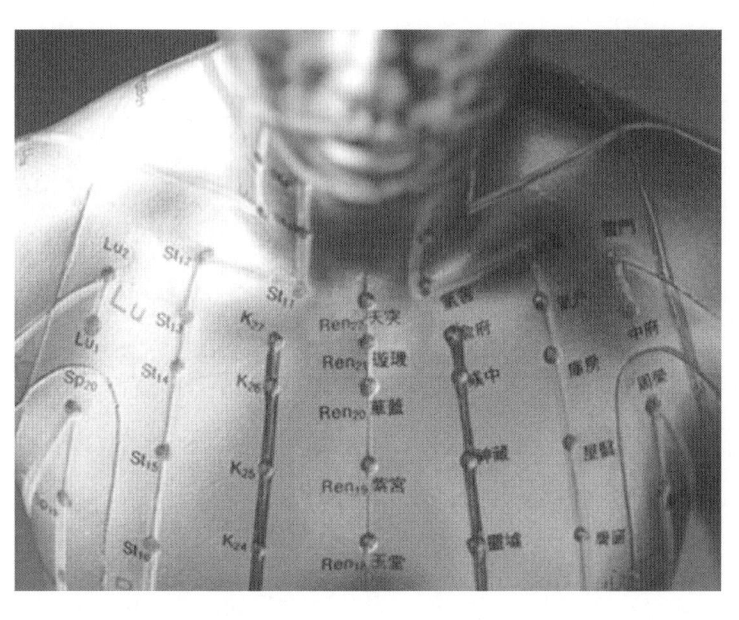

一、十二經脈各有兩個名字，前名是太陰、少陰、厥陰、太陽、少陽、陽明，以六經辨證，專門用來治外感病。後名是六臟六腑，以臟腑辨證，專門用來治內傷雜病。（請參閱第三章，3－4）。東漢醫聖張仲景傷寒論之六經辨證並不是橫空出世，而是承續針灸十二經脈之前名，三陰三陽合為六經，所以亦稱六經辨症。

二、每條經脈可治多種疾病，例如本臟病以及經脈循行路徑上的器官病、風濕、肌肉炎、神經炎、關節炎、撞擊傷、韌帶炎……。亦可遠處止痛，例如牙痛針合谷……。不過遠處止痛最好少用，因為一般疼痛都是局部發炎，治在局部治療，集中血循、徹底消炎療效才能長久，而遠處止痛只是令痛覺轉移，療效消失太快，一般二天後又一樣痛。

三、穴位的主治及用法，經過數千年來眾名醫大肆增補，致使穴位主治項下密密麻麻的疾病，每一穴位都可治各種各類牛頭不對馬嘴的疾病，令人無所適從，對此作者將依二十萬人次的實際治療病歷為藍本做一整理，化繁為簡，還給穴位本來的功用。

四、古代沒有電熱水器，冬天必須在冰水中洗衣、勞作使力，而血液循環跟不上，所以手足關節退化、韌帶炎、腱鞘炎是很普遍的病症，手足眾穴大多是用來治療這些病症的，而不是合谷治一切頭面病，太白治一切吐泄、便秘、胃痛……，那有這麼簡單？

關關雎鳩，在河之洲。窈窕淑女，君子好逑。中國本來男女關係就和現代差不多，平常的很，自南宋程朱理學興，男女之防轉為嚴格，醫治人家女眷不能掀衣裙，只好重用手足之穴，所以，曲池、陰陵泉療效明明強於合谷、太白，但在傳世書上合谷、太白無論治病種類、處方出現頻率均大於曲池、陰陵泉，作者將改進之。

五、五輸穴：井滎輸經合配上金木水火土，是後人編的，而且編的不倫不類，一點也沒有增加效果，就是說隨便針一穴效果可能比算個半天選定的穴還好，是可廢棄的理論。

六、作者以二十萬人次以上的病例做實驗對比療效，刪除廢話，只留下一個療效最高的主治，使穴位主治回復到針灸本來的簡單面孔，作者近二十年來治病用穴從未超出以下所列簡單的主治範圍。因為沒有任何亂七八糟療效能超過它。

現在我們看一看十二經脈：

1. 手太陰肺經：

肺

⑴主氣、通調水道，就是靜脈與淋巴循環，水道不通則成痰飲。

⑵相傅之官，治節出焉。就是現代話語的免疫力，這個功能大部份由肺表經——大腸經主理。

• 中府、雲門治呼吸的肺，治在氣喘、肺炎、肺氣腫、肺癌、咳嗽、痰多……。

• 天府、俠白治上臂肌肉拉傷、神經拉傷。

• 尺澤最重要，專治相傅之官、治節出焉、主氣之升、降、出、入以及通調水道的那個中醫專有名詞的肺，治在痰飲，痰飲項下病症很多，請翻閱第五章痰飲篇。

• 孔最治前臂神經肌內拉傷。

• 列缺、經渠治腕部韌帶炎，腕部韌帶薄弱，所以練刀劍之人經常拉傷，於此處造成腫痛，治癒後並經常要轉二顆鐵膽以強化療效並進行癒後護理，武俠小說中鐵膽鎮八方的那二顆鐵膽不只是用來當暗器使的，主要是用來預防及治療腕部及前臂韌帶炎的。

• 太淵專治腕關節炎。

・魚際治大指肌炎。

・少商專任暈厥急救、可刺血。

2. 手陽明大腸經：

大腸是肺表經，主理治節——免疫力，也就是營行脈中，衛行脈外之衛氣，也是淋巴結對細菌、病毒的消滅力量。免疫力需營衛共同組建，手陽明大腸經是衛氣足球主攻手，而足陽明胃經是營氣足球後衛王牌，缺一不可。

・商陽專任急救穴，復蘇昏厥，可刺血。

・二間、三間治食指指掌關節處之韌帶炎、神經炎、關節炎，食指動量大，此處易發炎。

・合谷，這是本經重要穴位，本經三要穴：合谷、曲池、肩髃，將在論述肩髃穴時一起說明。

・陽溪，專治腕關節炎。

・偏歷、溫溜、下廉、上廉、手三里，專治前臂大腸經處之韌帶炎、神經炎、肌肉炎，此處易受傷發炎，如使劍法之崩劍、棍法之單手持棍指向前……，都會使此處承受力過重而易拉傷。

・曲池，本經重穴，在論述肩髃穴時一起說。

• 肘髎、手五里、臂臑，專治上臂肌肉、神經炎。

• 肩髃、曲池、合谷：大腸經是肺經之表，肺是相傳治節之官，現代語言就是免疫力，能治全身一切細菌性、病毒性發炎，如腸炎、高熱、肺炎、肝炎、心內膜炎、腦膜炎……，或是免疫力過激之自體攻擊，如氣喘、過敏、狼瘡、重症肌無力、I型糖尿病、腎炎……，或是免疫力不足之易感染、癌……。在治療與免疫力無關，但是針灸傳經達不到病所（例如腦溢血）之疾病，就利用本經的自癒力、自體修復力，達到治療效果，所以此三穴是亦腦血管意外，半身不遂，心血管阻塞之重中之重。

肩髃穴亦是治肩周炎要穴，在肩峰之下，長針以二十度角直接刺入肩關節腔。肩周炎亦常見痛感自肩髃穴向大腸經放射，此時須三十度角向下刺二寸，針感下傳曲池穴，必要時一穴二針，一針平刺入關節腔，另一針向下刺傳大腸經。

• 巨骨，專門治肩周炎、長針斜向外直接刺入肩關節腔。

• 天鼎、扶突，專治脖子扭傷。

• 禾髎，治面癱、面肌痙攣。

• 迎香，專治嗅覺不靈及鼻炎、鼻竇炎。

3. 足陽明胃經：

⑴脾胃為倉稟之官，五味出焉。現代話語是食物經消化吸收後貯存能量（營養素與脂肪），然後上繳肺，由肺這個相傳行治節權（行政），斟酌分配給全身。胃為脾之表陽，大部份的行動由胃主理，所以消化、吸收、貯存、上繳這四個方面有任何狀況都以脾胃經治之。

⑵空氣傳染直接入肺。接觸傳染、飲食傳染終將入口，所以胃經與大腸經均冠名陽明，共同主理免疫力。中醫話語就是營行脈中，衛行脈外。大腸是肺表經，主理治節——免疫力，也就是衛氣。

- 承泣，治視神經炎，一寸半針直刺眼球後。
- 四白，治面癱、面痙攣。
- 巨髎，治鼻竇炎。
- 地倉、大迎、頰車，治面癱，地倉透頰車是面癱必用穴，大迎不常用。
- 下關：三叉神經痛、面癱、牙痛必用穴，一寸半針向後些針感傳至下牙治下牙痛，向前些針感傳至上牙治上牙痛。
- 頭維，治局部頭痛。
- 人迎，咽炎、失音必用穴。

- 水突，在喉返神經上，治甲亢、甲減必用穴。
- 氣舍，治胸鎖關節炎。
- 缺盆，治局部痛。
- 氣戶、庫房、屋翳、膺窗，治呼吸的肺：氣喘、肺炎、肺氣腫、肺癌、咳嗽、痰多……。
- 乳中，定位用，不針。
- 乳根，產後不出乳及乳腺炎、乳癌必用穴，二．五寸針平刺，刺至乳中的下方。
- 不容、承滿、梁門、關門、太乙、滑肉門，治胃炎、胃潰瘍。
- 天樞，便秘、腹泄要穴。
- 外陵、大巨，治腹痛、腹泄。
- 水道，卵巢胞囊腫、卵巢炎必用穴。
- 歸來、氣衝，治疝氣。
- 髀關、伏兔，治運動傷害肌肉神經伸拉傷。
- 陰市、梁丘，治髕腱炎。
- 犢鼻，膝關節炎、膝退化必用穴。

足三里：

(1)是代表胃經之穴位，倉稟之官之消化、吸收、貯存、上繳，全部由本穴位代表執行。

消化不良：腹痛、脹、悶、胃痛、嘔、食欲不振、腹瀉、口臭、放屁……。

吸收不良：營養缺乏、維生素電解質缺乏、多種腸胃道症狀……。

貯存不良：瘦弱，極度疲憊，心情低落……。

上繳不良：肥胖、膽固醇、甘油三酸脂、糖尿病，水腫……。

這些症狀，足三里是必用穴位。

(2)代表陽明經穴位，如同大腸經之肩髃、曲池、合谷，足三里亦是免疫力主穴，能治全身一切發炎及免疫力過激之自體攻擊，或是免疫力不足之易感染、癌……，以及加強自體修復力治半身不遂、心血管阻塞。

(3)治小腿前肌肉神經痛。

・上巨虛、條口、下巨虛，這三穴主治和足三里一樣，但療效不如足三里，一般在足三里處受傷或長瘡瘍時，以這三穴代替之，亦治運動傷害肌肉神經伸拉傷。

・豐隆，治痰要穴，但足三里治痰比它強，痰症如暈眩、嘔惡、倦怠……，須見滑脈則用之。

・解溪，治踝關節炎必用穴。

・衝陽、陷骨，如同上巨虛等三穴為足三里備用穴，及糖尿病後遺症之足痲木。

・內庭，治趾掌關節炎，糖尿病足痲。

・厲兌，昏厥急救穴，可刺血。

4. 足太陰脾經

脾胃

(1)倉稟之官，運化水穀、升清、生血統血、主四肢肌肉。

(2)早在數萬年前，巫、道就以練氣化神內視到脾胃經，依它所經部位逐漸形成六十二字的基礎理論：脾胃二經過肺（升清至肺）、經過胃腸（運化水穀、生血），經過子宮卵巢（統血不使女性崩漏）。所以中國醫學理論是源起於十一經脈。不是有了醫理才發現經脈，而是早就知道了經脈，慢慢的依經脈創出醫學理論。這就是為什麼脾胃經循行經過卵巢、腸、胃、肺，可治婦科、腸、胃、肺的原因。其他眾經循行路徑依此類推。

(3)內視見不到周榮至大包那一線，必定是後人添加的。

・隱白，昏厥急救穴，可刺血。

・大都、太白，治趾掌關節炎，足痲。

・公孫，是三陰交的後備穴位。

・商丘，治踝關節炎。

・三陰交，與陰陵泉同是本經重穴，此二穴代表脾經之倉稟之官，運化水穀、升清、生血統血、主四肢肌肉。

①治運化水穀不良：消化不良、腹泄、嘔惡……。

②治升清不良則下陷：水腫、瀉泄、崩漏、子宮下垂、小便失禁……。

③治生血統血不良：生陰血以適配孤陽（虛火）及月經崩漏之一系列婦科病。

・漏谷，地機，為陰陵泉的備用穴。

・陰陵泉，本經重穴，症治同三陰交。

・血海、箕門，治局部運動受傷、肌肉神經炎，其中漏谷之漏與血海之血都與月經有關。

・衝門，腰椎壓迫神經，痛向下傳有三條路徑：向後傳針環跳、向側傳針居髎、向前傳針衝門。此三穴亦是髖關節炎、髖周炎（五十髖）、及髖關節退化之必用穴。

・府舍，闌尾炎專用穴。

・腹結、大橫，便秘必用穴，亦治腹泄。

・腹哀，腹部最哀傷的就是肝痛與胰痛，本穴左治胰臟炎、糖尿病，右治肝炎，為胰與肝之疾必用穴，使腹部不再哀傷。

• 食竇、天溪、胸鄉、周榮，治肺炎、咳喘、肺功能不良。

• 大包，帶狀皰疹專用穴，大包不是定點穴位而是胸脇兩側包山包海之穴，帶狀皰疹出現在何處，那處就是大包穴。

5. 手少陰心經

心，君主之官，主神明。

現代話語就是大腦皮層，心經獨立自主，不與它臟聯繫。不像脾胃經須聯繫肺、胃、腸、卵巢。

• 極泉，治臂叢神經損傷，狐臭，肩關節炎。

• 青靈，鎮心寧神，是少海的備用穴。

• 少海，本經主穴。

(1) 治精神病，癲癇，抑鬱症，老年癡呆，帕金森，神經衰弱，失眠……。

(2) 治肘關節炎、韌帶拉傷。

• 靈道、通裏、陰郄、神門，主治同少海，效果也同少海差不多，但須以長針平刺，一針四穴。

• 少府，針之劇痛，一般不用本穴，只在癲癇抽搐不識人、或精神病發作打人毀物，將病患捉起或綁起來針，以劇痛攻心，可迅速緩解。

・少衝，昏厥急救穴，可刺血。

6.手太陽小腸經

小腸經症治為二：

(1)治心之表，治在腦神經表症，如：神經衰弱、失眠、健忘、沒情緒……。與那消化吸收的小腸完全無關。

(2)治太陽病，仲景曰：太陽之為病，脈浮，頭項強痛而惡寒。太陽病，發熱，汗出，惡風，脈緩者，名為中風（是中了風寒病，不是腦卒中）。最後一穴聽宮，用以治療太陽病症的中耳炎。

・少澤，昏厥急救穴，可刺血。

・前谷，後溪之第二備用穴、療效不太好。

・後溪，本經心之表的主穴，治神經衰弱、失眠、健忘、沒情緒……。

・腕骨，後溪第一備用穴，療效與後溪差不多。

・陽谷，治腕關節炎。

・養老，長壽三大要素：眼不花、耳不聾、頭腦清醒，本穴全包括了，是緩解老花眼、耳鳴、抗衰老遠距離取穴的常用穴，但不見得會有顯效。

・支正，為小海的備用穴。

• 小海，與後溪一樣是心之表的代表穴。
• 肩貞，治肩痛。
• 臑俞，治肩周炎。
• 天宗、秉風、曲垣、肩外俞、肩中俞，治頸椎及上部胸椎壓迫神經之放射痛，對於放射痛一般不取經穴，只取壓痛點，但是這四穴通常就是壓痛點。
• 天窗、天容，治頸項強痛。
• 顴髎，治面癱、面痙。
• 聽宮，治中耳炎、耳聾、耳鳴。在丹道內視，耳門、聽宮、聽會三穴只有一個亮點，三穴其實只是重複在一穴上。

7. 足太陽膀胱經

(1)腎藏精、主納氣，主骨生髓、主水液。
(2)膀胱為腎之表，代腎行使功能，而與泌尿的膀胱沒關係。
(3)小周天煉精化炁，由膀胱經隨同督脈一起上升入腦腎化為腎精。在氣血不足時，腎精化為氣血，由腦腎順督脈同膀胱經一起下行補給，由膀胱經開啟臟腑之門：肺俞、心俞、肝俞、脾俞，腎俞……，補給與各臟腑。
(4)煉炁化神內視之膀胱經由後頸至後背至膝後側，左右各是較寬的一條柱狀光帶，不是二條，膀胱經後背的外線肯定是後人添加修改的。膀胱經在背部緊靠督脈，在氣場盛時，左右二條膀胱經與督脈光帶融合為一，由頸椎至尾椎，形成人體最粗光柱。

(5)每條經脈都有代表本經之代表穴位，如足三里代表胃經，曲池代表大腸經……。但膀胱經沒有，代表膀胱經的就是這一大堆背俞穴。

• 睛明，《內經》：腎生骨髓，腦為髓海，目系上屬於腦。本穴是腎之表裏唯一眼穴，卻是最重要一穴，治全部眼病，且療效最好，治角膜炎、視神經炎、視網膜炎、黃斑區退化、青光眼、白內障（早期）、暴盲……。

• 攢竹，專門加強睛明療效。一切眼疾最佳治法是攢竹下透睛明，再由睛明直刺眼框一寸，雙手運二針使整隻眼發熱起來，行了，能治好的病已經治好了，如治不好就是治不好，不用去試經外奇穴了，例如深刺球後穴，沒用的，請病患該配眼鏡的去配眼鏡（近視眼），該手術的去手術（白內障）……。

• 眉差、曲衝、五處、承光、通天、絡卻、玉枕、天柱、大杼、風門，治太陽病，頭項強痛。也治頸椎痛、頸椎性頭痛、神經性頭痛、血管性頭痛。

• 大杼，治頸椎前位移，第一胸椎看起來像一個凸起的大包（富貴包），痛傳至肩之專用穴。

• 肺俞、厥陰俞、心俞、督俞、隔俞、肝俞、膽俞、脾俞、胃俞、三焦俞、腎俞、氣海俞、大腸俞、關元俞、小腸俞、膀胱俞、中膂俞、白環俞。這些穴位雖可依名稱治病，但效果太差，作者甚少使用，因為它們是氣血不足，腎精化為氣血向五臟六腑供應之門，是補給五臟六腑的虛弱，而不是治五臟六腑的病。例如水閘，開閘灌溉，很好，農作物很需要，但如果農作物得了稻枯病、小麥赤霉病……，開閘也沒用（再怎麼針治膀胱經諸穴，沒甚效果）。但是其中關元俞、小腸俞、膀胱俞可治骶髂關節跌傷、發炎。

- 上髎、次髎、中髎、下髎，治腰椎壓迫導至薦椎神經根炎。
- 會陽，其下是陰莖神經，長針直刺針感直達龜頭，是不以固本培元直接壯陽的唯一穴位，效果如同壯陽藥，常用傷身。陰莖神經亦經過攝護腺，所以亦是攝護腺腫大必用穴。對準肛門深刺亦是治痔瘡必用穴（不需令病人脫褲子失尊嚴）。
- 承扶，治坐骨神經痛，環跳之備用穴。
- 殷門，治坐骨神經痛及局部肌肉炎、亦治百米衝刺之運動傷害，肌肉神經伸拉傷之炎性反應。
- 浮郄、委陽，治神經炎，一般是坐骨神經放射痛。
- 委中，治坐骨神經痛以及膝關節炎。
- 附分、魄戶、膏肓俞、神堂、譩譆、膈關、魂門、陽綱、意舍、胃倉、肓門、志室、胞盲、秩邊，這些是後人添加畫蛇添足的穴位，其上部穴位用在肋神經炎，下部穴位用在腰椎神經炎，不過正確治法以壓痛點取穴，雖然壓痛點經常在這些穴位上，但仍是可以廢棄的穴位。

・合陽、承筋、承山、飛揚、附陽、崑侖、僕參、申脈、京門、京骨、束骨、足通谷，治坐骨神經外側分枝痛、足小關節炎，其中：

①合陽、承筋、承山，治小腿肌、神經炎及運動拉傷、靜脈曲張。

②承山，針刺反應令提肛肌收縮，緩解痣瘡。

③崑侖、申脈，治踝關節炎。

・至陰，暈厥急救穴，可刺血。

8. 足少陰腎經

⑴腎是腦腎，是自主神經系之交感神經，它運作全部內臟、血管、細胞、腺體、腺粒體、DNA……之強健運作，所以是作強之官，技巧出焉。腎藏精、主納氣，主骨生髓、主水液。本經最重要的部位是在腹部段，所謂作強、技巧均在於此。

⑵道門丹道，煉炁化神所見腎經腹部段自橫骨至幽門與任脈融合，只見腹部正中一條粗光柱，僅次於督脈是人體第二粗光柱，而不見旁開〇．五吋之腎經。旁開腎經應是後人添加的，故在腹部應無視腎經一律以任脈代替。但是很多病患因胃半切除術或剖腹

產，任脈是一條大疤痕，怎麼辦？此時就用雙腎經替代任脈，療效是差不多的。

(3)本經在然谷、太溪、大鐘、水泉、照海轉一個圈，以內視看不到此圈，只是一片光暈。

• 湧泉，唯一井穴不在趾指甲邊而在足心，為本經代表穴。與手心勞宮遙相望，一令心臟健康，一令腎祚延綿，為抗衰老主力要穴，主治：

①腎不藏精：頭暈眼花、耳鳴、失眠不寧……。

②腎不納氣：呼吸淺短、上不來氣……。

③不主骨：衰弱沒力。

④不生髓：失憶、癡呆、小腦性不平衡……。

⑤不主水液：蓄水、水腫……。

• 然谷、太溪、大鐘、水泉、照海、復溜、交信、築賓，主治都差不多，都是湧泉之備用穴。

• 陰谷，亦是本經代表穴，症治同湧泉，因為針湧泉較痛，除非病勢太重，一般都針本位。

• 橫骨、大赫、氣穴、四滿、中注、盲俞、商曲、石關、陰都、通谷、幽門，這一段經脈是本經最重要之部份，包含性功能、生殖、婦科病、泌尿、陽氣、神經衰弱、胃、腸……。但是丹道內視，本段經脈融入任脈，所以應以任脈論治。如果在任脈兩邊各加一針加強療效也可以，例如關元加左右氣舍三針並排，以加強療效。不過如果關元針感正確，再加針旁邊之雙氣舍，純屬畫蛇添足。

• 步廊、神封、靈墟、神藏、彧中、俞府，是腎主納氣上通於肺之穴位，治咳嗽、氣喘、胸痛、痰壅、支氣管炎、肺炎……。

9. 手厥陰心包經

心包是血泵之心臟，治一切心、心血管病。

• 天池，治心臟無力時呼吸不暢、缺氧，治心肺同病或肺原性心臟病。

• 天泉，治上臂肌肉神經炎。

• 曲澤，治肘關節炎，本穴與內關、勞宮為本經代表穴位，治一切心臟病，如：風濕性心臟病、心肌炎、心律不整、冠心病……。

• 郄門、間使，為內關之備用穴，內關如有膿腫瘡瘍，則以此二穴代之。

• 內關，本經代表穴，治一切心臟病，使用率大於曲澤，療效與曲澤差不多。

• 大陵，治腕隧道症候群、腕關節炎，亦可為內關之備用穴。

• 勞宮，本經代表穴，針刺較痛，治心臟病急重症，如心絞痛或心區極度不適，已昏迷或快昏倒立馬以本穴急救之。

・中衝，急救穴，可刺血。

10.手少陽三焦經

(1)本經為心包之表，治心臟的功能，就是血液循環。

(2)治少陽病，仲景曰：少陽中風（傷風），兩耳無所聞，目赤，胸中滿而煩者，不可吐下，吐下則悸而驚。傷寒，脈弦細，頭痛，發熱者，屬少陽。這是標準化膿性中耳炎的症狀，古代游水、洗澡耳入污水造成，或是感冒喉炎經耳咽管傳入中耳造成，中耳炎在百姓中十分普遍，中醫以少陽病對待之。

・關衝，急救穴，可刺血。

・液門，治指掌關節炎、手麻。

・中渚，治糖尿病手麻痛。

・陽池，治腕關節炎。

・外關，本經代表穴位，治一切血液循環疾病，如心肌炎、心臟無力、心臟擴大、瓣膜閉錯不全、冠心病……。一般治法是外關透內關或內關透外關，一針就行。

・支溝、會宗、三陽絡，外關之備用穴。

・四瀆，外關之備用穴，前臂肌肉神經炎。

・天井，韌帶肌腱炎。

・清泠淵、消濼、臑會，治上臂後側神經肌肉炎。

・肩髎，治肩周炎必用穴。

・天髎，治肩痛。

・天牖，治頸痛。

・翳風，中耳炎及內耳性暈眩必用穴，亦治耳鳴，耳聾。

・瘈脈、顱息、角孫、耳門、耳和髎，只有耳門翳風是中耳炎必用穴，其他都是輔助穴，能使血液循環更好的集中於耳區，幫助耳門翳風治中耳炎。

・絲竹空，治中耳炎及其後遺症之局部神經麻痺，及治眼之輔助穴。

11. 足少陽膽經

(1)肝主疏泄，肝藏血、肝主筋。膽行肝之功能。

(2)治少陽病、中耳炎及其後遺症。

・瞳子髎，眼病，中耳炎及中風後遺症之面癱。

・聽會，中耳炎、耳鳴、耳聾。

・上關，助聽會集中血循治中耳炎、耳鳴、耳聾。

・頷厭、懸顱、懸厘、曲鬢、率谷、天衝、浮白、竅陰、完骨、本神、陽白、臨泣、目窗、正營、承靈、腦空，主治：

①少陽病之發熱頭痛以及一切類型之頭痛。
②肝風之腦血管意外，頭部輔助穴。
③其中陽白穴下透至眉是面癱額部必用穴。

• 風池，一切腦部問題必用穴：頭痛、中風、面癱、癡呆、癲癇、精神病……。亦是頸椎壓迫性頭痛必用穴。

• 淵腋、輒筋、日月、京門、帶脈，治胸椎神經放射痛，其中京門是一切泌尿腎病之必用穴，如腎炎、腎結石、血尿、蛋白尿、老年腎濃縮不良之多尿……。

• 五樞、維道，治上部腰椎神經放射痛，L1、L2椎間盤退化壓迫神經放射痛至腹股溝，就在五樞維道處。

• 居髎、環跳，腰椎神經放射痛有四條路徑：
①向下腹放射痛，五樞、維道主治之。
②向大腿前放射痛，衝門主治之。
③向大腿側放射痛，居髎主治之。
④向大腿後放射痛是為坐骨神經痛，環跳主治之。
其中環跳是中風半身不遂，下肢癱瘓之必用穴位。

• 風市、中瀆，腰椎神經放射痛，或肌肉神經炎。

・膝陽關，治膝關節炎之輔助穴，助犢鼻穴集中膝關節週邊之血液循環。
・陽陵泉，代表本經、為半身不遂、下肢痿痺之必用穴。
・陽交、外丘、光明、陽輔、懸鐘，為陽陵泉備用穴以及治局部肌內神經炎。
・丘墟，踝扭傷、關節炎必用穴。
・臨泣、地五會，足小關節炎、靭帶炎、神經炎。
・俠溪，趾掌關節炎、糖尿病之足麻痛。
・足竅陰，暈厥急救穴，可刺血。

12. 足厥陰肝經

肝是腦肝，是自主神經之副交感神經，是修復身體的主力，肝主疏泄（神經系統經修復後強旺自然不會神經衰弱、緊張、失眠、易怒……這就是疏泄），肝藏血、肝主筋。

・大敦，急救穴，可刺血。
・行間，治趾掌關節炎，糖尿病之足麻木。
・太衝，第二順位代表本經穴位，第一位是曲泉。治肝火、頭暈脹痛、高血壓、肝鬱、氣滯血瘀，痛症、痰症，震顫……。
・中封，治踝關節炎。
・蠡溝、中都、膝關，為曲泉之備用穴。其中膝關為犢鼻之輔助穴，助血循集中在膝關節四周。

- 曲泉，代表本經第一穴，主治同太衝。
- 陰包，曲泉之備用穴。
- 足五里、陰廉、急脈，卵巢炎及卵巢胞囊腫之輔助穴，卵巢炎水道下刺，此三穴上刺，針感交會則卵巢炎彈指間治癒。
- 章門，肝炎、胰炎、糖尿病必用穴。
- 期門，肝炎、胰炎，是章門輔助穴。

第十八章　奇經八脈

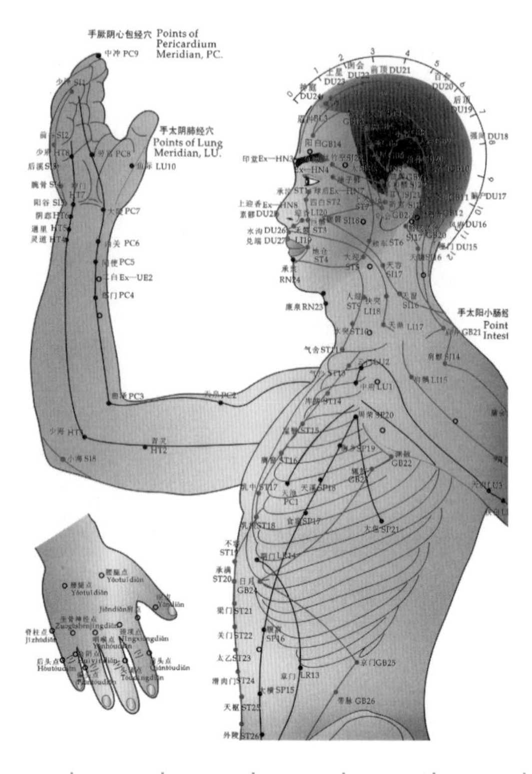

奇經八脈是道門丹道的經絡，是大小周天搬運行功路徑，其重中之重是任督二脈，此二脈不但是武術丹道的主體，亦是中醫針灸至為重要的經脈，因為任脈的實體是迷走神經，督脈的實體是脊髓。

前面已述說，五臟六腑的原型就在迷走神經中樞，所以迷走神經中線的任脈，一穴位可等同一條經脈，如：檀中如同心包、肺。中脘如同胃與脾。氣海如同陽氣在脾、肺、腎。關元如同生殖在腎與衝脈……。

這些穴位是針灸治療重中之重。除了脊椎病、關節炎、肌肉神經痛……，幾乎所有的內傷雜病治療上都離不開任脈穴位。而督脈穴位，就如同背俞穴，是腎精補貼之閘門，療效不怎麼樣，不過在武術小周天督脈上行三關受阻時，依脊棘向上斜四十五度角的生理自然斜度，以金針上刺三關，當針慢慢的接觸脊髓時，則電擊感推動氣機上行，可助練功者一舉衝破三關。這就是武俠小說中的邪派武功，很厲害，能快速大成，但必須有像作者如此高手坐鎮，否則稍有不慎就會留下嚴重的後遺症。之後氣行至頂，自任脈下行時，如甘霖下降，自然下行，而無關卡。看似神奇。其實這是有意識的行功，與道門丹道無意識的自動行功不同。道門丹道追求長生久視，得道成仙（真人境界）。而有意識的小周天是武術發勁的基礎。這種陽氣小周天運行就是武俠小說九陽神功的原型。咦！不是說有意識的小周天氣感都是弱弱的幻覺嗎？怎麼變成九陽神功了？

其實條件不同，得到的答案也不同。練武者不但身體健於常人，而且神經反射、反應都優於常人，再加上刻苦練習，確實能做到以感覺與運動神經推動氣機，在受敵攻擊時，千鈞一髮的一瞬間，使氣機下行數寸，就可將潛力全部放出，而不用完成全部的周天循行。所以有意識的周天是專為武術而設的。不過，道門丹道與武術的周天循行有許多共通處。這就是武俠小說由武入道的本源。事實亦是如此，如王重陽、邱處機、張三豐……都是精通二者的大宗師。

奇經八脈其他六脈：衝脈、帶脈、陽維脈、陰維脈、陽蹺脈、陰蹺脈。作者在煉炁化神時內視不到它們，作者煉炁化神大周天時，左十一經脈，右十一經脈（看不到心包經）加任督二脈共二十四脈同時像理髮店那紅藍轉筒，看起來一直上升、其實沒升。同樣的經脈以內視看起來在流動，但是感覺上沒動，就像原地轉圈忽然停下時看周圍環境繼續在轉，事實上也沒轉。

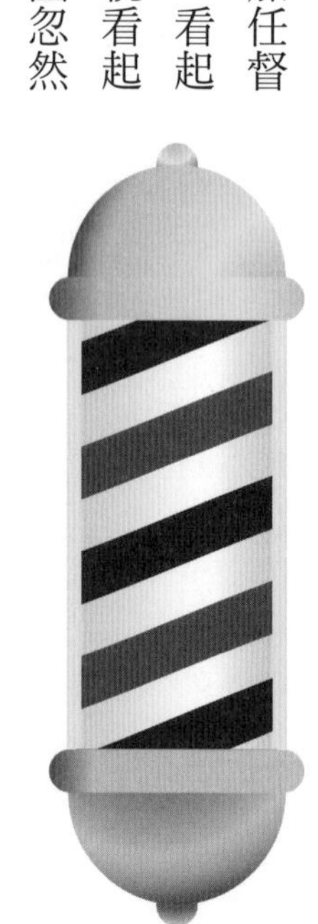

各經脈互不相通，周身如同金色發光體，以識覺感覺不到自身，以靈覺意念稍稍在大腸經，則內視大腸經光帶金光較亮，由面至腕清淅可見，手部則不清淅，只見一團光影而分不出六脈，足部亦是。

內視奇經八脈，任督二脈清淅可見，而且最粗大，卻總是見不到衝脈、帶脈、陰蹺脈、陽蹺脈、陰維脈、陽維脈六脈，這六脈可能是後人編的，或是作者功力不夠，內視不到，所以對於這六脈，作者從未用過也不予置評。

第十九章　十二經筋、十二皮部

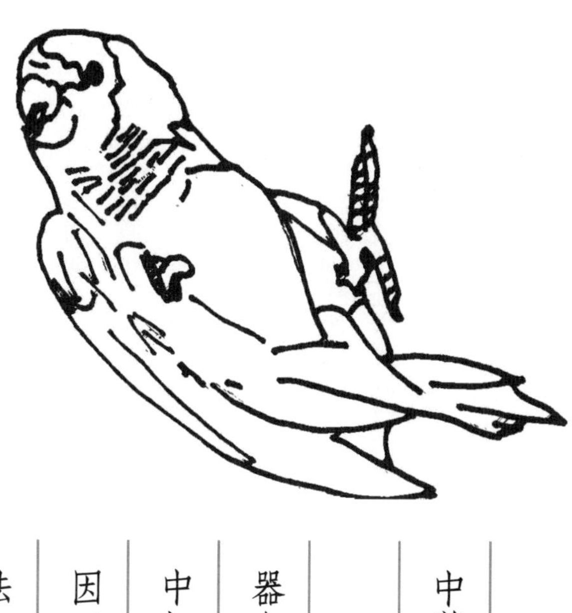

十二經筋是武術、武生的專屬。

中華武術與西洋武術有何不同？

唯一的不同是西洋武術去冷兵器久矣，而中華武術仍在冷兵器之中打轉。西洋武術視對手為空手，因而發展出各種空手對空手的打法。

例如巴西圈養被剪毛飛不走的鸚鵡，如果逗弄它，它必定躺在地上，背部交給大地掩護，雙爪朝上防禦敵人。巴西格雷氏家族依此發展出躺地打法，連贏數屆世界自由博擊冠軍。

中華武術是軍陣武術，視對手持刀槍劍戟，以平衡為重中之重，如果在數十萬人衝殺混戰的戰場上不慎跌倒，則肯定不知道自己是如何死掉的，可能是被刺死、劈死，也可能是被踩死。世界冠軍的躺地打法，就不用提了，對手大刀一揮，只聽唠嚓一聲就玩完了，李白之十步殺一人，千里不留行，你一留行背部就被砍了。中華武術最厲害的拳種——北方長拳，連攻擊時都要先顧住平衡——足一踏地，以震腳之力，腿力上傳，腰做樞紐，同時肩手前擊，所謂由腿而腰而手總須完整一氣，這就叫做內勁，用腿力攻敵，又叫做接地之力。並且同時「放頂」，就是任督二脈沿脊髓與迷走神經同時瞬間氣機下行，則身體像打一寒顫，在〇．一秒內，全身肌纖維瞬間鬆淨，配合旋身化勁，使對手打空而本能反應收手，此時我鼻中自然將發出哼聲，這就是太極拳哼哈二氣的哼氣。同時趁對手收手，本能後退，我則瞬間肌纖維全部收縮，達到100%的發勁，敵本後退，加上我100%的發勁，能輕鬆將對手掀飛數丈，趁對手後飛，力求平衡而無法他顧之際，追上攻擊，在一秒鐘內結束戰鬥。這就是內家拳術不傳之秘的拔根之勁，亦是太極拳哼哈二氣的哈氣。作者伯師爺田兆麟先生在上海被二十餘人力車夫圍攻，只聽哼哈之聲不絕於耳，三十秒內二十餘人全被擊翻在地。

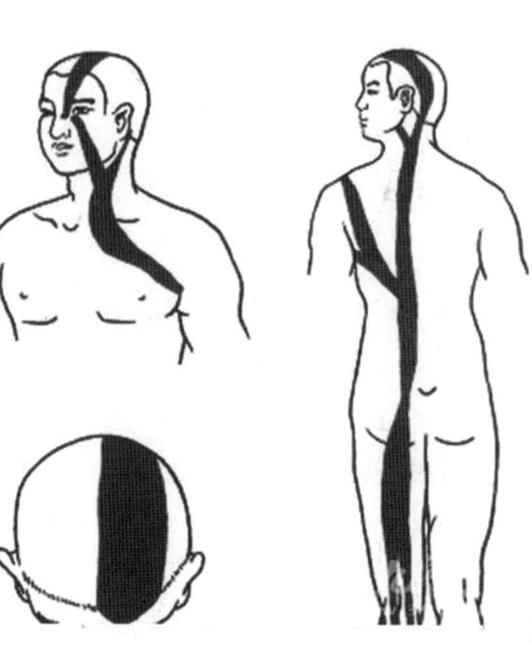

哼哈二氣的基礎就是任督二脈的有意識小周天循行。內勁發勁法貫串了數萬年中華武術史，而其基本理論就是任督二脈與十二經筋。

十二經筋看似奇奇怪怪、不倫不類的長條肌肉，與生理解剖學相去甚遠。其實它正是內勁起自足底，傳至七星的路徑，七星是頭、肩、肘、手、胯、膝、足，七個攻擊點，太極拳上步七星是本拳三大絕招之一，看看不過就只是在胸前雙拳交叉而已，這算什麼絕招？其實雙拳交叉只是意思動作。它上步，身體像一顆炮彈擲向敵人，左七星、右七星，全身所能動用的十四個攻擊點全部出擊，碰到那，那打。見神殺神、見佛殺佛。它不但是太極拳三大殺招之一，亦是中華武術中頂級的攻擊招法。如果敵人持刀一擊不中，我則趁刀鋒偏過而上步七星，這時敵人就算拿把干將、莫邪劍也是無計可施的。這是中華武術空手對抗冷兵器的絕招，可是如果用它上世界自由博擊賽，對手只要像鸚鵡一樣，朝地上一躺，咱們的上步七星也玩完了。

在世界自由博擊賽中，中華隊幾乎完敗，使國人懷疑中華武術到底能不能打？其實軍陣武術與擂臺武術是完全不同的，軍陣武術要求一招殺敵，如果打了三、五招還殺不了敵，你背後就會被另一敵軍砍了。小流氓打架不算，真正大師級的比武較量都是身體一接觸就定輸贏，南拳北腿都是如此，而不需大肌肉、大體力，這和電影上華麗漂亮的大戰三百回合是完全不同的。（馬戰衝殺交戰一次是一合，馬匹擦身而過各自回陣是一回，史上最多回合之戰是三國張飛與馬超比了二百回合，耗時大半日，並且比試過半時各自換馬及修息很久，這只是比試，戰場上以命相博連十回合都很難達到。）

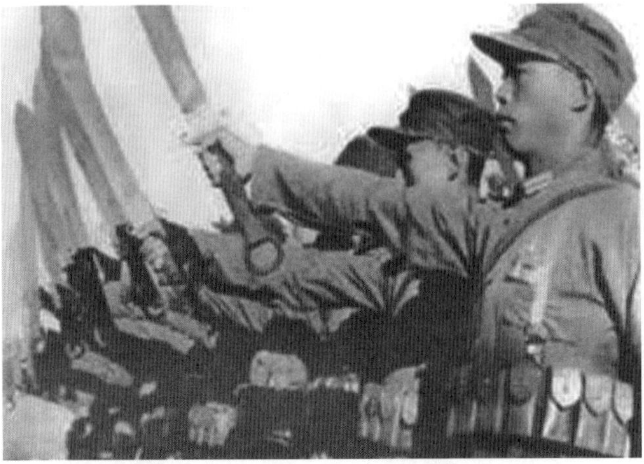

而擂臺武術根本不是武術，那只是運動的一種。戴個軟棉棉又能緩衝的手套是不易打傷人的，比的就是身體健康程度、體力、抗擊打能力、力量、速度、耐力……。互相擊打的時間拖得很長。每個選手重中之重是科學的營養、科學的訓練，須配備優秀的營養師與先進器械鍛鍊的教練，並且每天訓練八小時，和奧運馬拉松訓練完全一樣。這叫我們半業餘的中華武術如何能勝在專門為他們設定的擂臺上？

不過讀者不要氣餒，因為中華軍陣武術的強悍程度是世界第一的，只要給中華武術戰場，則中華武術是無人能敵的。

一九三三年對日抗戰喜峰口之役，廿九軍奉令防守喜峰口，因非蔣介石嫡系部隊，武器裝備嚴重不足，面對敵軍強勢火力，國軍節節敗退。

三月九日趙登禹旅長率五百大刀隊員，以中華武術破鋒八刀之刀法，五百勇士背負由廢棄火車鐵道改制的國產克難大刀（一撞擊就缺口），單刀赴會，夜襲喜峰口日軍大本營。這是日本關東軍精銳，配備齊全的日本制式整編軍武裝備，包括一百五十毫米遠程火炮（國軍在此炮下傷亡慘重）、車載機關槍／機關炮、騎兵戰車、輕型坦克、迫擊炮、加農炮、榴彈炮、手榴彈、重機搶、輕機槍、步槍、手槍、刺刀、武士刀……。在實力完全不匹配之下，五百勇士均抱必死之心，交代後事，然後毅然前往。

是役，擊斃日軍一千五百餘人，擊傷日軍五百餘人，日軍共傷亡二千餘人，黎明破曉時分五百大刀隊員僅二十好漢帶傷歸隊，其餘好漢全部壯烈為國捐軀。

國軍主力乘勝出擊，再次完敗日軍，驅逐日寇，奪回喜峰口要塞。

此次戰役是自東北軍不抵抗，華北軍缺兵員、缺彈藥，共同被日軍經常性輕鬆擊敗後之第一次勝利，而且是以全世界都認為絕無可能的中華武術冷兵器完敗日本先進的制式整裝部隊。雖然犧牲慘重，但是誰敢說中華武術技不如人？

但是為了適應世界博擊規矩，中華武術必須改革，由擊殺式武術改為運動型擂臺較量。怎麼改革？必須重新培養出傳統武術高手，加強營養與新式器械鍛鍊，然後去參與世界博擊，不以失敗為恥，敗了多次後自能找出關鍵問題。就如同我師吳國忠宗師說的：試手敗了一千次之後，必然是天下第一高手。

可是中國不朝這方向走，卻放棄傳承的武術功底由怪專家另發明一路叫做散打。

散打完全依賴動物本能之速度與力量，完全放棄中華武術反動物本能之內勁、化勁，如八極拳發勁用將震斷腳之力全力震腳、旋腰、力上傳肩手之擊打。清傅儀身邊之八極拳護衛都是一招制敵，從未擊出第二招。散打並且完全放棄陳長興、楊露禪練炁化神之攻破其快，而與中華武術完全分離。

中華是有好東西的，要在本身建立基礎，再去引進西洋的東西，不應如同散打放棄自家家底，而去學別人的表面東西。這樣是玩不過人家的，只能風風光光的痛打自家業餘武術愛好者，一出國門就被打散。敗了後也莫明其妙，不能找出關鍵問題。這叫做什麼英雄？作者以中醫針灸的眼光看，根本不用引進外來的東西，只要內部改革就好，如同針灸放棄治療傳染病，拋棄沉重包袱，反而在內傷雜病上成就世界第一。武術亦須放棄冷兵器的防範，不應在已無兵器的擂臺上，自己給自己設下限制，去防範刀劍，畢竟現在已是導彈、航母的天下，何苦一直守著冷兵器不放。

十二皮部

十二皮部是刮痧專用的，不要小瞧刮痧，它的歷史不輸於針灸。刮痧的用具，現在以牛角片較多，在遠古時代用的是石片，它的名字叫做砭。考古發現石針與石砭並列，可知刮痧療法與針灸療法的歷史可上溯數萬年前的石器時代。後因療效的關係，在醫學上它已為針灸所取代，但因簡單實用，無危險性，故在民間一直存活至今。刮痧療法的效果雖不及針灸，可是其療效卻比其他亂七八糟的替代療法要好的多。例如穴位按摩、足療、水療、電療、芳香療法……。

第二十章　組合穴

組合穴是在不失療效之下簡化針灸的經驗效穴，為走方郎中所常用。

【1】五輸穴——不知那位神道人士，硬將一條經脈選出五個穴位，自行配上五行之金、木、水、火、土，好了，它們就自動互生互剋，於是遊戲開始，經作者測試，五行理論，用與不用，其療效沒有差別，就是說不管五行，隨便針一穴位，療效與掐算半天金木水火土，慎重取穴，效果是一樣的，五輸穴是可刪除的理論。

【2】六腑下合穴

1. 胃下合足三里；
2. 大腸下合上巨虛；
3. 小腸下合下巨虛；

以上三項是調整解剖學的胃、大腸、小腸之消化吸收功能的下合穴。翻譯成中醫話語就是脾胃功能不良。針足三里一穴針感循胃經下傳就可以了。上巨虛，下巨虛亦有相應效力，但療效不如單用足三里。

4. 膀胱下合委中：

膀胱不是解剖學的膀胱，而是膀胱經，腰部的腰椎問題引起的坐骨神經痛歸屬膀胱經。委中在坐骨神經中點，止痛有效，一般配合腰部俞穴壓痛點，做為輔助穴位。

5. 三焦下合委陽：

這是形容膀胱經連通上、中、下三焦各臟腑的俞穴，簡單的說就是腰背痛，以委陽一穴統治全部，但作者測試，療效不良，只可用做治俞穴壓痛點的輔助穴。

6. 膽經下合陽陵泉：

膽為肝之表，這是肝火肝風，筋肉顫動，中風後遺症的必用穴。

【3】十二原穴

十二原穴全是十二經脈在手部足部較為有效的穴位，古時在民間，走方郎中經常在市場人多處招徠顧客並當街針灸。病患坐在小木凳，不好當眾寬衣解帶，就只針手足顯露的部位。而且很多針灸技工，完全不懂醫理，就只會針這些原穴、絡穴，之類的穴位，小症小痛治之尚可應手而癒。而遇到大病重症，恐怕又要求神拜佛了。

【4】十五絡穴

十五絡穴與十二原穴差不多，只是部位高些，就是針治時袖子，褲子要挽高些。其中任脈絡鳩尾，督脈絡長強，此二穴位較為重要，此二穴均在骨端，鳩尾在胸骨端，長強在尾椎端。例如氣息奄奄，無精打來，是全身陽氣滯，則以長強上刺推動督脈上行，以鳩尾下刺推動任脈下行。此法效果雖不如道門丹道之小周天，但能達到30%的效果，並且可以立刻見效，不需練功百日，效力亦是很強的，它立馬能改善陽氣運行，新陳代謝及全身精神狀態將全面好轉。另外長強亦是內外痔的常用穴。

脾之大絡——大包

大包在胸側肋神經上。為何要稱脾之大絡？脾以部位而言，肺在上，腎在下，脾在中間，大包亦處在人體身軀的中部。大絡是一大片區域，而不是固定穴位。大包在帶狀皰疹最常發生部位的中點。是肋間神經炎，帶狀皰疹的必用穴位，它隨著神經炎的部位而更改位置，它包山包海，脇肋處全是大包，而不是一處固定的穴位。

【5】十六郄穴

經書上說十六郄穴多用於治療急性疾病，並以按壓檢查可探索其虛實。其實看十六郄穴分佈的部位可知，它們均處在最易受傷的肌肉、肌腱、韌帶的位置，所以十六郄穴專治運動傷害、韌帶勞損。十六郄穴的定位也只是大概部位，治療時須細細按壓，找出最痛點再下針施治，而無固定穴位。

【6】八脈交會穴

這也是走方郎中常用的穴位，不須脫衣，很多走方郎中憑祖傳這八個穴道混生活，雖然也有效，但僅憑這八穴位涵蓋一切疾病，未免以偏概全。

【7】臟腑背俞穴

這在第十六章膀胱經已述說過，不再重複。

【8】臟腑募穴

這才是本章重點，所有的募穴都在解剖學臟腑的附近，請注意，是解剖學的臟腑而不是中醫臟象學的臟腑。在第十六章述說膀胱經時提到過背俞穴。指出由背俞穴傳導至本臟需要交換神經元，所以效果不如直接針治腹部相應穴位，這個相應穴位就是臟腑募穴，是針灸最重要穴位之一。

所謂標本兼治，治本在提升陽氣陰血，治標之一就是在臟腑募穴上操作。現在分述如下：

1. 肺募中府：

整條肺經都是用來調整肺氣升、降、出、入，唯有中府穴就在解剖學肺臟旁，本穴是解剖學肺臟的胸腹相應穴位，是直接治療解剖學肺臟的，例如肺炎、氣管炎、咳嗽、哮喘……。

2.肝募期門：

本穴位直接調整解剖學上的肝臟，例如肝炎、脂肪肝、早期肝硬化……。

3.膽募日月：

右側日月、專治膽結石、總膽管結石、膽囊炎……。

4.脾募章門：

中醫脾的功能是運化水穀，翻譯成現代話語是肝、胰、胃、腸的團隊消化功能。右章門在肝、腸之間，左章門在胰、腸之間。治在肝功能不良之食欲不振、消瘦乏力，及胰功能過與不及之肥胖、消瘦、糖尿病……，是治糖尿病、肝炎、肝硬化……最重要的穴位。

5.腎募京門：

本穴是腎炎的蛋白尿、血尿、尿閉或腎弱化濃縮尿功能不足之老年人夜尿多尿，及腎上腺出了問題的內分泌紊亂、免疫力低下、骨質疏鬆……之必用穴。

6.大腸募天樞：

天樞是便秘及慢性大腸炎腹泄之必用穴。

7.心包募檀中：

檀中在這裏不是穴位，而是一個區域及一個道理，與它對應的是解剖學的心臟，針灸術語叫做心包募檀中，檀中就像皇城紫禁城令人敬畏，但用它治病，卻是效果不怎樣。

8. 胃募中脘：

是急慢性胃炎、胃潰瘍、消化不良、減肥、高血脂、糖尿病……之必用穴。

9. 三焦募石門：

前面述說過丹田的具體位置，是大量迷走神經末稍纖維的三維中心，是腦腎的鏡像。丹田位置有很強的個體性，每個人都不盡相同，但是中醫生理丹田皮相的體表指癥就在石門。這裏的三焦不是心表之血液循環功能，而是指部位，上中下三焦之肺脾腎綜合功能。

⑴肺之呼吸須由腎在下方納氣，就是丹田呼吸。

⑵脾主消化吸收（運化水穀），其執行器官就是解剖學的小腸，小腸迷走神經纖維的三維中心點就是丹田，本穴位可調理「脾之運化」。

⑶任督二脈一直都是循行不斷的，道門丹道煉精化炁（提純的氣）是周天搬運的搬精逆行，精聚丹田（腦腎）化為炁。正常人任督順行，應激反應或生殖時派送腎精所化的氣血，待健康回復正常後多餘氣血化為腎精重返腦腎（丹田）與炁無關，丹田是腦腎的「映象」與腦腎是一體之兩面。

所以本穴主治為校準三焦肺脾腎之綜合功能。

10. 小腸募關元：

小腸在中醫解剖學功能是別清濁，就是吸收水份與養份，與傳化糟粕。如其功能執行不良，則發生腹瀉。在急性腸炎時，下腹疼痛，立刻大瀉，這是標準的小腸募關元症治。古代衛生條件不良，這可是常發病，關元是治此細菌性痢疾的必用穴位。

關元亦是一個多用途穴位，除了小腸募之外，它亦是男科、婦科、泌尿科之重要穴位。

11. 膀胱募中極：

治在膀胱無力之尿失禁，及前列腺肥大之尿閉。

12. 心募巨闕：

這裏指二個心，其一是解剖學之心臟，巨闕，是心律不整的必用穴，一般治法是由鳩尾下透巨闕。

其二是指燒心之心，大肚腩的胖子本來腹壓就高，習慣飽食入睡，則強大的腹壓會向上撕裂橫隔膜，胃的上部賁門閥由此處向上脫出，稱之胃疝，胃酸則上溢燒灼食道，古稱燒心。無論古代或現代，它都困擾著富裕之人，它不但有很大的不適感，亦是食道癌的元兇。

其治法倒也簡單：

(1)單針巨闕穴針感下傳中脘，不需輔助穴，此時如果配上三里，中脘等穴，會分散集中力度，而療效下降。

(2)醫囑令病患空胃入睡，即睡前五小時吃最後一餐，睡前二小時喝最後一杯水。1＋2＝治癒。

記得包青天旁邊那位南俠展昭嗎？他配備的寶劍名稱巨闕，是中華鑄劍史排名第七之寶劍，專刺巨闕穴，只要刺入二寸在胃上口、食道下口、橫膈膜處打一轉，則神仙不救，可知心募巨闕之威力。

【9】八會穴

1. 臟會章門：

章門是腹腔各臟器的側面中心點，其治療範圍包括胰、脾、肝、腎、腸，就是說除了心、肺、胃、膀胱之外，它是治療一切解剖學內臟功能不良的重要穴位。

2. 腑會中脘：

腑單指胃腑，中脘是治胃炎、胃潰瘍無可替代的穴位。

3. 氣會檀中：

心律不整、心臟無力患者，血液循環弱化導至機體缺氧時會感到上不來氣，不時深吸氣一下，其病機在檀中。氣會檀中與上一節心包募檀中是完全一樣的。

4. 脈會太淵：

檀中與太淵，所述的不是取穴的穴位，而是一個區域、一個道理。膻中是心臟的所在地，太淵是脈診的所在地，如果膻中與太淵停擺，未有人能活過三分鐘。古人對此二區域特別敬畏，而單獨提出。而治療「氣」、「脈」，另有他穴，而不是以膻中、太淵論治。

5. 血會膈腧：

人體脊椎有三個彎曲，頸椎向前彎、胸椎向後彎、腰椎向前彎。而膈腧正在後彎胸椎的中點。在前面述及陰血與肝藏血時說過，陰血不足則無法在夜間入眠時修復白天損耗的身體組織，久之則發生退行性病變，也就是退化，退化發生在脊椎上，就是駝背，駝背因為重力因素越駝壓力越大，就駝的越快，而進入惡性循環。駝背不僅影響外觀與行動，而且將心肝脾肺胃腎全部壓擠成一團，很大程度的弱化內臟功能，針灸為此專設血會膈腧。

6. 筋會陽陵泉：

筋是筋肉顫動的筋，是中風偏癱筋肉無力的筋，是肝風，治在肝之表的膽經。陽陵泉是膽經腿部最重要的穴位。

7. 骨會大杼：

所有的哺乳動物，如犬、馬、牛……除了進食外均是抬頭，只有人類與猩猩是低頭的，低頭哺育、低頭洗碗、掃地、低頭玩手機、低頭讀書寫字、低頭辦公上網……對於缺乏運動、韌帶弱化之人，頭低久了，則頸椎前滑，顯得背後脖子下突起一個大疙瘩（第一胸椎），民間叫做富貴包，這時疼痛會由此疙瘩放射至肩臂，所謂力出於骨、勁蓄於筋，這個脊椎移位引起的肩痛，勁力根本使不出來，尤其是如十一章所述：足下接地之力上傳七星，為此阻擋則無法傳至頭肩肘手四星，偏偏這個病又是極為常見，所以針灸為此專設骨會大杼。

8. 髓會絕骨：

腎主骨生髓，髓是脊髓、髓海是腦，這裏專指脊髓與腦。

脊髓下端，腰椎與薦椎大部分的脊神經都下傳至腿，每一條脊神經都有兩個分支，感覺支與運動支。當腰椎病變壓迫到感覺神經支，則呈放射性疼痛下傳至腿。如果壓迫到運動神經支，則大腦肌收縮指令無法傳到肌肉，則腿部肌肉鬆弛無力。治法主力在腰椎處，絕骨穴是重要的輔助穴位。

絕骨穴是膽經重穴，是腦血管意外半身不遂治療的主力，絕骨穴伴同陽陵泉穴是治中風偏癱無可替代的取穴法則。

以上是極為常見的病例，針灸為此特設髓會絕骨。有一句較為文學化的形容詞：

肩能擔大任是骨會大杼。

足能行萬里是髓會絕骨。

針灸是地球上最古老的系統醫學，他的理論是剪接拼湊而成的，涵蓋由石器時代至現代數萬年的時間，各階段不同的文化及著述人員水準參差不齊，所以他的理論論證不同於現代科學的單一性。針灸理論是多元性的，簡單的說就是亂糟糟的，一下子以巫學的五行神鬼為依據、一下子以丹道內視返聽為依據、一下子以中醫解剖學為依據、一下子又以氣候環境為依據……。

其實他們各有各的道理，只是未能將理論融合統一起來，造成現代認知的困惑。作者於大量病患中，以療效為取向，以統計學方式驗證各種理論，以破解針灸理論的密碼，以四十年光陰，每天治二十病患，每天讀書比對四小時，以中醫的方式融合統一針灸理論，這雖然是一個創新的開始，可是也已經完成了，就是簡化針灸理論。因為，針灸文字記事，由黏土陶文，龜板骨板至竹木片。這種傳承方式文字必須精煉簡潔，不可能洋洋灑灑百萬言，所以複雜化的針灸理論不足以取信智者，簡單再簡單的理論才是正道。

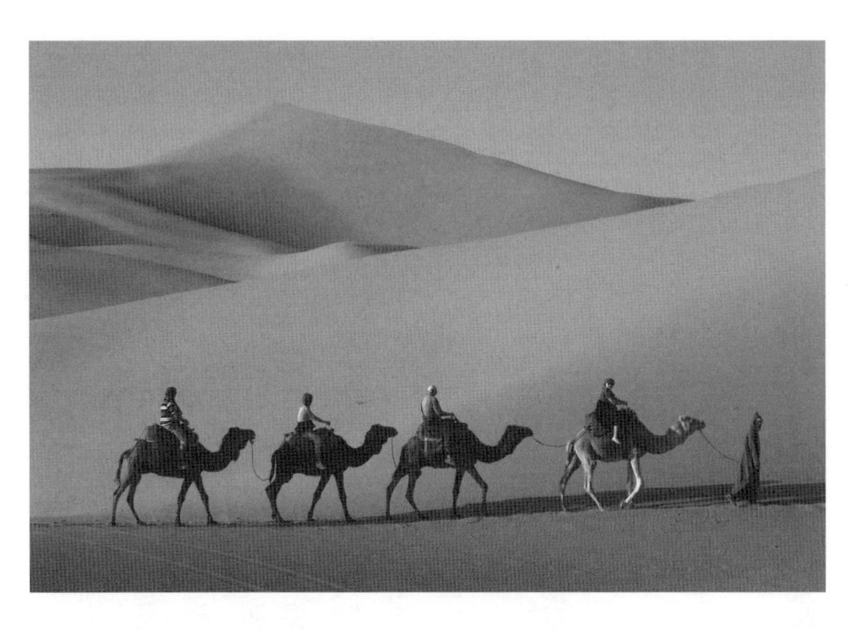

第二十一章　病因

【1】六淫

1. 風：

除了環境破壞因素造成氣候反常之外，人體的溫度比環境要高。除人類之外，所有的哺乳動物都有細密的體毛，體毛是覆蓋在生物體最外層，形成絕緣層而不使體溫散失。人類以衣服替代體毛。

即便如此，在身體皮膚表面仍有一層薄薄的熱氣層，以阻隔持續的散熱。而這一層熱氣層經風一吹就立刻散失。炎熱的夏天，明明電風扇吹出的風，溫度與大氣一樣，為什麼會令人涼爽？即是此理。但是基本條件是大氣溫度低於人體之三十七度，如在四十度以上，風扇之風將如同爐火之撲面風，令人十分難受，但已不成風邪。現代環境破壞不論，億萬年來只有杳無人煙之沙漠才有此高溫，中醫卻不以無人煙沙漠之高溫做科研，這高溫之風倒底是不是六淫之風？這是中醫少前瞻，多後顧的弱點，「遵古法」是落後退步之法，不可取。可口可樂，麥當勞，肯德基……都特別強調「新配方」決不「遵古法」。

所以雖然在風和日麗之風中，體溫仍將持續大量散失，為了補充體溫，陽氣也將持續損耗，尤其在睡眠中，一點風也不能吹。在空調環境中卻沒事，因為它不會吹走體表熱氣層。所以風為百病之長，因為風能耗盡人體陽氣，陽氣就是免疫力，免疫力低下則病毒趁虛入侵，這些病毒依其症狀，分為寒、熱、暑、濕、燥……。

風是將其他病邪帶來攻擊人體的載體，因此感冒俗稱傷風，如能確實避風，則其他五淫的發病率將大為降低。

中醫亦將一些說不清的的疾病都歸於風，例如退化性關節炎、痛風之遊走性關節炎、韌帶炎……，反正搞不清病因之疾都是「風」，這令作者非常不認同，老年人整天坐著不活動造成之退化性疾病如髖關節退化之炎症、膝關節退化之炎症（鶴膝風）……，干風與濕何事？歷來中醫就愛瞎掰，這點我們必須認清。

中醫亦將關節炎、尿酸、多發性神經炎……，痛處跑來跑去，因像風之吹來吹去，所以亦是「風」病，這是胡說八道，而這個胡說八道卻能引經據典，奉二千年前之理論為宗法，黃帝內經說如是就必須如是，不是也得是，所以大量偽「風」病以風論治根本無效。

看風水就是要看居地的健康與聚財。健康是避風，所謂住宅座北朝南就是要避開寒冷的北風，不使生病，否則掌握大量錢財卻一病而逝有甚用？北京四合院內溫度確實比外面高二～四度，早春花先開放，所以有「一枝紅杏出牆來」的諷喻，風水之風翻譯成現代話語是住在乾爽陽光之地。

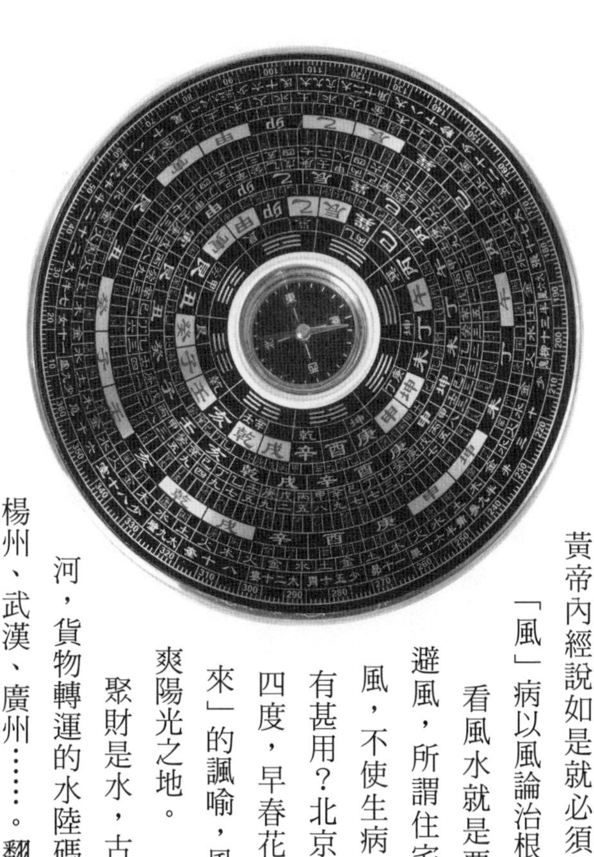

聚財是水，古代主力交通運輸都在江、河、運河，貨物轉運的水陸碼頭都是商業繁華的聚財中心，如楊州、武漢、廣州……。翻譯成現代話語就是人潮集中的商業區。風水的最高意義就是身體健康，處在旺市。

至於墓穴風水卻是反果為因。不是先人墓穴好，照看子孫。而是子孫有大出息才能將先人墓穴顧好。中醫有太多的反因為果、反果為因，不按牌理出牌的例子。例如：新陳代謝弱化，令人無力，沒心情，發胖……。這是脾腎雙虛，是因？是果？這根本不是病因而是果，此人不運動，飲食紊亂，為三高患者，高血糖、高血脂、高血壓。治療此病須因果同治，在重建新陳代謝同時與病患約法三章，醫囑改正生活習慣並且非做到不可，否則任何治療之療效都只是片面暫時性，而無法鞏固療效。

2. 寒，暑，濕，燥：

這四個病邪根本就是症狀輕重不一的傷風感冒。當大氣溫度、濕度改變時所隱藏的攻擊性病毒的種類也將改變。在寒與濕的冬季、雨季，病毒最兇猛，傷風感冒的症狀也最強烈。相對的在夏暑、秋燥時節的病毒較溫和，感冒症狀也較輕。除了傷風感冒外，對於亞健康之人（注意，只對亞健康之人），寒亦可引起身體疼痛、腹痛、腹泄。暑亦可引起身熱、煩渴、身重倦怠、胸悶、嘔惡、腹瀉、舌苔黃膩等症。濕亦可引起瘡瘍、肌肉疼痛，關節酸痛、沉重、活動不利、泄瀉、痢疾等。燥亦可引起皮膚乾燥皸裂、乾咳少痰、或痰黏難咯、或痰中帶血等症。

3. 火：

火，就是單純的感冒發熱發炎或是內皮細胞發炎而已（口瘡）。後世醫家將六淫配過來，配過去，濕與痰飲混淆、火與內熱混淆……其實它就是各種季節的傷風感冒後續症狀——發燒發炎而已，根本不用如此複雜化。

除此之外火亦可引起火熱傷人，除見熱象外，還可因火熱之邪炎上而擾亂神明，出現心煩失眠、狂躁妄動、神昏譫語等症，及劫耗陰液，使筋脈失養，而致肝風內動，表現為高熱、神昏譫語、四肢抽搐、目睛上視、角弓反張等，這已是嚴重的腦炎、心內膜炎、菌血症……。同時，火熱之邪可以加速血行，灼傷脈絡，而致各種出血，如吐血、衄血、便血、尿血、皮膚發斑等。火熱之邪入於血分，可聚於局部，腐蝕血肉而發為癰腫瘡瘍，其臨床表現以局部紅熱腫痛為特點。

火邪是六淫中牽涉最廣，範圍最大的之邪，針灸只治病毒性火邪（感冒發熱），對於抗生素主治的細菌性火邪（心腦膜炎、化膿性感染……），針灸只能輔助抗生素集中病所，快速痊癒，而不能單以針灸治療。

傷風感冒是大自然給予人類的天然疫苗，感冒能振奮自體免疫力，所以除非太過於不適，或引發併發症，例如肺炎（發燒超過三十九度C）則必須送醫，一般的感冒最好在家多休息，自己抵抗過去。要知道，癌症患者很多都是十年未曾得到過感冒之人，所以每次作者自己抵抗過感冒時都會心中歡喜，太好了，我又十年不會得癌症了。

如果感冒症狀難以忍受，針灸可立馬緩解症狀，而不影響正在振奮的自體免疫力，治感冒，針灸是上上之選。咦？前面不是說針灸已放棄治療外感病了嗎？請注意，作者所說的這個外感病是疫癘（天花、鼠疫……），是蟲（瘧疾、肝吸蟲、猛暴性肝炎……）而不是普通的傷風感冒。針灸治感冒是隨症施治，重點在改善症狀，而不是根治感冒。如鼻流清涕，針印堂下傳鼻尖，令鼻腔發熱，可立止鼻涕。針天突令氣管發熱，可立止咳嗽……。這些治法都將立刻改善症狀，而真正治癒，不管用任何方法都要等三～五天，待自體免疫力完成改組則感冒自癒。同時亦將身體內外徹底清掃一遍。

現在有些無德醫院，為了提高收費，一遇到感冒病患就掛吊瓶、打點滴。吊瓶中加入抗生素、退燒劑、抗過敏劑、激素……。這是最糟糕的治法，它會從根本處打亂自體免疫力運作，最終迫使自體免疫力退化，嚴重後果將在四十歲後顯現。

傳世書中的病因就是這些，但是由於戰爭、飢荒、瘟疫……，古人均壽是很低的，而現代在全世界範圍，發達或半發達區域、國家，人均壽至少七十歲，所以老年病、退化病遍布世界。例如老年退化性骨關節炎，因為得此病的古代老年人沒有輪椅，不能使用蹲廁……，是無法存活的，所以古代沒有多少對此病的研究。而現代老年退化性骨關節炎已普遍化，而中醫在疾病分類上硬推給風、寒、濕痹，問題於是發生，因為用盡風、寒、濕痹理論的一切治法都沒半點效果。其實老年退化性骨關節炎根本與風、寒、濕痹無關。其治法有三：

(1)抗衰老。

(2)提升局部血循抗退化。

(3)指導家庭作業——正確的關節運動，約三個月後可使本關節年輕化十年。

同樣的，例如老年癡呆症、帕金森症、動脈硬化、前列腺肥大、白內障、高血壓……。

這些老年病雖然歸於中醫內傷雜病項下，可是它們與內傷雜病不完全相同，因為它們全都是成因於老年、退化，所以單以內傷雜病論治是難以見效的，必須配上抗衰老治法及抗衰老六大平行療法才能見效，所以、只要用對治法，中醫針灸對於老年退化病之療效，遙遙領先於全世界。

【2】七情：

中醫理論將七情複雜化，分為喜、怒、憂、思（思慮過度、猶豫不決）、悲、恐、驚。其實我們不需去管這些亂七八糟的情感，只須將七情合而為一「情緒」即可。

抗衰老六大主力平行療法：飲食、睡眠、運動、生理時鐘、心情愉快、腦力活動。其中心情愉快就是七情。

據統計，負面情緒如仇恨、悲傷、厭惡……將折壽十年。不要小看這十年，為世界公認的吸煙為折壽罪魁禍首，它自十五歲起，每天吸二包煙也是折壽十年。負面情緒也將令肝不疏泄造成陽氣滯，是一系列疾病之病因，亦令免疫力、新陳代謝弱化。所以管理好自己的情緒是生活的重點，但是以中醫的眼光看待，情緒是難以管理的。必須強化神經系統（肝之疏泄）則自然看的開、放的下，而自然保持心情愉快。

道門丹道可有效的強化神經系統，尤其在煉神返虛階段看人世悲歡離合已如過眼雲煙，又如何能有負面情緒？如果不會丹道，或是怕麻煩，不想練功則可用針灸心腎合治，亦可強化神經系統。但是後續保養則須加上輔助療法，就是空腹入睡及運動。

【3】痰飲：

濃為痰、稀為飲。痰飲是中醫專有名詞，翻譯成現代話語叫做亞健康態綜合症。它不是隨地吐痰的痰，隨地吐痰的痰，古名叫做涎沫濁唾。清稀的是涎沫（口水）濃稠的是濁唾，水滸傳所說的肺有病者都是咳唾，而不是咳痰。後來溜鳥，玩蛐蛐的中國怪專家又要自我表彰，又不學無術，只有去日本取經，因無知而挪用幼稚的日本翻譯現代醫學，套用中醫術語的「痰」而放棄使用涎、沫、唾、濁，而將二者混淆了。

中醫的痰，是很大的課題，牽涉到五臟六腑、十二經脈、氣、血、精神力、新陳代謝、免疫力……。痰是不可見的，是陽氣虛、陽氣滯的一個指標，翻譯成現代話語是新陳代謝弱化而氣虛、氣滯。

痰飲膩滯經脈，令臟腑功能不暢，幾乎一切的亞健康狀態的症狀，都與痰飲有關，而根本沒有真實存在的「痰」。例如：蓄水↓飲在肌膚，嘔惡↓痰飲在胃，眩暈↓痰在心（心腦），肥胖↓痰在肌肉四肢，陽萎↓痰在腎（腦腎）……。這些都只是症狀，算不上是嚴重的疾病，但是將嚴重損壞生活品質與工作效率。其治法在標本兼治，以扶正陽氣為本，以化痰為標。例如慢性胃炎的嘔噁，治法以脈診找出陽氣的亂象而加以扶正，再去除阻胃之痰。翻譯成現代話語：先以把脈找出十二經脈那裏陽氣虛弱，以針灸扶弱使之達到正常標準，陽氣達標為本，以小針率領陽氣氣衝病灶（集中血循於胃部）以消除胃炎為標。如果不顧「本」，不調理好自體免疫力，則「標」將無法集中足夠品質與數量之血液循環，療效自然不良，拖拖拉拉針灸幾十次而無法治癒。記得木桶效應嗎？十二經脈相當於箍成木桶的十二片木板，貯水量（陽氣）依最短的那一片木板而定，所以依脈象找出最短的那一片木板（最弱的經脈）加長之，就可最快速將整體貯水量（陽氣）加大。

【4】瘀血：

瘀血也是中醫專有名詞，血是看不見的陰血，是陽氣修復之本，而不是血液循環之血，翻譯成現代話語：陽氣是自主神經系調動、集中血液循環以修復身體勞損的功能，是廣義的交感神經系，而陰血專門安撫、強化自主神經系，就是深度睡眠的那一種安撫修復功能，是廣義的副交感神經系，如果以陽氣代表地區的治安力量，那麼自主神經系就是警察局，而血液循環（也是陽氣）就是眾員警，而陰血就是員警後勤司令部，供應警隊一切武器、食、用、物資、藥品。瘀血正是後勤司令部運作癱瘓造成的。連員警後勤司令部都被搶光、砸光了，整體的治安力量（陽氣）就更不用說了，犯罪率（疾病）也不用提了。至於撞擊傷的瘀血，是傷科血腫，與內科瘀血無關。記得前面說過的傷寒論「萬方之宗」的理論基礎？它以當歸、白芍為萬方之宗，這個萬方之宗的作用，只在強化陰血，則陰血自會修建陽氣。如同針灸以五神針為萬方之宗，它也只是強化「脾」（生血、統血）。

當陽氣虛、陽氣滯時，先是形成痰飲（治安力量不足、犯罪率上升），再嚴重下去則將形成瘀血（治安力量殘破，由黑幫山寨接管秩序）。瘀血瘀阻經脈是很嚴重的疾病，所謂不通則痛，瘀血幾乎包括一切疾病的內臟疼痛。如冠心病痛、肝硬化痛、胃潰瘍痛、膽結石痛、腫瘤痛……等。因為病勢嚴重，有生命危險，在治療上不但標本同治，尚須配合多種輔助治療。

痰飲與瘀血這四個字幾乎包括了全部的中醫內傷雜病。而它們的來源均在陽氣虛與陽氣滯，只是輕重不同，輕則為痰飲、重則為瘀血。隨著每個人個體的不同，所瘀阻之處也不同，可是所有疾病的治法都一樣——以扶正陽氣為本，以疏通瘀阻之處為標。具體操作將在下章中詳述。

以上是天下百姓最常見的疾病，中醫理論、治法大多圍繞於此，除此之外傳世中醫尚有特定的針對性強的疾病如下：

【5】癘疫：

鼠疫又名黑死病曾經重創明朝，消滅整個南北美洲大陸，消滅大半個歐洲，全世界都拿它沒辦法，所以我們不用苛責中醫針灸消滅不了癘疫，如能消滅就不叫癘疫了，不過宋朝中醫首創鼻吹種痘法預防天花，卻沒去申請專利，所以知識產權被歐洲竊取，就成為歐洲發明的牛痘了。

【6】飲食失宜

【7】勞逸失度

【8】結石

【9】遺傳

【10】環境因素

【11】中毒

【12】外傷

【13】寄生蟲

這些針對性的疾病不是臟象學說所能涵蓋，針灸雖能有效，但非絕對，說明如下：

- 癘疫目前以新冠病毒最知名，這可用足三里化膿灸控制，效果好，因新冠病毒雖然傳染率極高，但本身不是很強的癘疫，如果本法用在黑死病就沒效了。
- 飲食失宜、勞逸失度這須改正生活習慣。
- 沙型結石、小顆粒結石，無論膽結石、腎結石單憑針灸可治癒。整塊大結石就沒辦法了，非手術不可。
- 遺傳病種類很多，有些治之有效有些無效，但宏觀分析療效，效果不好。
- 環境病有顯效，但最終仍須改變環境，否則疾病終將再患。

• 中毒，針灸可提高抵抗力幫助解毒，但對於劇毒例如孔雀膽（毒斑蝥）、鶴頂紅（砒霜）、氰化物……提高抵抗力也解不了。

• 擊打、扭傷、碰撞之外傷，針灸有顯效。對於骨折、韌帶斷裂、刺穿、割裂傷則須外科處理。

• 寄生蟲有效，幫助排出，但無法斷根。

第二十二章　治法

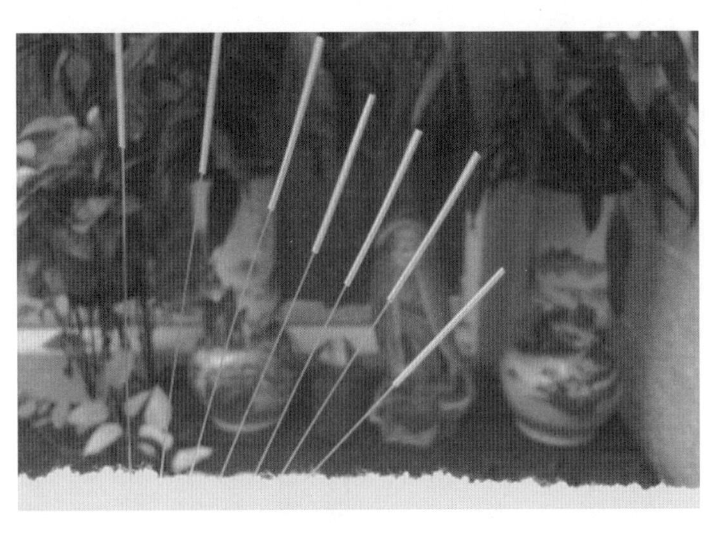

一、針法

前面已提過，針法去病只有二個途徑：1.集中局部血液循環治標。2.提升臟腑功能治本。

1.集中局部血液循環：

血液循環集中的感覺是針下發熱，如同膽小鬼追女友害羞時臉紅發燙一樣的感覺。這個針下發熱到底有多大範圍，並不依針的粗細及數量決定，完全依炎性反應的範圍而定。例如治膝關節炎，針犢鼻一穴可使全膝部發熱起來。治胃炎，針中脘一穴可使全中焦胃區發熱起來……。發熱起來就是證實血液循環已經集中了，用在局部消炎。

它有一個副作用，就是血液循環集中區會立刻使神經敏感度放大。有時治療一些慢性病、痛感較大的炎症，針後二十四小時內，反而更痛，待過了二十四小時，已經消炎了，則痛感大幅好轉。這就是所謂的針治反應，一般情況不會有針治反應的，但是陳年老病第一次針治，只要治療正確，一般將有針後反應。而且只有第一次針治才有反應。總計針後反應約占治療總數的10％，所以有必要事先與病患解釋清楚：二十四小時內可能會有反應，反應代表療效，反應的痛感將較本來的痛感大些，但不會太痛，不需服用止痛藥，要休息，不可冰敷止痛，也不可飲冰。冰敷將散去所集中的血液循環，飲冰將強力調動全身的血液循環分佈，都會降低療效。洗冷水澡或是冷水游泳倒是沒關係，因為雖冷，可是全身同冷，不會擾亂血液循環的集中力度。

如果不事先說清楚，反應的第二天，病患肯定認為「針壞了」，喪失信心而去找別科治療，再過一天，針灸療效起來了，病情大幅好轉，卻是給別科做嫁，是不是很洩氣？作者洩氣多次後，才在牆上貼一個備忘牌，再也不忘解釋了。

膿腫瘡瘍的症狀是又腫又熱又痛，此病本已將血液循環招來與疾病決戰才會紅腫熱痛，可是血循強度不足以消炎，與疾病形成對峙狀態，這時針灸再招來一倍血循，就如同吳三桂與李自成在一片石鏖戰不休，辮子兵一出現則大順軍全線潰敗，針感立馬清涼止痛，而不會有針後反應。

相反的，老寒腿的膝關節炎是血循不足，症狀是又寒又痛，此時針灸集中血液循環於此，針感立馬一片溫熱而止痛。

所以，反應與否，全在調動血液循環的強度。針下發涼或是發熱完全因疾病種類而定，而不關補泄，不是補之則熱、泄之則涼。什麼燒山火、透天涼的針法都是胡說八道，這一點醫者應心中有數。

2. 提升臟腑功能

陽氣二個字概括了全部的臟腑功能，也就是概括了全部的生理功能。中國是神話國度，所謂神話就是一分為二，不是神便是魔，而缺少中間的人性。不是好人就是壞人，而缺少中間內心善惡交錯的普通小人物。看看歷史，全部的開國君王都是正義化身，流氓的叫做謀略計智、色情狂的叫做風流倜儻、不孝的叫做大義滅親、嗜好殺人的叫做除惡務盡……。反之末代君王則是陰險狡猾、淫蕩無恥、絕滅人性、兇惡殘暴……。為什麼會這樣？

作者承認，這完全與中醫的不良引導有關。中醫認為全或無律是人體、人性的基本結構，要不就100％要不就0％，要不就沒病，要不就病在整體，而不存在頭痛醫頭、腳痛醫腳，所以色情狂不是風流倜儻就是淫蕩無恥。世外高人能做到100％的養生，二世祖則是0％。所以一旦得病是整體的問題，而不是單一部位所能涵蓋，所以大醫治病以陽氣理論治一切疾病之本，這也是中醫最推崇的治病方式，可是它無法對待老年病、退化病，也無法對待少數明明保養的很好，卻莫明其妙發病的疾病。

這時就要以脈診找出牽一髮動全身之一髮（木桶效應最短的那一片木板），找出後針對此臟腑進行疏通，恢復其功能。要恢復臟腑功能其實也簡單，秘訣就是不針穴道而只針經脈。什麼叫做針經脈？

一條經脈在解剖學的神經系統上是跳躍進行的。例如足陽明胃經在腹部橫向神經上，一條一條的向下縱向跳躍進行，然後一下子跳到毫無聯繫的腿部神經。毫無聯繫嗎？不是的，它們的腦部中樞就在同一個小小的神經團中。所以，雖然不在同一條神經上，循經傳導依然很容易由腹部傳到腿部。

這循經傳導就是恢復臟腑功能，中醫一直說不通則痛，不通則病。這循經傳導就是「通了」，它能將臟腑功能全面疏通，恢復功能，然後形成陽氣的複甦，病勢則全面好轉。但它也是有針後二十四小時反應的，病患本來就陽氣不足，又以針灸強迫不足之陽氣集中於需修復之臟腑，則維持身體運作所需的陽氣就更少了，所以第二天病患會昏昏欲睡，二十四小時後精力才能轉為充沛，醫囑在家休養，也有必要事先告知病患，如果第二天考試、面試、開庭……則治療必須延期。

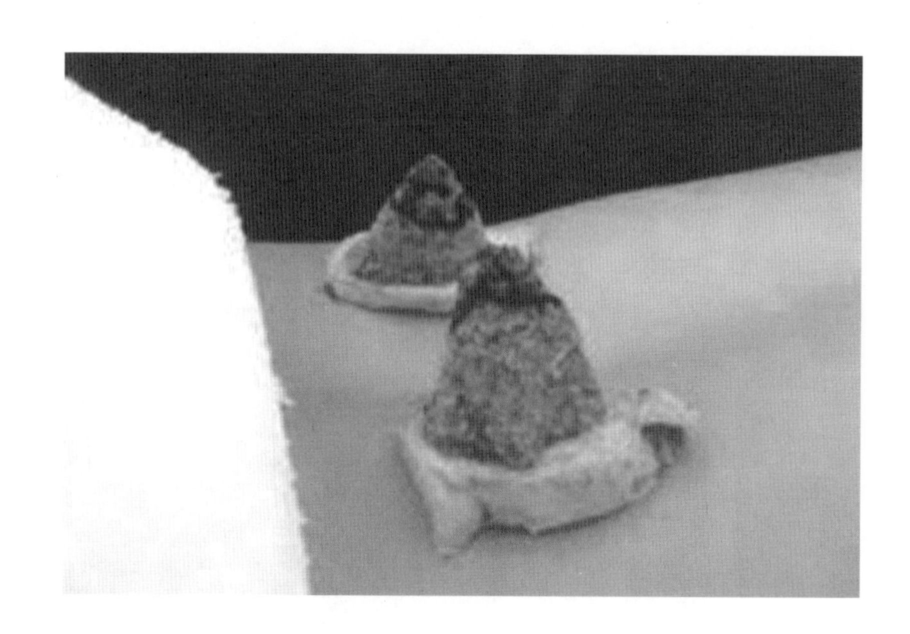

二、灸法

灸法有四項主治，分述如下：

1.和針法完全一樣，針對穴位調整本經，只是不用針而用艾絨加熱，效果雖不如針法，但不用傳承手法，取穴亦不用十分精准，所以廣受民間治療師喜好。

2.和針法一樣，集中血液循環於炎症反應部位以消炎，如關節炎、韌帶炎……其效果仍然不如針法，例如治膝關節退化，長針直進膝關節，刺入十字韌帶，一針就可集中血液循環，將整個膝關節熱起來。而灸法只能加熱那一小塊淺淺的地方，而調動不出全膝血循。

3.溫灸器：

大面積加熱或用大的灸條在疼痛部位前後左右各處加溫，其實這已不屬於針灸範圍，而是以灸代替熱敷熱熨，其效果與物理治療的紅外線、熱水袋差不多，效果仍不如針法。

4.若要安，三里常不乾：

比較各種創傷，痊癒需時最久的就是燒傷，此法將足三里穴用灸燒傷，沒事摸弄一下，保持發炎狀態而不使痊癒，以局部發炎而調高身體免疫力。

中醫針灸一切調動免疫力的方法，只能使免疫力回復正常水準，就是說能提升低下的免疫力，以消除炎症。也能安撫高亢的免疫力，不令自體攻擊，安撫哮喘、類風濕、I型糖尿病、狼瘡……。對於本已正常而需再提高些以預防新冠病毒之類的疫癘，群醫束手無策。什麼板藍根、大青葉效果都是未定數，唯一的正道就是若要安，三里常不乾。

古時南方，尤其是今天的廣東省，那可是跟現代的亞馬遜叢林一樣，到處是原始林，又濕又熱，細菌病毒不計其數。遠赴南疆之人，死亡率太大，常須事先寫下遺囑，可是用此灸法確實有效，得病率大減而造就灸法名動天下。其實在全身脂肪薄的地方，隨處燒一個傷口，保持輕度發炎狀態，效果也是一樣的，不用非灸足三里不可。涼茶也能小小振奮低下的免疫力，所以至今廣東人愛飲涼茶。它可舒解上火（低危險病毒所致各種炎症反應，如咽炎、口瘡、紅眼症……），令人舒適些，但想要以它對抗疫癘，比之若要安，三里常不乾，那可差的遠了。

廣東人還喜好煲湯，湯是給誰喝的？湯是給重症病患喝的。大病之人沒食欲是身體集中全部陽氣與疾病決一死戰，而關閉第二線功能，不但沒食欲，也沒性慾，如果此時強迫進食，則消化系將為自己的運作而強取血液循環，將大減機體對疾病的抗爭力量，在沒有抗生素的古代，這是致命的錯誤。只有喝湯代替飲食才是萬全之策。喝湯有營養是稍稍營養重病之人，而不是健康人，外行人見重病之人不吃飯，竟然喝湯喝好了，於是極度高估煲湯的功效，其實根本不是這麼一回事。

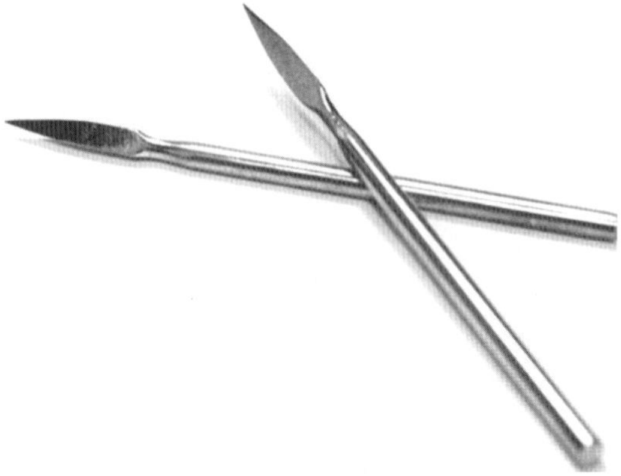

現代的腸道營養劑是由各種人體必需食物中提純的粉劑或液態飲品，保證人體所需的全部營養，直接由腸道吸收而不強力運作消化系，所以也可以以腸道營養劑（Ensure）替代煲湯，例如進補、坐月子、重病、昏迷、喪失咀嚼能力、吞咽困難……之病患，但是，最有效的是每天十九小時的斷食（過午不食），此時新陳代謝燃燒貯存脂肪，也燃起欣欣向榮的生命力。

三、三稜針

三稜針用來放血，這個血是血液循環的血，而不是陰血，放血療法其作用有：

1. 經云：宛陳者除之，將陳年老血去除，則恢復血脈流通。如同水溝不通，須將其淤積之物清除。以現代眼光看放血，其效果和捐血完全一樣。為什麼偶爾捐血有益健康？就是使身體察覺血量少了，於是自主神經啟動造血機能，則全身總動員，同時將新陳代謝、免疫力一併調高、治在發炎、發燒、瘡瘍……。所以放血療法可不是只放一二滴血，而是要放很多血，最少一百毫升。使用三稜針的目的，就是使創口不易收口而能多流些血。

軍隊武器中的三稜刺亦是同理，不令創傷收口而重創敵人，能最大程度消滅敵人有生力量。

2. 搶救腦血管意外

當中風神智開始不清時，立刻針刺十指尖放血，只放一二滴血，這個放血是精神療法，因為病患看到自己流血是會激發生命力的，就是激發陽氣。但是此時針刺放血真正的目的是以劇痛刺激，喚醒病患。手指尖是人體最敏感的部位，用針刺入將使人產生劇痛，不論放不放血都能使病患減輕昏迷度，或增加清醒度，以達到急救的目的。

四、皮膚針

皮膚針的原理與刮痧完全一樣，也是在十二皮部上操作，但它又麻煩又不衛生，效果又遠不及刮痧，是可以淘汰的醫療專案。

五、耳針與皮內針

它們都是將小針淺淺置於皮內，能緩解一些症狀，但精神療法的作用較大，實質療效不大，但是深受韓、日……等外圍國家喜愛，所以只用在著迷此道之病患，作為輔助精神療法，否則一蓋不用。

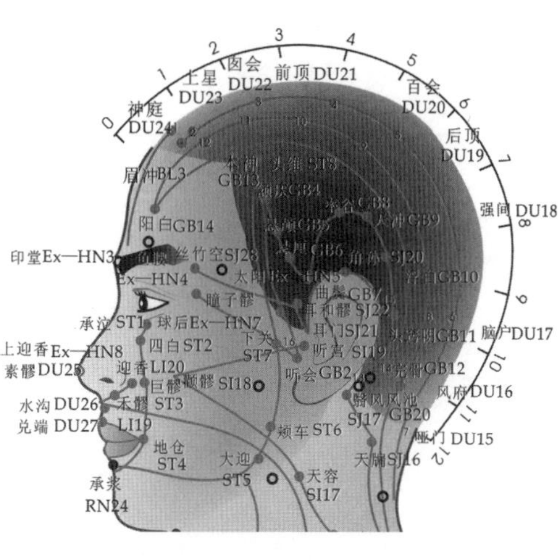

六、頭針

頭針就如同後世醫家，將三部九候簡簡單單的脈象，發展成二十八種之龐大怪物一般的沒事找事幹，頭部已經布滿了膽經、膀胱經、督脈……之穴位。膽為肝之表，肝疏泄，肝藏血，肝火，肝風，其功能與疾病可涵蓋全身。膀胱經本身就為腎聯通五臟六腑，督脈督帥一身陽氣。

夠了吧，全身各種疾病均可在頭部穴位找尋消息。

頭針只是將同樣的病，同樣的治法，轉變一下角度，取代以現代化時髦的名稱而已。如同我們不稱「中風」這個土

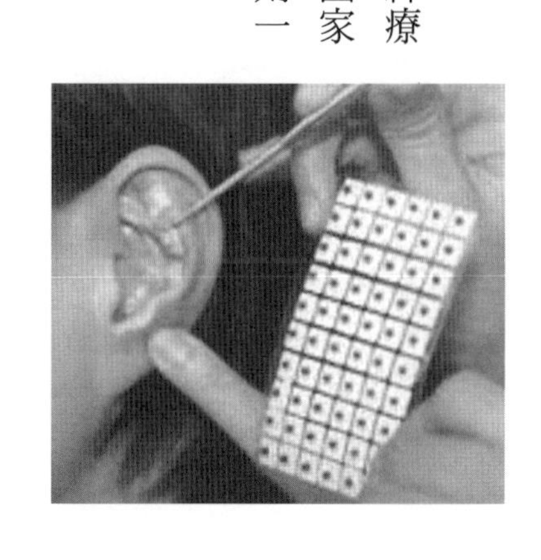

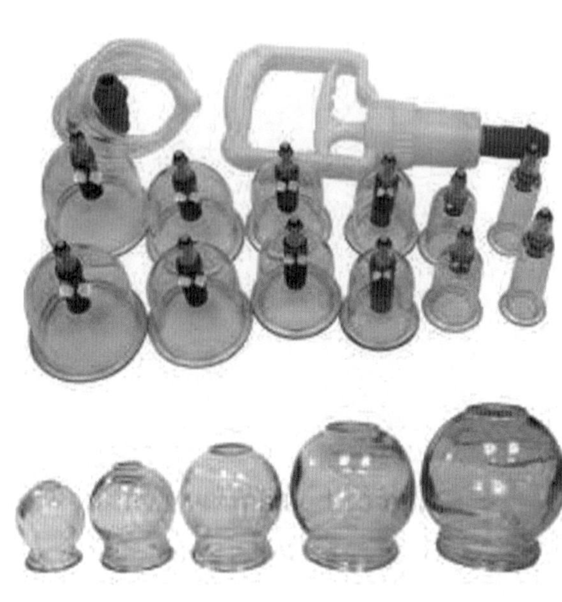

裏土氣的名字，而須叫做「腦血管意外」，時髦嗎？其他手針、面針、鼻針、足針……均是同理，而不值得學習。

七、火罐

火罐一拔，立刻感到罐下悶熱，這個熱就是血液循環集中，罐下肉體凸起，凸起的肉體裏面就是血液。

如果拔罐力度大而造成罐下瘀紫。這個瘀紫可以在數日內招引血液循環駐留不散，在清除瘀紫的同時，將炎症反應也全部清除了。抗戰時，國軍七十萬部隊雲集上海，忽然，上海的流氓大亨，強盜小偷全部消聲匿跡，道理相同。

前面說過，針灸項下二大治療原理：

其一是集中血循，使病處發熱以消炎。如何集中血循？是透過自主神經系招來的，效用維持良久，約七天。

其二是推動經脈循行，以恢復臟腑功能。

火罐能稍稍做到其一，但做不到其二。但火罐的集中血循只是暫時的，去掉火罐就涼了下來，雖然如此，火罐仍是針灸項下重要的輔助治療。

八、電針

例如治療消化不良，主力取穴在中脘與氣海，再配上些其他次要穴位。如果在主力穴位上連上電針正負極，則在留針半小時內，因為電波擾動，能將病患全部心思、感覺都引到這二個穴位上，促使血液循環、自體免疫力、修復力、均更大的程度朝此處集中，確實能加強療效。亦能替代運針之輔助手法：循法、彈法、刮法、搖法、飛法、震顫法、鳳凰展翅、飛龍探爪……。

除此之外，我們不用去理會什麼波長治寒，什麼波長治熱，什麼頻率為補，什麼頻率為泄，這些都是怪物理論。

好了已經說完了針灸項下的各種療法，現在談一談作者的經驗與習慣治法，仍以消化不良為例：

1.下針四穴，中脘，氣海，雙足三里，中脘熱感下傳氣海，氣海熱

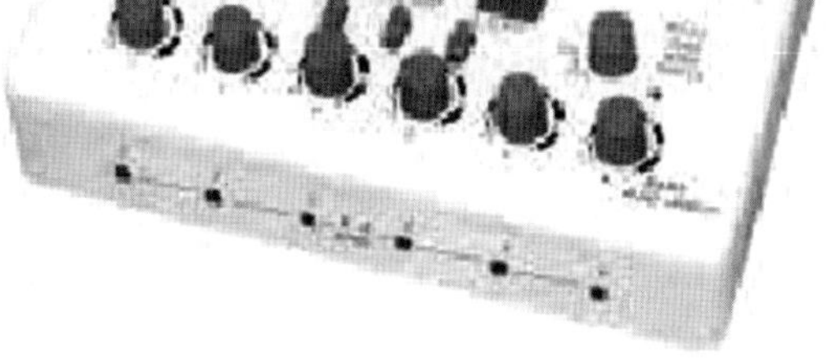

感下傳陰部，男子下傳龜頭，女子下傳陰核。足三里下傳至足背。

2.用紅外線代灸加熱，涵蓋中脘與氣海。

3.加電針於中脘，氣海。

4.三十分鐘後去電針，在中脘與氣海各拔一火罐在針上五～十分鐘。

好了，就這樣，針一次好50%，針二次就可痊癒。但是一定要與病患約法三章。

(1)禁飲冰冷

治療上辛辛苦苦將血液循環集中起來，只要一杯冰水就可以將之全部驅走，將療效破壞殆盡。

(2)三個月不夜食，空腹入睡。

消化系經治療後，要讓它夜間休息，不可使其日夜操勞。

請注意，針灸所遇到的病例都是慢性內傷雜病，是所謂的疑難雜症，所以必須用這種綜合性的治療方式，而不是僅僅入針出針了事。針後亦須妥善照顧三個月，以防復發。

咦？紅外線取代灸是什麼意思？

想一想古時發熱源，能持續加熱是何物？木柴？木炭？煤炭？這些不能用於醫療。古

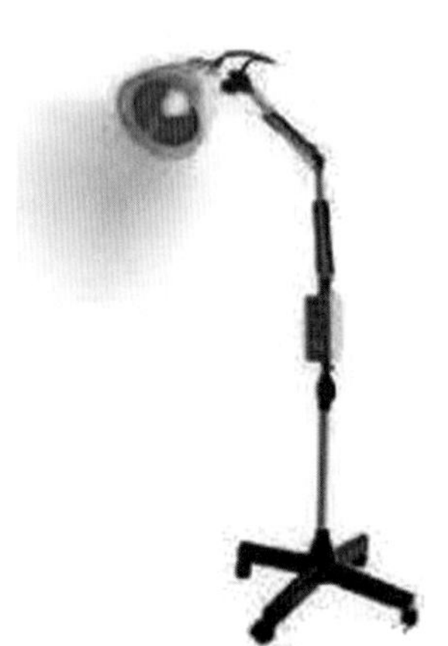

人發明艾絨這個東西實在有智慧。在電力發明之前，全世界只有艾絨可以置於皮膚上慢慢燃燒，持續加熱。就只是這樣，後世醫家說因為艾有什麼性質，才能發揮什麼，做到什麼，而能治什麼性質的病，這個我們就不用管了。艾絨只是一個持續發熱的熱源，這與紅外線加熱器是一樣的。可是紅外線燈沒有艾絨那難聞的氣味，可以用衛生紙剪一個洞，控制加熱面積，所以作者從未用過艾灸，只用紅外線灸。

第二十三章　後語

針灸之延年益壽——抗衰老之學理講述結束於此。

黃帝內經是簡牘書中最大的一部，竟然有十八萬字，在秦末楚人一炬，火焚咸陽就失傳靈樞，後由韓國傳回。它是公認的古代百科全書，其內容涵蓋天文、地理、人事、曆法、農業、社會、氣象、哲學、曆算學、生物氣候學……。但是這一切的百科內容，全部都是為醫學服務的。所以能以各方位、各學科的視角窺看醫學理論，而能成就其大，海納百川有容乃大，因此，黃帝內經是醫宗之源。

作者籌思布局本書時，一心以黃帝內經之以多樣學科供給專一醫學為楷模，亦籌措發展了一個保健醫療百科，以供給本書之延年益壽——抗衰老。它們是中醫學、中藥學、針灸學、生理解剖學、中國怪專家、歷史、醫學史、道門丹道、太極拳、武術、營養學、飲食、運動、睡眠、抗衰老六大平行療法……。它們是作者精通的全部學科，比照黃帝內經，盡心盡力為之。

一切的保健、健身、醫學、靜功、動功、飲食學、睡眠學……，目的是什麼？是防病、健康。而防病、健康的目的又是為了什麼？追根究底就是延年益壽——抗衰老。其中尤其是具備宏觀視野的中醫針灸，更是人們欲進入延年益壽——抗衰老的門票，要知道西醫是細分科的微觀醫學，與衰老不衰老沒什麼關係。但是中醫這整體的宏觀醫學與抗衰老有絕對關系，所以活不過天年之中醫師都有辱於中醫界。

作者所列舉的各種抗衰老之術已經十分完備，世上尚有其他抗衰老術，但其原理、功法、實效，均在本書範圍內而無出其右。其中尤須重視中醫針灸，讀者不須成為專業醫師，但是瞭解它的防病、治病、陽氣、陰血、五臟、六腑……，能在延年益壽——抗衰老前面打開大片視窗。

老子曰：道可道，非常道。大道非是用著述、閱讀、學習而得，而是用「心」用「氣」去體會、去「悟」。望讀者能體會出何為「悟道」。

下篇　治法篇

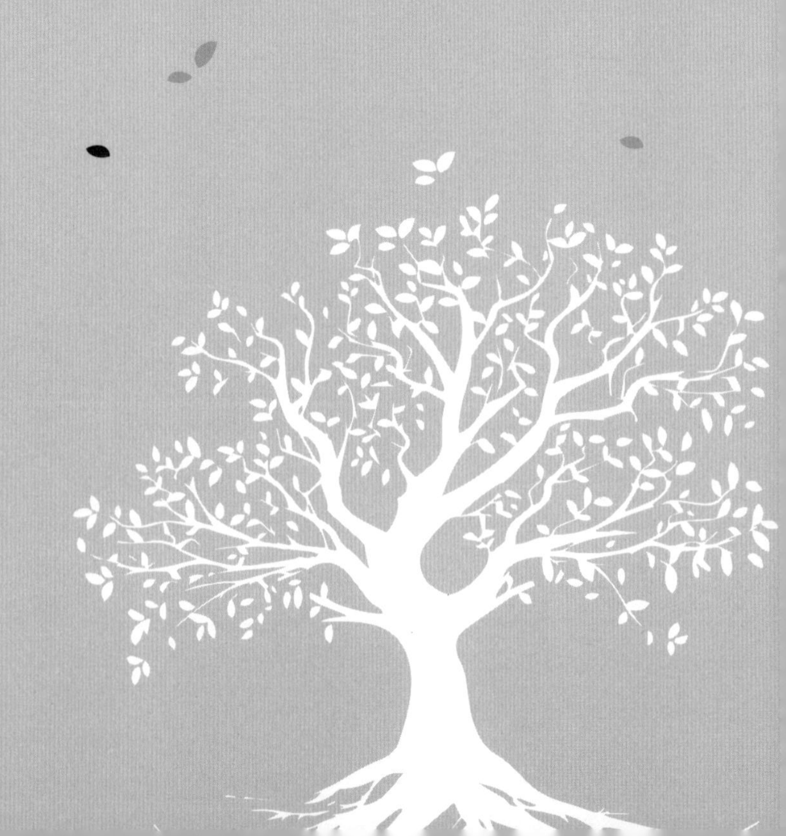

第一章　治法總綱

所有的官方教學，在治法上，都會教我們很多理論。以胃炎為例，可分為：

1. 病邪犯胃
2. 飲食停滯
3. 肝氣犯胃
4. 脾胃虛弱
5. 情志所傷
6. 勞逸失度
7. ……

以上各症各有治法。非旦胃炎如此，所有的病症均是如此複雜，而且用詞尚須押韻及對聯。古代針灸也是如此複雜嗎？是刻在甲骨片上？或是寫在竹木片上？

根本不是這樣的，那有這麼複雜。刻諸玉版，藏諸金匱，治法總綱總共就只有八個字，它們是：

陽氣

陰血
痰飲
瘀血

仍以胃炎為例，我們不用去管病邪犯胃、飲食停滯、肝氣犯胃、脾胃虛弱……我們只要知道，本病只是陽氣虛，或陽氣滯，造成痰飲或瘀血，輕則痰飲在胃，症狀是噁心、嘔吐。重則瘀血在胃，症狀是疼痛。

如同處盛世之國家（健康良好），無論叛亂集團有多強大（疾病），四方國軍滙集（陽氣、免疫力），立刻消滅之。但在末世（亞健康態），群雄逐鹿中原（疾病多發），國軍（陽氣、免疫力）到處救火，散在四方零星抵抗。這時那一個省市（器官）最弱就最先失守。

治法總綱要分標本，以陽氣陰血為本，以痰飲瘀血為標。「標」要立刻解決，因為病患求診就是為了「標」而來。例如胃痛嘔噁，一般病患不會理解陽氣不足之本，如果醫者只治「本」，患者會認為只是給他調調氣、提提神，牛頭不對馬嘴。病患不會回來復診的。所以「標」非要立刻解決不可。

治「標」只有一種方法，針灸術語叫做逐瘀化痰。翻譯成現代話語叫做集中血液循環，加強局部自體免疫力，以消除炎性反應。

「本」就像國軍，為什麼會產生叛亂集團？就是因為國軍弱化，所以治療上必須一邊打擊叛亂集團——治「標」。一邊整編國軍——治「本」。

治本有三重力道：

1. 不治本

對於一些隨手而癒的小病小痛，如鼻炎、三叉神經痛、腰椎病、關節炎、頭痛、便秘……。直接治「標」就好，不用管陽氣不陽氣了。否則以數倍治療時間花在不是病患求治的整體健康，又要被認為牛頭不對馬嘴了。

2. 中度治本

對於一些陽氣不足，但也不是十分不足，不治則影響治標，治之深入則過於延長療程，如神經衰弱、代謝弱化、肥胖、淺表性胃炎、心律不整……則施與中度治本，中度治本就不用管脈診了，所有的疾病都套用萬方之宗——五神針，五神針透過脾胃之生血、統血專門提升陰血，使陰血自己去補足陽氣。

五神針是針鳩尾下傳中脘，針中脘下傳氣海，針氣海下傳生殖器，雙足三里穴下傳至足。此五穴完全以普遍性提升陽氣，而非針對性。對於亞健康態之病患有顯效。咦？五神針怎麼與前述消化不良的針法一樣？沒錯，是一樣的，因為血為氣之母，陰血為陽氣之本，而脾胃經生血、統血，是陰血之本。所以大法提升陽氣，第一步就是在脾胃經找尋消息。請翻閱上篇5－1張仲景《傷寒論》「萬方之宗」：他以當歸、白芍為萬方之宗，以強化陰血為本，則陰血自會修建陽氣。如同我們以五神針為萬方之宗。

中度治本不應超過七針，否則再加上治標的針數將超過十針，如此會造成分散集中力度，而使療效大幅降低。切記，金針、金針，須惜針如金。一針可解決問題，決不下第二針，二針可解決問題，決不下第三針。

3. 深度治本

對於腎精與陽氣均已衰竭之病患，必須深入治本，否則一切治標都是越治越糟，或是暫時好轉，一～二天後又回到老樣子。如抑鬱症、甲亢……。

這與前二項不一樣，此時沒有本就沒有標，只治標不治本，疾病不但不癒，而且治療時尚需消費些陽氣，勢將透支已枯竭的陽氣，使病勢更加惡化。有很多謠言說某些病不能用針灸治，不但治不好反傷元氣。原因就在此。

此時與抗衰老針法一樣，須以脈診仔細找出最弱之臟腑，並由它開始提升陽氣，並將陰血引入腎經以重建腎精。操作細節將在下一章抗衰老詳述之。

開始治療時，不要去治「標」，因為會將好不容易建立的一點點「本」給消耗掉。

針灸五次後，「本」已建立了小基礎，就可以開始治「標」了。但只能為建立病患信心而小小治標，不可全力以赴，否則又將耗盡老本。

時時刻刻都要記住，治這種陽氣衰竭之病患，必須積存後備陽氣，並善用之。如同戰場上優秀的軍事指揮官，必定用最精銳的部隊做為後備部隊，並靈活調動之。以抗戰為例：抗戰時國軍七十萬部隊雲集上海，戰況激烈。後來被日本艦載陸軍從側面連夜登陸，對國軍造成合圍之勢，於是軍委會下令撤退，這一下糟糕至極，造成如同秦晉肥水之戰兵敗如山倒之狀況。當時在上海與南京之間明明已修建了二條防線，吳福線與錫澄線，撤退時完全沒有派上用場，防線上屯積彈藥之碉堡，亦因慌亂中找不到鑰匙，最後全供給日軍了。而後造成首都南京陷落。

如果以針灸戰法主事，則部隊調動將如下：

派七十萬部隊開赴上海，以十萬全軍精銳之最（後備最有力之陽氣，相當於肺陽），駐第一道防線——吳福線，另十萬精銳（後備亦有力之陽氣，病由口入之脾陽）駐第二道防線——錫澄線。待上海國軍後轍，則第一道防線對國軍放行。以完全生力軍之架式，以防禦工事為依靠，阻截日本追擊軍，下軍令狀命其不計代價，艱苦奮戰必守一星期，而後第一道防線全線後轍，退入第二道防線，則又是一股生力軍阻截日本疲軍，再一星期等後轍的六十萬部隊整修完成建制，則全軍回師反擊，管叫日軍片甲不歸。

不要小視針灸戰法，針灸戰法貫穿全局，永遠保留後備陽氣而不底牌盡出，待數次治療後，陽氣已提升至標準水準時，則盡出底牌，全力反撲，一戰而定。所以只有彌留病患、癌症末期、老年癡呆症末期……等。腎精、陽氣、陰血均已為零，已無後備部隊可供調動，亦無法重建之，則針灸無法治癒。除此之外，一切亂七八糟的疾病，針灸少則一次施治，至多十二次施治，應手而癒。

為什麼至多十二次施治？前面說過，傷筋動骨一百天，而改變身體結構就是一百天。每星期針一次，三個月就是十二次。一般疾病針灸一～五次足夠了。能針到十二次的疾病可不是一般的疾病，那是群醫束手的重病。

中醫的分科，較不易兼顧全面。作者暫定分為局部病、整體病、綜合病三科。

1. 局部病，例如關節炎、骨傷科，中醫與西醫雖手段不同，但治法是一樣的，都是針對局部消炎復健。

2. 整體病，中醫與西醫最關鍵的不同處，就在如何對待整體病。例如高血壓，西醫待之如同局部病，直接降血壓則治療完成。而中醫治分標本。「標」是直接降血壓，而且只用在高血壓危象，否則不降。怎麼治降高血壓危象？就是十指放血。中醫全部的治癒高血壓手段都在對待引發高血壓的原因，就是亞健康態，翻譯成中醫話語就是腎陰虛（腎精竭），肝火旺（肝陽化火），引動肝風。治法是滋腎陰（重建腎精），清肝火（重建肝之疏泄功能），則亞健康態自然去除，身體已不需繼續保持應激態，則血壓自降。

3. 綜合病，例如痛風，是尿酸過高在關節腔內結晶，引發的急性關節炎。中醫與西醫均需二段治療。西醫治法在治二個「標」。第一個標是去除關節炎，第二個標是藥物直接降尿酸，則治療完成。

中醫治本病，治在一個標，一個本。標在去關節瘀血，集中血循以消炎。本在治尿酸過高的原因，就是新陳代謝紊亂。翻譯成中醫話語就是氣虛血虛，調整氣血，恢復新陳代謝正常運作，才是徹底根治之本。

如要以西醫方式計數人體疾病，那可是數萬種病，在本篇不可能全數載入，只是以打破讀者被誤導的習慣思路而列舉部份範例病症，另加上六篇作者治療時的全程語音記錄，以引導讀者觸類旁通。所以此後治病的章節，就是以整體病、局部病、綜合病，加以分類，而其開宗明義第一章就是抗衰老。衰老是所有內傷雜病之本，而抗衰老就是一切內傷雜病治法之本。

第二章　抗衰老

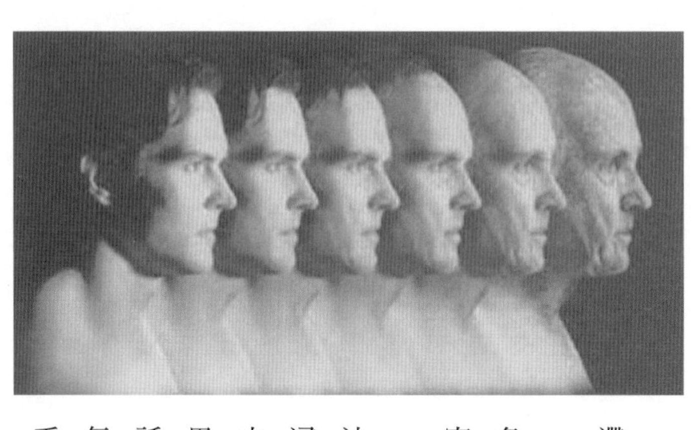

衰老的根本原因就是陽氣虛，因虛而滯，中醫話語叫做氣滯血瘀。翻譯成現代話語很是多釆多姿。它們是：

生理功能退化、自主神經中樞弱化、器官功能退化、免疫力弱化、代謝弱化、癌症體質、酸性體質、血管硬化阻塞……。

現代話語就是白話文。它是由英語語法直接溶兌入中文語法，文化不同語法也不同。現代話語並不能確切的翻譯古文。潯陽江頭夜送客，楓葉荻花秋瑟瑟，這個秋瑟瑟就不易以白話文直譯。尤其在技藝上需心領神會之部份，差之毫釐可失之千里。例如翻譯氣滯血瘀，作者只能列舉出一串與之相關的現代話語名詞。它們都是症狀，追溯到根源的疾病，只有四個字—氣滯血瘀。如同咳嗽、打噴嚏、流鼻涕、發燒、咽喉痛……，看來很不相同，但追溯到根源的疾病只有二個字—感冒。上述的那一串名詞，其實都是同一回事，在本章抗衰老要選擇一個文學上較適配的名詞，在這裏作者選擇血管硬化阻塞之微循環退化。

華北平原，永定河都快要乾涸了，可知塞外江南的水泊網生態已退化至何種程度。身體普通的血管都已硬化阻塞了，可知微血管的微循環已阻塞到何種程度。現代生物學證實，摘出人體任何一個細胞，培養在養份充足及排泄物立即能得到清理的器皿中，則這個細胞的壽命將能達到生存的極限。這個養份充足，排泄物立即能得到清理，表現在人體就是微循環的暢通無阻。微循環供給身體第二線功能血流量，如皮膚、毛髮、肢端、內臟社區……。當微循環退化則將造成老年斑、皺紋、脫髮、性功能弱化、手足骨關節退化、內臟社區功能不良……。如肝小葉功能損失30%、腎小葉功能損失50%、肺活量損失50%、心功能弱化……。待全身機能不足以維持身體正常運行，於是經由微循環滯阻而關閉第二線機能，以確保第一線機能不至停擺，如呼吸、心跳……，是誰去關閉的？是腦腎、腦肝、陽氣、陰血（自主神經系），所以微循環與自主神經系是抗衰老之重中之重。

第二線機能關閉將減少四肢血循，使四肢常年冰冷，造成手足關節退化、畸形。以及陽萎、膀胱、腸胃功能紊亂、亞健康態、沒精力……。在此非正常情況下，血壓為了幫助人體增加血流量而啟動應急機制—高血壓，造成亂上加亂。

衰老是惡性循環的，一旦啟動後，每況愈下。針治抗衰老首重活血逐瘀，再配合抗衰老六大平行療法，以鞏固療效，則百歲可期。

如何活血逐瘀？所謂氣為血之帥，活血逐瘀就是提升陽氣，補足陽氣以推動瘀血。翻譯成現代話語，就是強化新陳代謝，代謝掉阻塞血管的沉積物，重新開通微循環。

血為氣之母，沒有陰血則無法提升陽氣，所以活血逐瘀就是氣血雙提升，使二者達到正常生命功能的指標。

治法由三方面同時下手：

1. 以脈診找出陽氣最弱處在何經脈，則開通此經脈。以肺經為例，脈診三部之寸部出現弱脈，是肺之表陽氣虛，則疏通肺之表陽——大腸經。如三部之寸部脈細，是肺之裏陰血虛，則疏通肺之裏陰——肺經。如三部之寸部又弱又細幾乎摸不到，是氣血俱虛，則將肺經與大腸經一起疏通。

如何疏通經脈？

具體操作是針感循經傳導，下針的部位並未有太大的講究，作者習慣順經而行，肺經針感由尺澤穴下傳至指尖，大腸經針感由曲池穴上傳至肩。其餘經脈亦同，都是取肘膝重穴施治。例如：

胃經針感由足三里下傳

脾經針感由陰陵泉上傳

心經針感由少海下傳
小腸經針感由小海上傳
膀胱經針感由委中下傳
腎經針感由陰谷上傳
心包經針感由曲澤下傳
三焦經針感由天井上傳
膽經針感由陽陵泉下傳
肝經針感由曲泉上傳

如果針感要逆經而傳亦可，不論順經疏通或逆經疏通，只要疏通了就可恢復臟腑功能。

經云：順經為補，逆經為泄。在外感症治以逆經之泄為主，在內傷雜病以順經之補為主，這是胡說八道。請記好，補泄是中醫湯劑的基本治法，人參為補、川芎為泄。甜的、振奮精神的藥物為補，有些刺激性或有一點小毒的藥物為泄。補泄是由藥性決定的。

但是針灸不講這一套。因為針灸只是調動體內本身的氣機，不同於服用人參、川芎之類外來的因素，所以補泄要以因果關係來看，所謂補是補正氣，所謂泄是泄邪氣。但是事實上補了正氣，正氣一強自能驅逐邪氣。泄了邪氣，其干擾正氣的力量消失，正氣自能轉弱為強。所以補與泄是一體兩面，有補就有泄，有泄就有補，追求補瀉只是白花功夫，毫無成效可言。所以根本不用去管補泄，而以疏通經脈為大綱，不論順經疏通或是逆經疏通。不通則痛，不通則病，一經通開經脈，所有疑難雜症瞬間灰飛煙滅。

當治療全身性大面積的陽氣不足，不要貪心，每次施治只治一條經脈以集中陽氣的強度。治病是須消耗一些陽氣的，陽氣本已虛弱，再分散之同時治各條經脈是不能有效的。請記住，永遠保存後備陽氣，等最弱的那一經脈好轉後，脈診將自動排列組合，再找此時最弱的經脈，再同上法施治，如果病患謹尊醫囑，做好將息保養，這一療程將在五次施治後完畢，則升始進入第二療程了。

2. 腎精是陽氣的貯存態，衰老現象發生時，腎精已然為零。這第二療程就是要將陰血引入腎經而開始生發製造腎精。怎麼引陰血入駐腎經？

氣為血之帥，這須花費一些陽氣的。我們看，唯一一條經脈不源起或終止於指趾端的就是腎經，腎經起點在足心湧泉穴，就在湧泉穴施展手法，要做到針下發熱，要知湧泉一熱則全部下肢都將發熱，由陽氣統領的血液循環率領陰血入駐腎經。如果天冷，或是引領血液循環不成功，則用上所能找到的一切熱源，如熱水袋、電毯、紅外線、大柱灸……非得把雙腿弄熱不可，否則效果不良。請記住，血液循環不是陰血，而是陽氣的另一個表現，如同呼吸之氣也是陽氣的另一個表現，而不單指肺氣。

陰血入駐腎經，生發腎精，翻譯成現代話語就是，新陳代謝再次精煉，不但代謝掉了微血管之積阻廢物，亦清理了細胞內外之雜物。使細胞內外能量與物質交換功能通暢如同嬰兒，這才是真正意義上的返老還童。

3.抗衰老六大平行療法須始終貫串全部療程，以確保不消耗新生的陽氣與腎精，則三個月後陽氣與腎精將完全到達指標。並且治療完畢後亦不可停止抗衰老六大平行療法，必須經常性、習慣性的運作下去，否則一年後陽氣與腎精又將耗盡，老化又將再度開始。

抗衰老六大平行療法請翻閱本書上篇第十四章。

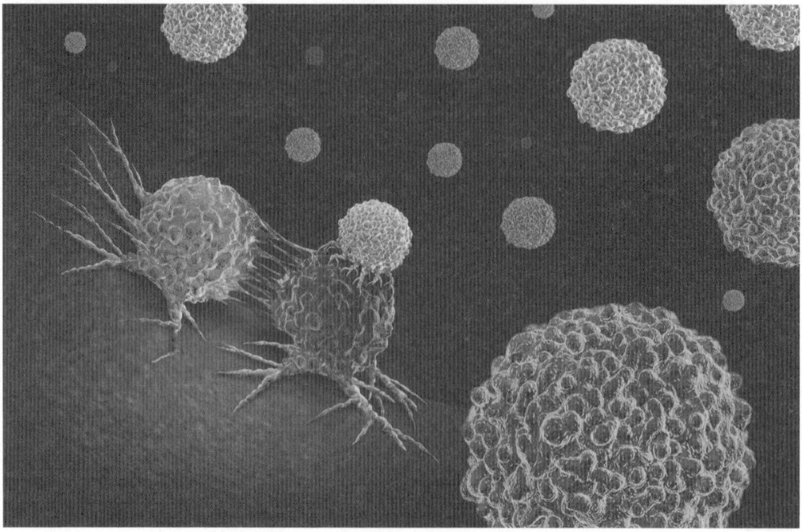

第三章　癌症

為什麼癌症不易攻擊青少年而最易發生於老年之群體？是的，癌症體質與衰老有絕對的關係。

癌症的中醫術語亦叫做瘀血，就是氣滯血瘀，在前一章抗衰老已描述過，它們是免疫力弱化、代謝弱化、亞健康態、生理功能退化、血管硬化阻塞……。

大法治癌與抗衰老一樣，都是活血逐瘀，唯一不同處是抗衰老以血管硬化阻塞之微循環退化為主，而癌症的症治以免疫力弱化為主。

癌症的發生必須具備二個先決條件：

1.機體衰退，就是氣滯血瘀，治法與抗衰老完全一樣。

2.免疫力弱化無法查覺並清除癌細胞，中醫術語仍是氣滯血瘀。

免疫力弱化治在足陽明胃經及手陽明大腸經，疏通胃經及大腸經，由足三里針感下傳至足，曲池針感下傳至食指尖，將貫串整個療程。而抗衰老治在細胞年輕化，有必要將陰血引入腎經以重建腎精，治在湧泉。治癌症就不要去管衰老不衰老，先將癌細胞給清除掉才是道理。所以癌症症治與抗衰老唯一不同處是以足三里、曲池取代湧泉，其他治法完全一樣。待脈象回復正常後，就以曲池加五神針，始終用之直到康復。

針灸治癌症經驗談如下：

1. 針治癌症只在治本，而不存在治標。以脈診找出十二經脈弱化處，疏通之。腫瘤處不要去碰它，也不要肺癌治肺經，肝癌治肝經，器官的肝、肺與經脈的肝經、肺經是兩碼事，不可混淆。
2. 必須停止一切致癌事物，飲食上有高脂肪、高鹽、醃菜、發黴食品、燻烤煎炸焦的蛋白質及脂肪、糖精、大量香料。生活習慣有吸煙、大量飲酒、口腔衛生、身體衛生、性交衛生。這些須全部改正，一樣不留。大量食用蔬菜水果，不吃白米白麵，主食是粗糧如、糙米、全麥、紅薯、山藥、玉米、小米……。
3. 癌分早、中、晚期。早期癌症貫徹抗衰老六大平行療法針灸應手而癒。中期癌症依病患能否遵醫囑，貫徹抗衰老六大平行療法，能夠做到則很有機會治癒，不能做到則必定不治。有很多病患得了肺癌依舊吸煙，得了肝癌依舊醉生夢死。這個，為醫之道必須將醜話說在前面。

4.晚期癌症，陽氣、陰血、腎精均已為零，已沒有後備陽氣可供調動、治療。如同清朝末年，八旗軍早已天天吸大煙、鬥蛐蛐，戰鬥力蕩然無存，北洋軍卻化為各路軍閥霸佔一方，如同腫瘤，大清焉有後望？

但是針灸止痛效果是無與倫比的，此時針灸療效不以治癒為目的，而以止痛為目的。晚期癌症，一半病患會產生劇痛，依賴嗎啡止痛，一直增加嗎啡劑量，直到致死劑量仍不能止痛時，只有針灸可完全止痛。針治就只是曲池加五神針，而不是那裏疼針那裏。每星期針一～二次，一直針到病患去逝。

5.經過手術、化療、放療的病患，本已不多的陽氣、陰血、腎精亦已耗盡為零，無後備陽氣可供調動，這時針灸療效亦不以治癒為目的，而以緩解術後虛弱不適為目的。用穴依然是曲池＋五神針。

6.手術，放療，化療為醫學法律的標準療法而中醫針灸不是，就是說經此治療的病患死亡，醫者不須承擔責任。我們不可求好心切，為了提高針灸療效而阻止病患去做手術、放療、化療。否則就算治癒萬例病患，只要一例不幸去逝，醫者就必須承擔過失殺人的嚴重後果，有時必須相信生死由命這句老古語。

7.必須清除體內的一切發炎反應，發炎反應是細胞癌化的關鍵點，如乳腺炎易得乳癌，前列腺炎易得前列腺癌，肝炎、胃炎、食道炎易得肝癌、胃癌、食道癌……，而沒有發炎反應之人就算是癌症體質也不見得會得癌症。

如何清除體內發炎反應？很簡單，服用維生素B2、B6、A就好了。我們知道缺乏維生素B2會得口角炎、口瘡。這是體表顯現發炎反應的冰山一角，而看不到的消化道、肺泡、內分泌腺……身體內部的發炎反應點就不知有多少了。服用保健劑量雙倍的維生素B2、B6可以幫助消除體內所有的發炎反應。

維生素A維護癌症極易占位生根之上皮組織細胞的健康和促進免疫球蛋白的合成，上皮組織健康人就容光煥發，維生素A是抗癌及美容，抗衰老不可缺席之妙品。

如發炎反應已形成病症，如胃炎、盆腔炎……，則須另立治療計畫，以針灸治癒之後再治癌症。

8.治中期癌症要有與腫瘤共生一段時間的心理準備，經治療後腫瘤不再擴大，但可能在二年之內也不縮小，有時要到五年後才會消失，這時不用擔心，慢慢等待，堅持做好抗衰老六大平行療法，每月針灸一次，伴陪著腫瘤，直到其消失殆盡。

第四章　肥胖、高血脂、高膽固醇、脂肪肝、高尿酸

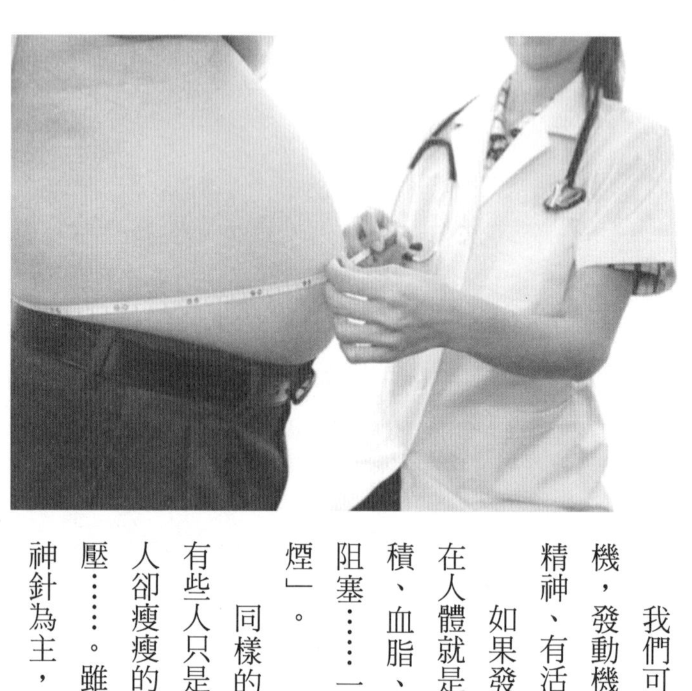

我們可以將人體比做一部汽車，新陳代謝就是發動機，發動機工作良好，汽車就動力十足，在人體就是有精神、有活力。

如果發動機出了問題，則汽車缺乏動力及冒黑煙。在人體就是懶散，不想做任何事。這個黑煙就是脂肪堆積、血脂、膽固醇、尿酸、脂肪瘤、子宮肌瘤、血管阻塞……一切存在於人體的廢物、致病物，都是「黑煙」。

同樣的病症發生在不同的個體會有很大的差距，有些人只是肥胖，很胖，但其他一切檢驗均正常，有些人卻瘦瘦的，但患有高膽固醇、脂肪肝、高血脂、高血壓……。雖然個體差距甚大，但治法一樣。治療仍以五神針為主，以五神針提升陰血、修復陽氣，就是強化新

陳代謝，使脂肪燃燒率大於貯存率，這才是針治肥胖症的根本。經治療後病會覺得像是變了一個人，變成精力旺盛，沒事找事幹，做事決不拖泥帶水，所以減肥不但是健康的基礎，亦是事業成功的保證。

蓄水者加脾經陰陵泉，針感上傳，運脾治水。

痛風者加治紅腫之關節，以治關節炎相同的治法治之。

精神性狂食者加心經神門，毫針以十五度角向上斜刺，一針透四穴：神門，陰郤，通裏，靈道，針感上傳至肘，以安撫神經系統。

胰臟亢奮者（最為常見）加左不容，延肋骨下緣向左三十度角向左下斜刺，入針二寸，及左章門直刺入針一．五寸，雙手同時運轉此二針，將隱藏在胃後面那個胰臟發熱起來。

胰臟亢奮是標準的應激反應，億萬年來，人類所面臨的最經常、最強烈的危機就是食物匱乏，身體的應激反應就是胰臟亢奮，身體進入低能量消耗模式，胰臟全力分泌胰島素，全力降低血糖（降低燃燒率，乏力），貯存脂肪（發胖）以助人渡過難關，但會使人像冬眠前的大黑熊一樣，永遠想臥床不起，也永遠吃不飽。所以現代人當面臨重大壓力時，如離婚、失業、親人逝去……，身體進入應激反應依然是本能的胰臟亢奮，使人大吃大喝。請注意，大胖子一般都是社會地位低下的窮人，即是此理，因為常年心情不好使個體一直處在應激態，使胰臟亢奮。治胰臟亢奮的後備療法是治神經衰弱，就是說第一次治之不效，則立刻改變療法轉治神經衰弱，以增強神經系統抗壓能力（請閱第十七章 神經衰弱）。之後再回頭治肥胖症，胰臟亢奮則應手而癒。請注意，如果任其胰臟亢奮，則將拖垮一切的減肥、血脂、膽固醇……之治療，並且在數年後必得II型糖尿病。

針治肥胖症經驗談如下：

1. 一般針治第二天，病患體重會忽然減輕二公斤，這是蓄水由尿排出，需要與病患解釋清楚，這是健脾運水之去濕（蓄水），水由小便排出而不是真的已經減肥了，減肥仍須再接再厲。
2. 當汽車冒黑煙時，第一要務就是回家後熄火，不使發動機徹夜空轉，人也是一樣，新陳代謝中最大的系統就是消化系，不要讓消化系徹夜工作，也就是空腹入睡，否則夜間身體燃燒率降低，腸胃道吸收的營養消耗不掉，就以脂肪形態堆積在消化道之外，腹腔之內，這就是造成大肚腩的原因。並且消化系將攫取大部份的血液循環，導致夜間血（陰血）不歸肝，身體修復機能停止運作，不但不利於健康，加速衰老而且影響睡眠品質，同時令消化系之運作中樞——大腦自主神經系（腦腎）二十四小時工作，不得修息，是腦退化萎縮之老年癡呆症的重要成因。所以醫囑必須令病患改變飲食習慣，早飽、中好、晚少。晚餐不但要少，並應儘量提早，所謂乞丐的晚餐，乞丐沒有照明設備，須在黃昏前晚餐而不是夜間，歐洲人的話是：只在見到太陽時吃晚餐。

3. 人體需要的營養素有上百種之多，缺乏任何一種，身體都會發出要求信號，就是饞。如果吃下一大堆垃圾食品，當時很滿足，可是身體找不到它需要的營養素，於是快速將食物轉化為脂肪，再次發出要求信號，這個信號不是餓，卻是令人難以忍受的進食欲望，就是血糖降低。醫囑必須破解這個惡性循環，就是儘量少吃白米、白麵、麵包、麵條、甜點、餅乾、油條、煎餅、糖……等不含營養素的單一碳水化合物。要吃什麼才好呢？前面上篇第十章已述說過：30％的蛋白質、70％的蔬果菜、核仁之類未加工精製的食品，而且種類愈多愈好，以保證身體不缺任何營養素，主食首選根莖類，如紅薯、山藥、玉米……，或全穀類如蕎麥、小米、燕麥……。此類主食不但營養豐富且含大量可溶性纖維，長時間充實消化道，可維持飽腹感，並能在消化道中吸附多餘的脂肪、膽固醇、糖……，阻止入血循，不上傳給中醫相傳肺而由現代解剖大腸排出。玩手機須思考翻不翻牆，中醫針灸也是，須在傳統與現代夾縫中左右逢源。

4. 為了避免微量營養素缺乏，每天須吃一顆綜合維生素。

5. 降低胰島素分泌：二餐之間請勿食用任何東西，一粒糖果，一個小點心就將引發胰島素分泌。這麼多的胰島素將供應能量的醣全部貯存為脂肪（沒精力）。少吃多餐是住院病患的飲食方式，如果當做好習慣而照做，就等着體重失控吧。另外，為了降低胰島素的分泌，還需要食用夠量的油脂替代替醣，約每日食用四指大的肥豬肉（二〇二〇年世界前十名營養食品評為第八）或生食同量的橄欖油、亞麻子油、奇亞子油……，油脂消化成為生酮，可以不需胰島素，直接替代醣供應身體能量，亦能直接降下身體對胰島素阻抗，減肥需要食用油脂，它可視同火種，在燃燒油脂同時亦開始燃燒人體貯存的脂肪，而且從脂肪肝開始。

6. 體重下降的圖形是呈梯狀下降的，而不是呈斜坡形下降。有時病患完全做到醫囑，但體重數星期也不降半點，這是飲食習慣改變，身體尚未適應，而啟動應激反應，停止不必要的能量消耗，抓著脂肪團塊，減少燃燒率而拖住體重不使下降。此時不用心急，再等數天，當身體認同新的飲食習慣時，體重自然大降一梯。

針治高膽固醇、高血脂經驗談如下：

1. 血管病之心梗死、腦栓塞已成為中國死亡率之冠，元兇就是肥胖症與高血壓，因為肥胖症會造成動脈粥樣硬化，在血管內形成斑塊，斑塊脫落則阻塞血管，後果嚴重。治療肥胖症不是少吃肥油就行，而是要與疾病全面宣戰，那就是堅持合理飲食、合理運動、充足睡眠。
2. 早上七點早餐，中午十二點就感覺飢餓，因為一般消化時間約五小時。所以就必須在睡前大於五小時晚餐。消化完成、淨血入睡是消除膽固醇、血脂第一件要事，否則睡前晚餐宵夜，血中全是亂七八糟的營養物質，無法由運動消耗，自然形成膽固醇、血脂，以及脂肪堆積並且專門堆積在肝臟中、腹腔中，造成脂肪肝、大肚腩。

3. 膽固醇偏高之人也要適量食用膽固醇，例如每星期三個雞蛋，肉、魚、牛奶適量，因為膽固醇是人體必需物質，禁絕膽固醇食入則肝臟自己製造，不幸，肝臟自製的膽固醇以壞的居多（低密度脂蛋白），而食入的膽固醇以好的居多（高密度脂蛋白）。所以營養學家在河北房山對於每天只吃饅頭配醃菜之人所做的檢查結果是：血液中壞膽固醇含量全國第一，全國第一就是世界第一。

4. 堅果所含的不飽合脂肪酸對身體益處良多，並且可以使身體專門吸收堅果中好的膽固醇而放棄自製壞膽固醇，堅果為降膽固醇必備食材，所以世界公認十大營養品第一名是大杏仁。

5. 上篇十一章所介紹的左旋肉鹼（又稱維生素ＢＴ）、卵磷脂、深海魚油、茶黃素……對於燃燒脂肪、降膽固醇、降血脂、降肝脂肪、降胰島素、消除飢餓感……確有顯效，讀者可以一試。

第五章　痛風

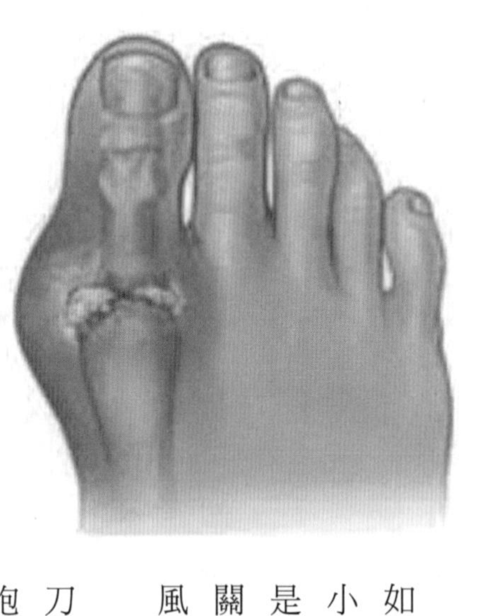

尿酸能抗氧化，是人體正常運作中的一環，但是，如果它的濃度太高則會析出結晶體，尿酸晶體兩頭尖像小針刀，如果在關節析出結晶則為關節痹痛，它的症狀是劇烈的紅腫熱痛，痛到連風吹都受不了，嚴重時可使關節變形，失去正常行動能力。這就是大眾所瞭解的痛風，雖然很嚴重，但是其真正危險並不在此，而是：

1.尿酸晶體充斥血循，遍布粗、細、微血管，像針刀一樣的晶體經常劃傷血管內膜，則白血球、巨噬細胞、血小板集中護理，形成阻塞血管的斑塊，這個斑塊在腦則腦栓塞，在冠狀動脈則心梗死，在眼則視力損傷……。

2.尿酸晶體可直接阻塞腎小管，造成尿毒症。

在針灸理論，痛風成因與肥胖、膽固醇、血脂……完全一樣，都是代謝異常，翻譯成中醫話語就是脾胃不正常運作，治法以五神針調理脾胃為本。再以治關節炎的方法消除關節的紅腫熱痛。

針治痛風經驗談如下：

1. 痛風雖然治癒，但尿酸的代謝將永遠弱於正常人，所以必須改革不良飲食習慣。
2. 酒精不含普林，但能干擾普林代謝，所以必須戒酒。
3. 高普林食物必須忌口，如小魚、蝦皮、魚子……之類小形海產品。
4. 中等普林食物須按照正常飲食量，如大魚、肉、蛋……，每日食用不超過你的手掌大小，不可無限量的吃烤肉，火鍋。
5. 普林為水溶性，尤其在高溫之下，所以痛風之人須避免煲湯進補，因湯中全是普林。
6. 蛋白質攝入以低普林類為主，那就是經常以奶、蛋替代魚、肉，因為奶、蛋普林含量只有魚、肉的六分之一。
7. 多食用蔬菜、不管它淺色深色，只要是蔬菜就行。
8. 避免過量運動，運動過量會產生乳酸，致使肌肉疼痛，人體全力清除乳酸同時，必然積存尿酸，立馬誘使痛風復發。
9. 寒冷使血循減緩，不利尿酸排出，須保暖，任何時候保持手足溫暖。
10. 大量飲水，使體內多量的水溶解尿酸晶體，排出體外。

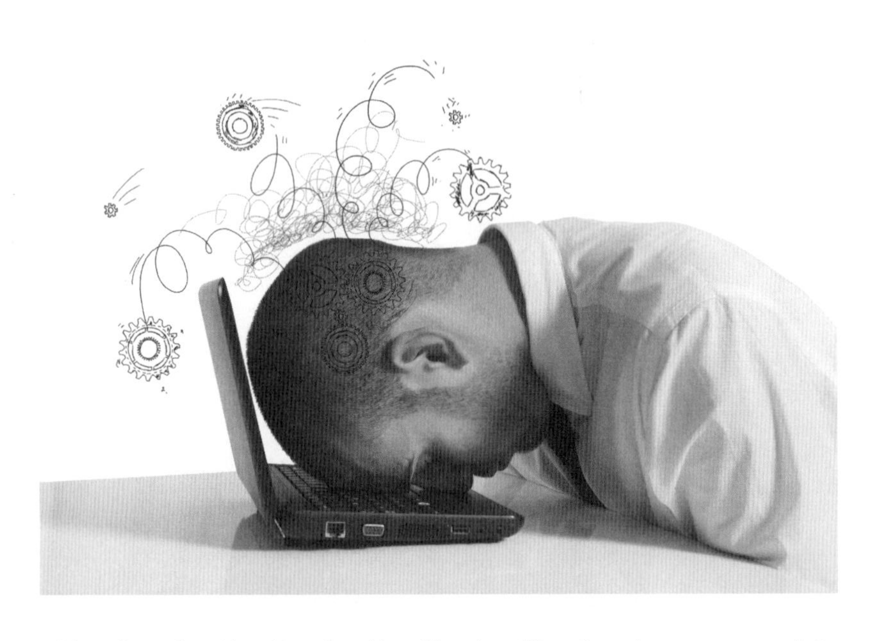

第六章　慢性疲勞綜合症

慢性疲勞綜合症的主要病徵是出現嚴重疲勞，維持超過六個月，即使休息過後也沒法改善。患者的生活會經常性的受到影響，甚至進行正常活動後也會加重疲倦的感覺。它的主要症狀有：健忘、精神紊亂或難以集中精神、肌肉痛、關節痛但沒有紅腫、頭痛。睡眠後仍精神不振（醒來後仍感到疲倦，或感覺像未曾休息），或難以入睡、進行輕度勞累的運動或活動後感到疲倦，而且疲倦的感覺持續超過二十四小時、體溫正常，但有發熱或發燒的感覺、對光線或聲音敏感、直立性低血壓，即患者由蹲著身子站起來或坐起來時，血壓會下降，導致患者輕微頭痛或暈眩。

現代醫學對患者進行身體檢查，並沒有發覺生理疾病。診斷慢性疲勞綜合症，主要是透過分析患者的病歷和排除患有其他疾病的可能性。慢性疲勞綜合症患者的血液測試結果都是正常的。目前尚未有任何測試可檢查出慢性疲勞綜合症。也沒有好的治療方法。

以針灸治療慢性疲勞綜合症太也簡單，因為本病脈象肯定是脾虛、腎虛或三部皆虛，治法也就只是五神針調新陳代謝加曲池調免疫力，共七個穴位。針一次精力返回，再加二次鞏固療效，共三次停針。

治療慢性疲勞綜合症經驗談如下：

本病根本是由起居不節造成，所以必須改變生活習慣。抗衰老六大平型療法中飲食、運動、睡眠、生理時鐘這四項須確實做好，先做好飲食、運動、生理時鐘三項，則睡眠自然好轉。其中運動先從小量作起，之後慢慢增加。如治癒後不改正生活不良習慣，則不出三個月，疾病將再次發生。

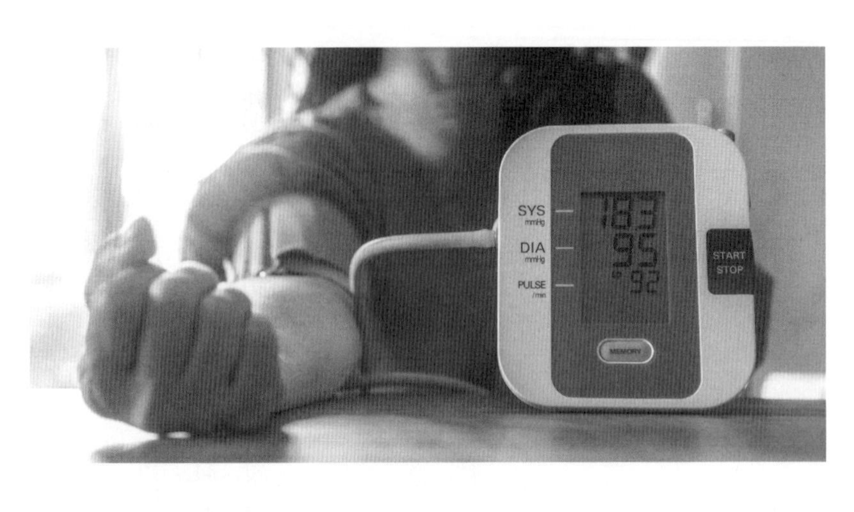

第七章　高血壓

推動血液循環是陽氣的基本功能，如果陰血不足則人靜血不歸肝，則肝不疏泄（肝陽亢、肝風），陽氣得不到陰血的修復，陽氣滯而得不到疏泄，則不能供應血液循環於需要修復的勞損器官、肌肉、關節……。此時身體已然進入應激狀態，則自動提高血壓以增加血液循環推動力量，派送到需要修復的地方。

翻譯成現代話語是：當人體處在亞健康態，全身器官組織均處在勞損狀態，於是集體向自主神經中樞請求支付血液循環以做自我修復之用。自主神經系搞的焦頭爛額，雖已關閉了人體二線機能，但血液循環仍不夠用，再加上白天損耗的運動器官、神經系統也不能丟下不管，於是啟動應急機制——提高血壓。

例如白天跑馬拉松，造成膝關節勞損，夜間需局部增加50%的血液循環方可修復，而自主神經支付不起。於是將血壓提高20%也可勉強修復了。所以高血壓是我們的朋友，而不是敵人。

美國這個強勢國家只打局部戰爭，不需全國總動員，而中國對日抗戰時積弱已深，是舉國存亡之際必須全國總動員。高血壓就是弱勢身體的全國總動員，而治療高血壓大法是消除亞健康態，使身體回復正常健康態，則血壓自降，治法與抗衰老完全一樣，請翻閱第二章抗衰老。

以藥物強降血壓，是為了避免高血壓危象的急救措施是必要的，但不應化為常態。依賴降壓藥物保持正常血壓，這將干擾機體自我修復、調整的機制，而迫使亞健康態不能好轉，而加速衰老。針灸治高血壓，對於繼發性高血壓療效依源頭疾病而定，是治源頭之病，而不是降壓，治癒源頭病則壓自降。單純高血壓以針灸調理身體健康，去除亞健康態，一般五次治癒，血壓降至一四〇／九〇以下，可停止服用降壓藥。

治高血壓經驗談如下：

1.高血壓分原發性與繼發性，本章所論述的是原發性高血壓。至於繼發性高血壓源於心、腦、腎、腺體……之疾病，如甲狀腺病、腎病、糖尿病……均會引發高血壓，此時須治高血壓之源頭疾病，而不是只治高血壓。

2.高血壓須及早治療，否則它將造成心、腎、腦、血管損傷。

3.針治高血壓五次可降20％～30％則可停針，醫囑須堅持做好抗衰老六大平行療法，三個月之內血壓自然降為正常。如血壓未降或降了但未降至正常值，則必然牽涉到繼發性高血壓，須追查其源頭疾病再治之，則血壓自降。

4.對於肥胖之高血壓患者，減肥是關鍵，如不減肥則無論吃降壓藥或針灸……，一切治療效果都不好，只要減肥成功，就算不去治療血壓也會下降很多。所以對於肥胖高血壓者須另立減肥治療。

5.平躺時血液循環不受重力影響，心臟搏力緩和並且全身肌肉鬆，對降血壓有幫助，所以令患者每天平躺數次，每次三至五分鐘，也能很好的幫助治療高血壓。

6.飽食入睡則人體第一大系——消化系將攫取大部份血液循環，用之消化。如能空腹入睡，則將消化系之血液循環釋放出來，做為身體修復之用，能大幅緩和身體應激狀態，進而和緩亞健康態。所以空腹入睡是治高血壓至為重要之醫囑。

7.運動能緩和肌肉血管的緊張痙攣態，有氧運動如慢跑、快走、爬坡……亦是治高血壓至為重要之醫囑。

8.飲酒不節制則傷身，身體將進入應激態，宿醉的第二天血壓必定升高，身體不適，此時反而更有再飲酒的欲望，因為酒精能放鬆神經，飲酒後血壓將快速下降，令人舒適，俗稱還魂酒。但這是飲鴆止渴，當時血壓下降但之後會升的更高些，飲酒不節制之人必將罹患高血壓。所以治喜好喝酒的高血壓病患須另立酒精戒斷治療。

9.鉀能阻止人體吸收鈉，減鹽補鉀能快速降壓，改用低鈉高鉀食鹽亦是好辦法。鉀易溶於水，黃色食物含鉀豐富，以南瓜、小米、玉米為代表，以之煮茶代替白開水飲用，大有助於降血壓。

10.WHO制定高血壓治療準則，須以個體化治療，是以每一個人具體情況而擬定個體治療方案——辨症論治，不具備科學必須的可重覆性。我們不可以因此斷定國際衛生組織不科學，這才是真科學，如果汽車輪胎出了問題，換胎就好，每部車都一樣，具有科學的可重覆性，可是人體不是汽車，如果人腿瘸了，不好更換人腿，須找出病因，是血管阻塞？是關節？是肌肉？韌帶？而依不同病因予以個體化治療。這種治療態度完全和中醫針灸一樣——辯症施治：不同的人相同的病，依不同的個體情況，擬定不同的治療方案。極力貶低中醫針灸不科學的中國怪專家，懂了嗎？

第八章　眩暈症

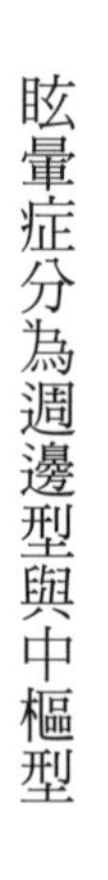

眩暈症分為週邊型與中樞型

1. 週邊型眩暈症

週邊型眩暈就是我們一般所知的「內耳不平衡」，又稱美尼爾氏綜合症。週邊型眩暈的原因是因肝不藏血，夜間不修復身體，無法清除中耳發生發炎現象，這發炎現象如同關節炎、食道炎、鼻炎之類，非細菌性化膿性發炎，通常是一種良性的疾病，不會有生命危險，且經由中樞代償之後，眩暈的症狀會在數個月之內自行消失。但大部分的週邊型眩暈會反覆發作，並且伴隨耳鳴、聽力下降等聽覺問題，長久下來對生活品質的影響是不容忽視的。

中樞型眩暈占眩暈症的百分之十到十五。絕大多數病因是腦幹或小腦中風。其他的腦部疾病，如多發性硬化症、腦部腫瘤等，亦是少見的病因。中樞型眩暈有可能造成肢體癱瘓等嚴重的後遺症，甚至生命危險，所以需要特別小心。

1.治內耳性眩暈唯一方法就是集中血液循環於耳部以消除炎性反覆，翳風為必用穴位，針感灼熱，如同烙鐵入耳，之後留針令耳之深處保持溫熱感，其間再運針一次，令內耳再溫熱起來，運針正確一針足夠，如果醫者功力不夠，內耳熱不起來則再針瘛脈、顱息、角孫、耳門、耳和髎隨便針一二穴以幫助翳風集中血液循環於耳區，治一次痊癒。

一般些類病患，均陽氣不足，免疫力低下，身體往往承載諸多病症，內耳性眩暈只是其中之一，此時應依脈象找出不平衡處調整之，例如免疫力低下針曲池，陽氣不足針五神針……。往往一次性解決全部問題。

2.治小腦性眩暈，這與治出血型中風差不多，須爭搶時間，爭取第一時間治療，能最大程度好轉，平衡度與正常人接近，可以獨自外出。如果拖延太久則療效轉差，能好轉，但會留些後遺症。雙風池、風府為必用穴，另加曲他、足三里以加強自身修復力。

治眩暈經驗談如下：

1.內耳性眩暈一般只用一針，治一次就痊癒，如未痊癒，必定是陽氣衰弱，免疫力低下，此時再依脈象提補陽氣。內耳性眩暈一般中、內耳有非細菌傳染之發炎病灶，須服用維生素B2、B6輔助治療。

2.小腦性暈眩，大多是小腦出血，或是小腦微血管滲血。此時必須照顧病患之高血壓，先令病患服用降壓藥救急，再依脈診全面調整病患之不平衡，解除亞健康態，使血壓自降。對於細血管滲血須強化血管上皮細胞，其基礎物資在維生素A，所以應合理食用胡蘿蔔、深海魚油、豬肝……。

第九章　眼耳鼻喉科

1. 眼

(1) 治眼不外青光服、斜視、視神經、網膜炎。除了斜視外，睛明為必用穴，垂直進針一寸，另加一～二眼眶週邊穴以加強循環集中，如攢竹、絲竹空。

(2) 斜視是眼肌麻痺，左側肌麻痺則眼球斜向右，治在左側眼肌。同理，將眼區分上下左右，斜向上則針下，斜向左則針右……。在眼球與眶骨之間入針一寸半直刺眼肌。如是中樞性斜視則加針中風針。

2. 耳

針灸治耳不外中耳炎、內耳眩暈、重聽、耳聾、耳鳴。一般中耳炎取耳門，眩暈取翳風，耳聾取二穴同治，在丹道煉炁化神時內視聽宮、聽會、耳門不是三穴，只有一穴，取穴張口取耳前凹陷中點，一針含三穴。

耳聾分為神經性與器質性：

(1) 神經性耳聾：可因撞到頭、吃太多傷耳藥物、長年工作在巨大噪音下而不使用耳罩……，但內耳結構完好，這是針灸專治，耳門翳風二穴，針治一～二次痊癒。

(2)器質性耳聾：一般是化膿性中耳炎腐蝕中耳部件、戰時耳旁炮彈爆炸震破耳膜……，這種問題針灸無法治癒，應配戴骨傳導助聽器。

耳鳴其實是腦部聽神經區的腦鳴，有多種成因，治法只是耳門翳風二穴，重度耳鳴吵的無法入睡，針灸可使好轉約70%，使病患能安然入睡，但無法跟治。若要根治，只有在丹道煉炁化神時腦中驚鳴於天，金光轟然爆炸則瞬間腦鳴完全消失。

3. 鼻

治鼻一般是慢性過敏性鼻炎、鼻竇炎與嗅覺喪失。它們的治法一樣，一般針三穴，印堂下傳鼻尖，迎香熱脹。

*鼻竇炎加攢竹治鼻額竇炎，加下關三叉神經前支，針感前傳，治鼻旁竇炎，必運針使全鼻腔發熱起來，一般三次治療後，鼻竇會在鼻腔深處潰破排出一大堆竇內之膿，吐出膿液則根治鼻竇炎。

*慢性過敏性鼻炎鼻腔腫脹不通氣，長年用嘴呼吸很惱人，治法十分簡單：

(1)只針印堂、雙迎香三穴，令鼻腔發熱起來。

(2)每天晚上用一噴花的噴霧壺放入溫鹽水（食鹽量以不刺激為度），低頭以嘴呼吸，壺口塞入一鼻孔噴二十秒，污水由另一鼻孔流出，然後再噴另一鼻孔。

1＋2＝痊癒

*嗅覺喪失治法同上。

4. 喉

聲帶腫、沙啞、發不出聲，治在人迎，轉針使喉部發熱起來。治一次痊癒。

治眼耳鼻喉科經驗談如下：

(1)中耳炎、內耳眩暈、鼻竇炎、視神經、網膜炎，須以脈診照看整體情況，如脈象正常則治法如同上述，只治局部。如脈象不正常須調整體以提升免疫力，如腎虛耳鳴須治局部與補腎，否則本病不易痊癒。

(2)忽然斜視必定是腦小血管意外，必須注意，須加治腦血管意外之中風。

(3)近視、遠視、散光、老花，重在運眼、護眼、保健、不久視，針灸治療效果不明顯，以及針灸不治白內障，故不予討論。

(4)重聽、耳聾須以手電筒查看，排除耳垢阻塞後再治。七十歲以上之病患，因年齡關係退化，治之能好轉，但很難痊癒，醫者應心中有數。

(5)化膿性鼻竇炎治後第五天，大量膿液會由潰口排出，流入喉嚨，必須吐出。輕度化膿不會潰破排出，將由巨噬細胞慢慢吸收，三至五次針治，吸收完成，結束治療。

(6)所有的鼻病都須令病患每天晚上用一噴花的噴霧壺洗鼻，帶著髒兮兮的鼻腔入睡會使療效降低。

第十章　網球肘、滑鼠手、扳機指

1. 網球肘是「肱骨外上髁炎」，是指伸腕肌腱發炎。此處是人體六大弱點之一，患處通常會發熱、腫脹和疼痛。它疼痛的位置通常在手肘關節的外側，患處外部腫脹。它是一種慢性勞損所致的痛症，如果沒有得到適當的治療，此疼痛病症會持續惡化，可導致手肘的活動能力受限，加速退化的情況，甚至在休息時也會感到疼痛；嚴重者，發炎的軟組織可以擠壓到附近的神經線或導致周邊肌肉痿縮。

針治網球肘非常簡單，先找到壓痛點的最痛點，一針由上向下斜刺，另一針下向上斜刺，二針在最痛點會合。

2. 滑鼠手是腕隧道症候群

腕管是由腕骨、腕橫韌帶組成的通道。管內含有多個手部肌腱及正中神經，當腕管通道中的正中神經線被擠壓時，患者的手掌或手指會有疼痛、麻痺、手指關節不靈活的感覺，這就是「腕隧道症候群」。它是一種常見的職業病，通常患有此痛症的人士是長期使用電腦和操作滑鼠的，因此又稱為「滑鼠手」。此痛症的病人以女性居多，是由於女性的手腕通常比男性細，腕部正中神經更容易受到壓迫所致。

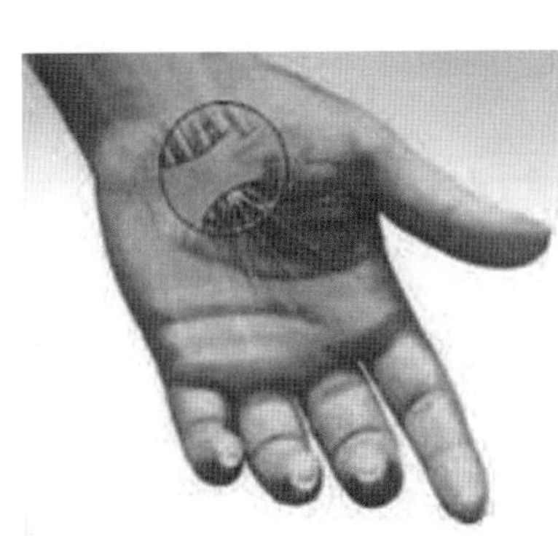

針治滑鼠手只用一針，先找壓痛線，由掌紋生命線中點平針下刺，斜穿過腕管，轉針發熱。或由腕橫紋向上平刺，針亦須穿透腕管，運針發熱。

3.扳機指的正式學名為手指屈肌鍵的狹窄性肌腱鞘炎。因手指屈肌肌腱反覆使用與摩擦，引起肌腱腱鞘發炎腫脹，使肌腱滑動困難，久而久之產生硬化結節，易在掌指關節部位卡住。當尾端指節無法完全伸直；或在伸直時會有阻力，且產生疼痛、喀喀的聲響，此種類似扣扳機的病情，稱為扳機指。

治扳機指只用一針，由疼痛凸起處入針，一寸半針平刺穿透肌腱與腱鞘之間，運針發熱。

網球肘、滑鼠手、扳機指治療經驗談如下：

1.治此三症須加熱，可用紅外線、熱敷……，針後拔罐。

2.滑鼠手、扳機指最大原因是寒冷致血液循環大減使分泌滑液不足，組織直接磨擦而發炎。冬天使用滑鼠必須戴厚手套，否則數小時右手不動或稍動的放在滑鼠上，手冷的像冰塊一樣，長時間下來當然出問題。扳機指、亦多發生在家庭婦女，因為在做家務時很難不碰冷水，在冰冷的水中洗餐具後必須開爐把手烤熱。

第十一章　不孕不育

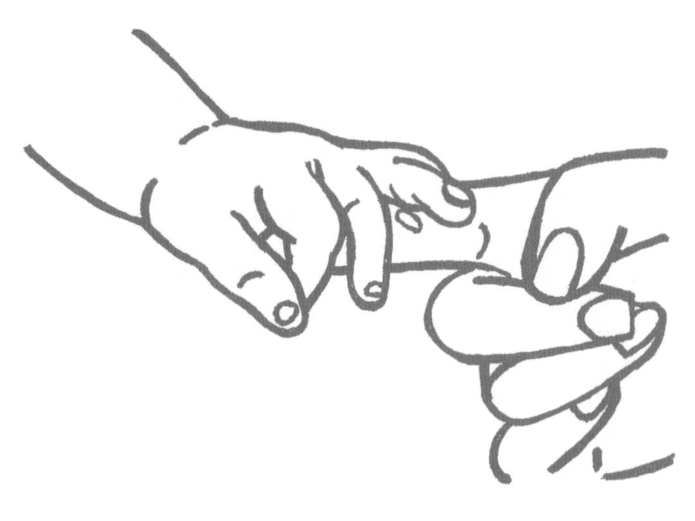

我們不要一見到不孕就想到試管嬰兒、人工受精、借腹懷孕……那有這麼麻煩？針灸治之只是使受孕器官回復自然生育功能而已，簡單實效。

不孕症分男女，男性不孕症是陽氣虛、陽氣滯的亞健康態，陽氣不足以供應全身的運作，身體為了確保心、肺之第一線維持生命之功能，關閉第二線功能而造成陽萎、手足冰冷、腹泄便祕……其中之一就是精子活力與數量不足之男性不育症，這是所有生物對待危機的通性，非人類所獨有。其治法與抗衰老完全一樣，施治五次可癒，如果病患有一大堆平行症狀，如高血壓、高膽固醇、心血管阻塞……以抗衰老針法加減，如高血壓加治肝膽經，膽固醇加治脾胃經，心血管阻塞加治心包脾胃經……。至多十二次治癒，不要為了加強性功能而去壯陽，否則會拖垮療效。相反的，醫囑是夫妻分床一個月，保證一個月不射精，使精子貯量滿則一戰而定。

女性不孕症分為三種類型，這三種類型完全依脈象而定：

1. 脈象三部皆虛，這是陽氣虛，身體關閉了第二線功能，為了確保母體安全而不使受孕，治法與男性不孕症完全一樣，以抗衰老治法施治。

2. 脈象只是腎虛，尺部幾乎為零，關與寸正常。這是內分泌紊亂。我們知道，人體有一條內分泌中軸腺，它們是腦垂體、甲狀腺、胸腺、腎上腺、卵巢等五個腺體組成中軸。此中軸腺體是互相平衡的，其中任何一個腺體運作不良，將破壞整體中軸的平衡而導致不孕。治法亦是針對此五個腺體以恢復運作：

腦垂體針風府穴針感上傳入後腦。

甲狀腺針水突穴熱感上傳。

腎上腺針京門穴，將整個腎區熱起來。

卵巢針關元二側各一寸半，熱感下傳。

施治五次痊癒，治後精神，健康狀態全面好轉，再過二個月脈象轉為正常。為什麼健康好轉脈象不立刻恢復正常？前面針灸上篇已說過，當身體狀況改變，身體需要一段時間去適應新的狀況。而這段時間是一百天。但這也不是絕對的，就有一些人身體反應超強，第一次施治之次日，脈象就已正常了，也只一次施治就痊癒了。不過這畢竟是少數。

3.脈象正常或稍微腎虛，這是子宮、卵巢、輸卵管等慢性附件炎。在臨床上這是最常見的病因，占男女所有不孕症的80％以上。慢性炎症與急性炎症不同，急性炎症是紅腫熱痛，而慢性炎症是自體免疫力與病灶平衡共生，子宮、卵巢、輸卵管是附件，所以這裏的慢性炎症經檢驗科的驗尿、驗血、超聲、放射是查不出的，這是針灸的專治，如不按壓患處，病患並不覺得疼痛，大多數人自己並不知道患有慢性附件炎。治法是令病患平躺，以關元穴為標的點上下左右仔細按壓，找出壓痛點，直接針此痛點，下針二寸半，針下熱感下傳，集中局部血液循環以消炎，五次治癒。本病是針灸的專治，就是說除了針灸外，沒有任何方法、藥物能治癒它。

本病病症輕重亦分三個階段：

1.僅子宮與卵巢炎：壓痛點將出現在關元穴及其二側各一寸半處，約在氣穴與水道之間，我們暫定為卵巢穴，以此三穴為主，關元熱感下傳至陰部，卵巢穴熱感下傳至腹股溝。如果按壓劇痛，炎症較重，可加大腿上部雙五里穴上傳，針感與卵巢穴下傳融合，此時下腹至陰部會產生一片溫熱。針治五次痊癒。

2.慢性炎症開始經輸卵管喇吧口進入盆腔，此時在大橫穴下一寸，再向任脈方向偏一寸，發生壓痛點，我們暫稱為輸卵管穴。此時針治以關元穴，雙卵巢穴，雙輸卵管穴，共五穴，全部熱感下傳，亦是針治五次可痊癒。

3.慢性炎症已彌漫至全腹腔，自胸骨以下全腹部均按壓痛。這時比較麻煩，因為女性陰道口對外開放，輸卵管喇叭口對內開放。由陰道口到輸卵管喇叭口有多重保護機制，慢性炎症能夠突破重重保護機制彌漫至整個腹腔，說明陽氣、陰血、免疫力均極度弱化。治法以鳩尾、中脘、關元、輸卵管穴、卵巢穴等七穴為腹部主力，針感全部發熱下傳。再加上曲池、足三里調免疫力與陽氣。共十一穴，針治至少五次，如未痊癒再針五次共治十次則將痊癒。

針治不孕症經驗談如下：

1.本針法能將經痛、崩漏、帶下等一切婦科疾病一併解決。

2.健康的婦女用力按壓腹部是不會有任何痛感的，有痛感則是炎症反應，查看針治療效亦是用力按壓（約十公斤的壓力），直到壓痛點完全消失才能確認治癒。如尚留任何一點壓痛，六個月後慢性炎症將再度擴散至原先狀態。

3.第一次針治，部份體質敏感之病患會有反應，二～四天下腹會中度疼痛，這是因為血液循環集中，局部敏感度因而放大，所以會有此反應。須事先告知病患，否則本來明明沒有自覺痛感，針後卻痛了，病患會誤會「針壞了」。

4.針治後第一次月經經量增大，有時會增的很大而經期縮短，這是因為身體在執行大清掃，亦須事先告知病患，以免除不必要的恐慌。

5.一般懷孕在治療結束後的第一次月經之後，也就是說不會再來第二次月經了，已經懷孕了。

6.慢性盆腔炎發生的原因是性生活不潔，必須告知病患注意，性生活前男性必須洗澡，徹底清潔身體，包皮必須翻出清洗，尤其是雙手須用肥皂清洗。而女性必須清洗肛門，以免性愛時男性器官不意觸碰肛部而將不潔物帶進陰道。

7.針治期性生活不用停止，但必須改變，性生活豐富者改為三天一次，直到受孕。性生活少的夫妻，可停止性生活，至治癒後第一次月經第一天開始算，八天後進行性生活，亦是三天一次，總共六次自將受孕成功。

8.不孕症治，男性沒有年齡限制。女性則有年齡限制，就是要趕在絕經期前施治，一但過了絕經期是不能再懷孕的。有些婦人拖拖拉拉的，一但感覺到絕經期綜合症開始了，於是才有了緊迫感，求治於針灸，此時成敗各半，須事先告知病患。作者治年齡最大的不孕症婦女，使之成功懷孕是四十九歲。

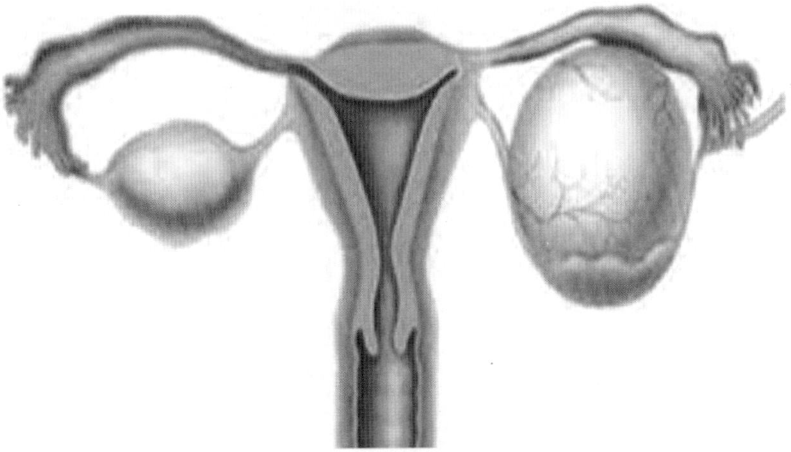

第十二章　卵巢胞囊腫、子宮肌瘤

卵巢胞囊腫與子宮肌瘤，均是內分泌失調的產物。我們知道，人體新陳代謝「陽氣」不良如同汽車發動機沒力而冒「黑煙」，這黑煙就是一切身體上的廢物。如：脂肪堆積、血脂、膽固醇、尿酸……。卵巢胞囊腫、子宮肌瘤也是另一種形式的黑煙。治法亦分標本。

1.以治肥胖症的方法治本以消除「黑煙」。

2.以關元穴、卵巢穴三穴治標，將消除黑煙的手段強力引入子宮、卵巢。

一般卵巢胞囊腫與子宮肌瘤伴有慢性附件炎——就是子宮、卵巢的慢性炎症，此時必須先治炎症，治法與前章不孕症，女性不孕之第一階段完全一樣。以按壓找出痛點，在痛點施治以局部消炎。一般取穴同樣的以關元穴及雙側卵巢穴為主。

針治卵巢胞囊腫與子宮肌瘤經驗談如下：

一般針治五次，卵巢胞囊腫即可消失乾淨。但子宮肌瘤就慢了，雖然亦是針治五次。但一般大如核桃的子宮肌瘤要等三個月才會消失殆盡並結下疤痕。但是大如蘋果的子宮肌瘤，需要二年的時間才能消失殆盡。

1.在它尚未消失乾淨前，必須堅持以抗衰老六大平行療法保養身體，不使再墜入亞健康態，並堅持減肥後注意事項，不讓體重稍有增加。這二個堅持可保證在一段時間後子宮肌瘤消失殆盡，否則它會反覆，就是保養好了，它縮小些。生活失調，體重增加，它又長大些。這是必須與病患事先說明的。

第十三章　甲亢與甲減

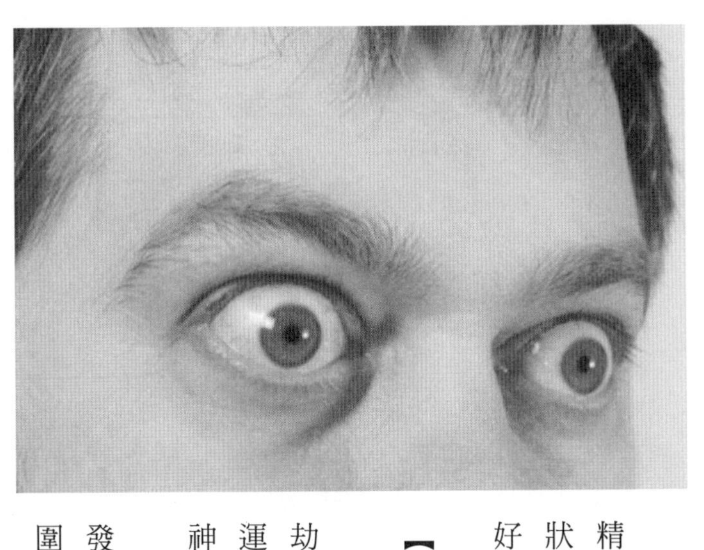

小小一付頸前甲狀腺，它能左右新陳代謝、情緒、精神、血壓、陽氣化為火、職業成敗……。要照顧好甲狀腺太容易了，不可因忽略如此容易之事而拖垮人生大好前途。

【1】甲亢

甲狀腺是調控新陳代謝重要的腺體。當個體遭遇搶劫時，則身體進入應激狀態，此時甲狀腺、腎上腺全力運作，加速新陳代謝，血壓上升，血糖上升，使人體精神振奮，力量大增，為決戰或逃跑做好準備。

可是應激狀態並不是只發生在遭遇搶劫時，它亦發生在會議爭執、夫妻吵架、熬夜、飲酒過量、女色包圍、連續八小時玩電玩……。平常生活中情緒不節制及放任不良習慣，則將迫使甲狀腺以應激態為常態，這就是絕大部份甲亢的起因。其治法亦分標本：

1.治本——新陳代謝在中醫叫做陽氣，而本病重點在脾肝之陽，甲亢是脾肝之火，這個火是脾肝之陰不足而無法結合脾肝陽則孤陽化火，是虛火。治在運作一身陽氣而重點提升脾肝之陰。治在五神針去足三里加脾肝之裏陰——陰陵泉、曲泉針感上傳至腹股溝。

2.治標——治在局部，只用頸部左右水突二穴，針感延喉返神經上傳，甲狀腺處局部熱感，以集中局部血液循環以供給、安撫亢奮的甲狀腺。

【2】甲減

1.甲狀腺是人體應激反應的調控執行員，可是長時間處在應激狀態，自體免疫力也容易反過來攻擊甲狀腺。如重感冒一月不癒、亂吃蛇、蜘蛛之類的異體蛋白質、食物藥物中毒、空氣污染、水污染……，會過量激發自體免疫力，則此變態反應可直接攻擊甲狀腺，待甲狀腺細胞過度傷亡後，就成了甲減。

治法分標本：

(1)「本」在調和變態的自體免疫力，治在免疫力王牌：大腸經之曲池穴及胃經之足三里穴，均沿經傳導，曲池穴上傳至肩或下傳至食指，足三里下傳至足。

(2)「標」在局部的水突穴延喉返神經上傳，局部熱感。

2. 大部分的早減是由甲亢而來：或是甲亢治療不當傷到甲狀腺，或是因多年甲亢使甲狀腺衰竭而轉為甲減……，這在中醫術語叫做陽氣虛、脾陽虛，而且是陰陽俱虛。

治法亦分標本：

(1)本在健脾補陽，治以五神針。

(2)標在水突穴。

3. 針治甲亢，甲減經驗談如下：

(1)甲亢是針灸專治，針灸療效遠遠超過一切療法，針治五次可痊癒。

(2)變態自體免疫力攻擊甲狀腺之甲減，必須搶時間，一分一秒都不可放過，立刻針灸，搶救已受傷但未死光的甲狀腺細胞，針治五次可癒，但此時的甲狀腺已不同於健康的甲狀腺，醫囑必須終生保養，做好抗衰老六大平行療法，決不使身體再承受過度的應激反應。如果拖延時間過長而不及早針灸，則其細胞死亡，不能再生，針灸亦無效，此病患將終生成為甲狀腺激素藥片依賴者。

(3)由甲亢轉來的甲減是最難治的甲減，因病患已錯過治療黃金期——甲亢，而如今只有在初轉成甲減的頭三個月，針治有效，但成敗各半。三個月一過，則不用治了，病患亦將終生服用甲狀腺激素藥片。

第十四章　心血管阻塞、心肌梗塞、頸動脈阻塞、腦栓塞、周邊動脈阻塞

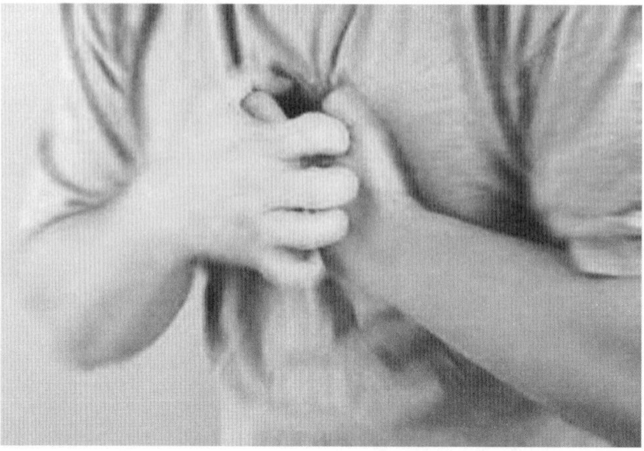

血管壁分為三層，最內層是一層薄薄的潤滑層，好讓濃稠的血液順利流通。中間層是最厚的肌肉層，應激狀態血壓增高就是此處痙攣。最外層是鞏固層，像香腸的腸衣。其中最重要的是那最薄的的內潤滑層，它易被很多不良事物破壞、發炎而損傷，例如牙周病、性病的細菌性損傷，高血壓、高血脂、糖尿病、尿酸的物理性損傷……，一但發炎損傷，將引來一大堆自體免疫的東西如：白血球、血小板、膽固醇、巨噬細胞……，會形成凝血團造成粗糙的血管內壁凸起之斑塊，快速或慢慢的阻塞血管，或斑塊脫落阻塞血管。

1. 心血管阻塞：

則此血管負責供氧的那一小塊心肌將缺氧壞死，心肌

總共才不過一個拳頭大，而且分工細密，心肌死亡5%，人也就完了。

心血管阻塞的血管是口徑中號的血管，粗細約同原珠筆芯，連這麼粗的血管都已阻塞，可想而知僅容一個血球通過的微血管已阻塞成什麼樣子了。這就是前面抗衰老所述及的氣滯血瘀之微循環全面瘀阻。心肌梗塞之人早已嚴重衰老，可能面部經保養，尚不顯老，可是身體功能的年齡至少比實際年齡要衰老二十年。

2. 頸動脈阻塞：

將使腦部缺血而成缺血型中風。

3. 大腿動脈阻塞：

輕者肢體末梢疼痛，間竭性跛行，嚴重時則產生肢體缺血、冰冷、蒼白或壞疽甚至危及生命。

1. 大法治心肌梗塞亦分標本。

(1)治本，相信讀者已猜到了，對的，就是抗衰老治法，但這是性命攸關的急症，必須在黃金時間內搶救「標」。

(2)治標共三穴：針心包經雙內關穴針感下傳至指尖，必須刺中正中神經，強烈電擊感可持續數日，針鳩尾穴針感下傳至臍。

2. 治頸與周邊動脈阻塞亦分標本。

(1)以抗衰老治本與心血管阻塞一樣。

(2)治標則以手按壓，找出頸與周邊動脈的壓痛點。就在這壓痛順血流方向以長針斜刺，局部發熱，不要刺穿血管。

在這裏需特別強調胃經足三里：免疫力重中之重是大腸經與胃經，大腸經是直接與疾病對抗，類似白血球，往往滅敵一千自損八百。而胃經是將病源包圍，再去消化吸收它。所以足三里穴是治這些體內冒黑煙阻塞血管亂七八糟東西的必用穴。

治心血管阻塞、腦栓塞、頸、周邊動脈阻塞經驗談如下：

1.心肌梗塞不是魔鬼的一擊，而是魔鬼多次襲擊之後的最後一擊，在之前早已發生亞健康態的一切症狀，並心區不適、心絞痛均不受重視，病患總以為年齡上長就應如是，而耽誤治療時機。

2.阻塞血管亂糟糟的東西，我們仍然視為汽車發動機運作不良之黑煙，必須照顧好新陳代謝（陽氣），以清除黑煙，以抗衰老六大平行療法照顧之。

3.本病治療黃金期在開始心絞痛之前，症狀是憋悶，心區不適，針灸五次可大癒，此時雖然不再心絞痛但心血管並未通清，血管口徑在臨界值，就是說如果不改良生活習慣，三個月後將再次心區不適。所以此時須做好抗衰老六大平行療法，約二年後，血管阻塞處將逐漸通清，並且身體功能亦全面年青化。注意，必須空腹空血入睡，何謂空血？就是血中已消耗完全營養物質，覺得想吃東西而忍住不吃入睡。使新陳代謝專門燃燒掉黑煙，否則睡後不動，消耗不了血中營養物質，又要變成黑煙存在血管壁上。

4.如病患已錯過治療黃金期，受到魔鬼最後一擊，則正式進入心肌梗塞，此時心肌已經死亡一小塊，則將造成心律不整，心律不整是一個重磅反傷心臟的事物，一定要調好，怎麼調？依然是針鳩尾下傳及雙內關穴，不過此處內關穴要擴展為心包經，因為此病患已不是五次可治癒，為避免穴位久治產生疲乏感而療效下降，所以治療定位在曲澤穴至內關穴這一線心包經，每次治療更換進針點，只針經脈而不計穴道。針治十次心律不整可好轉80％，就是病患主觀已感覺不到心律不整，但在脈象上仍能把出微弱的心律不整，但它已不會反傷心臟亦已不會造成心房室凝血阻塞腦血管之腦血管意外，這就算是治癒了，不要小視「算是治癒了」因為此療效已遠遠的超越世上一切療法。

5.心肌梗塞的急救：心肌梗塞一但發生，病患倒地，不要移動他，黃金搶救期只有三十秒，為了不讓病患深度昏迷而容易死亡，可叩擊人中穴，或將病患整隻食指置入施救者臼齒間用力咬，以疼痛激醒病患。另一人用快要將胸骨打斷的力量叩擊按壓心區，幫助心臟重新起搏，如呼吸停止則施行口對口人工呼吸。

6.必須照顧好飲食與運動，飲食：主食以老玉米、小米、蕎麥、藜麥……替代白米白麵，多吃血管清道夫之黑木耳、薑黃、蕃茄、蘋果、海帶、大蒜、洋蔥……，以茶代水，任何食品都可煮茶，如土豆茶，胡蘿蔔茶，桑葉茶，洋蔥茶，西瓜皮茶、蕃茄茶……。必須保證每天做三十分鐘以上不太過勞的運動，如快走、游泳、太極拳、廣場舞……。

第十五章　腎炎

腎炎的症狀是腰背痛、高血壓、沒勁、沒食欲、嘔噁。中醫術語叫做脾陽虛，瘀血在腎，及整體陽氣虛滯。請注意，脾是臟象學說的脾，腎是解剖學的腎。中醫術語籠統慣了，可是我們以現代頭腦學習之，不可任由籠統，雖然要求理論簡單化，但必須清晰明白每個字的含義。

腎炎可分為血管性腎炎及變態反應免疫力自體攻擊二種。

1. 血管性腎炎：起因於高血壓、糖尿病、肥胖、高血脂……，造成血管阻塞、血管痙攣而對腎供血不足，腎炎於是發生。治法分標本：

⑴以解除腎炎的原因為本，以抗衰老針法治高血壓，以糖尿病針法治糖尿病，以減肥針法治血脂、肥胖……。

⑵以雙側京門穴治標，運針至腎區發熱。腎炎是解剖學的腎臟發炎，治在腎募京門，與臟象學說的腎、腎經無關。

2. 變態免疫力自體攻擊：起因與甲減、I型糖尿病……，一樣，在身體長期處於應激狀態之下，例如：愛生氣、神經衰弱、重感冒。或是外來事物激發自體免疫力，例如：

感染久不癒、食入過多蛇、蜈蚣之類異體蛋白質、長期服用馬兜鈴之類藥物的中毒反應……。變態免疫力自體攻擊可以繼發於前一次的攻擊，就是說如不治好，它會一次次的再發作，很是煩人。

治法亦分標本，以免疫力王牌大腸經曲池、胃經足三里為本。以京門為標。

針治腎炎的經驗談如下：

1. 針灸是腎炎的專治，療效遠遠超過其他治法。原因很容易理解，因為無論服用中藥、西藥，在治療同時均須腎去排泄，無異於先給腎臟一記悶棍。

2. 變態反應免疫力自體攻擊的腎炎，治療時必須爭搶黃金時效，那怕一分一秒都要爭取，爭取在腎細胞受損但未死滅前救活它。否則一旦腎細胞死絕，將進入腎衰竭，須終生血液透析，就是洗腎，或腎移植。變態反應免疫力自體攻擊的腎炎與遺傳有絕對關係，為了不使心愛之人亡於少年，三代中有人得此病就應從小教導孩子本病之症狀，如一但發病立馬針灸，可保證不出大問題。

3. 血管性腎炎發病較慢，但亦須早期治療，治的愈早，挽救的腎細胞愈多。如果治的太晚，挽救的細胞太少，例如只有40％的腎細胞存活，則這40％的細胞工作量太大，會大為縮短壽命的。

第十六章　糖尿病

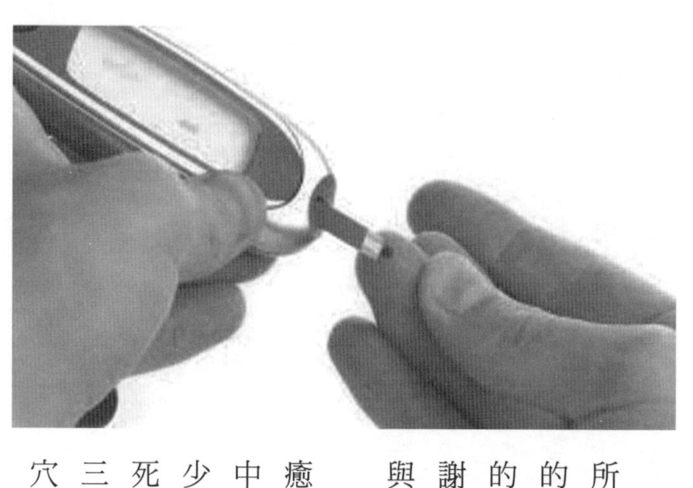

糖尿病翻譯成中醫話語是腎虛不固攝，一身皆是火，所以多尿、善飲、疲勞……其根本是陰血虛，失去陰血結合的陽氣成為孤陽化為火。壯火反食其氣，所以本已奄奄一息的陽氣進入惡性循環，愈來愈糟，腎精亦消亡殆盡。新陳代謝、免疫力、及整體生命功能指標都已弱化。糖尿病分I型與II型。

1. I型糖尿病：與腎炎，甲減一樣，是因嚴重感染久不癒，如扁桃腺炎，或重感冒、或異體蛋白質引發過激反應或中毒激發變態的免疫力自體攻擊……多有遺傳性，多發於青少年。此時治療須搶黃金時效，分秒必爭，搶救已受損但未死滅的胰細胞。治法分標本，其本在大腸經曲池穴，胃經足三里穴。其標在左側不容穴，延肋骨邊緣斜下進針，及章門穴，二穴同時運針將胰臟區發熱起來。另外再以五神針提升陽氣與陰血。

2.Ⅱ型糖尿病：一般起病時間較長，病患年紀較大，一般不會錯過治療黃金期，但是大多病患不知針灸，而來的太晚了，這就是所謂的命中註定。其治法亦是標本同治，以五神針及腎經陰谷穴、脾經陰陵泉上傳為本，以左不容穴、左章門穴針下熱感為標。

針治糖尿病經驗談如下：

1.Ⅰ型糖尿病，當一發覺身體不適時，檢查為糖尿病，立刻針灸，五次治癒。愈拖則療效愈差，拖到三個月後就不用治了，需終生依賴胰島素。所以祖、父、母三代中有得此病者，一定要將此病的病因及得病後的自主感覺多次教導幼兒，使自己心愛的人雖是此病高發率、危險群，但保證如果得病不會錯過黃金治療期，不以青壯年喪命，而且一定要以針灸施治，因為沒有別的療法能治好它。

2.Ⅱ型糖尿病在口服降血糖藥片之前，針灸五次可痊癒。如已服用多時降血糖藥物，則或治癒、或好轉、或穩定病情不使惡化，需視情況及病患而定，無法事先預測。如已全劑量注射胰島素超過一年，就不用治了。

3.無論Ⅰ型Ⅱ型糖尿病，治癒之後胰臟必然弱於健康的胰臟，所以必須終生保養。如何保養？須確實做到抗衰老六大平行療法中的飲食、運動、睡眠三項。

4.為了有效減輕胰負擔，避免食用精白米、白麵、白糖……等精加工之一級碳水化合物為主食，改以玉米、蕎麥、藜麥、小米……等天然二級碳水化合物為主食。以及不夜食，晚上空腹入睡，使胰臟在夜間停工修息。

5.當人體進入應激狀態則擾動血糖值，如果常年處於應激態，例如天天生氣，則將應激態化為常態，易形成糖尿病，治法以治癒神經衰弱為本，強化神經系就不會生氣了，以左不容穴，章門穴為標。

在身體存在慢性發炎時，例如胃炎、牙周炎、鼻竇炎、盆腔炎……自體免疫力過激反應強度雖不致於造成I型糖尿病，但會慢慢攻擊胰臟，形成漸進式的I型糖尿病。治法以徹底治癒慢性炎症為本，以左不容、章門為標，以及服用維生素B群。糖尿病與慢性炎症均是針灸的專治。針灸療效超過其他任何療法。

6.全部的二型糖尿病均由胰島素抵抗開始，就是說愛吃零食之人，整天不停的食用點心則使胰臟二十四小時不停的工作，大量的胰島素使人體組織、肌肉、細胞習慣了而抵抗性的降低反應，而迫使胰臟再生產更多胰島素，此時飯後血糖波動巨大但尚未尿糖，胰島素抵抗是治療糖尿病最佳時機，一次治癒但必須改變飲食習慣，確實做好抗衰老六大平行療法之飲食。另一方法就是執行道門丹道過午不食，則根本不須治，三天之內它自己就好了。

第十七章　神經衰弱

肌肉衰弱是手無縛雞之力，神經衰弱呢？是神經太過敏感、擔心、害怕、情緒不穩、愛生氣、失眠、生理時鐘顛倒、煩燥……。明崇禎為了小事而大怒，凌遲了國之棟樑袁崇煥。在李自成攻打北京時，各路勤王之師均已上路，崇禎不去應接籌畫，督師守城，卻上吊自殺了。這是標準的神經衰弱病患。

相反的，神經系統強大之人，世人稱之為英雄。例如戰國時代的孫臏，在中了圈套被髕刑後，卻心態平和，一步步毀滅仇敵，並寫下了名傳千古的《孫臏兵法》，這就是英雄神經系強大的代表人物。

神經衰弱翻譯成中醫術語叫做心腎不交，在前面針灸上篇已述說過，心是腦的功能，腎是髓海，是腦的實質。心腎不交是腦子好好的，但思想卻不在腦中而在前生後世、九天黃泉亂跑。專門回憶聯想不平之事，愈想愈氣憤。

心腎不交亦是陰血虛不能適配陽氣，無根之孤陽化火，而一身皆是火。它與糖尿病的一身皆是火類似，但糖尿病重在肺脾腎之火，而神經衰弱重在心肝腎之火，當然，糖尿病患者亦是神經衰弱之承受者。

心火是心神亂飄，意志力喪失。

肝火是人靜血不歸肝，喪失疏泄功能，睡不寧，無法在夜間修復陽氣與機體，造成惡性循環。

腎火是腎精竭，則自主神經系失調，新陳代謝、免疫力等生命功能低下。

治法沒有標，全是本：

以抗衰老五神針加肝經曲泉穴針感上傳，以重建陰血陽氣。以心經神門向上平刺透四穴，針感上傳至肘。在第三次施治時加湧泉穴引陰血入注腎經重建腎精。共五次治癒。

治神經衰弱經驗談如下：

1. 睡眠是最好的補藥，補什麼？就是入睡時，人靜血歸肝，由自主神經系入主掌控，推動血液循環入注白天勞損的身體機能及神經系統以修復之。針灸的作用不是以針去平衡身體，而是推動「人靜血歸肝」，就是推動人體夜間的自我修復機能。所以神經衰弱與失眠的治法完全一樣。如果睡前飲食，則身體第一大系統——消化系連夜開工，將攫取大部份血液循用在消化，如此夜間自體修復機能將停擺，而使治療無效，所以醫囑須禁止病患夜食，必須空腹入睡。

2. 神經衰弱是人體深度的衰弱，決對不會僅僅是神經衰弱而已，必定是心肺功能、消化功能、性功能、新陳代謝、免疫力……統統衰弱。所以醫囑須令病患運動起來，以運動強健體魄，才可以鞏固療效。至少也要做到啟動新陳代謝的小量運動。例如：天天跑步二分鐘、跳繩一百次、爬樓梯八層樓……做到些微出汗、心跳、氣喘即可。

第十八章　失眠

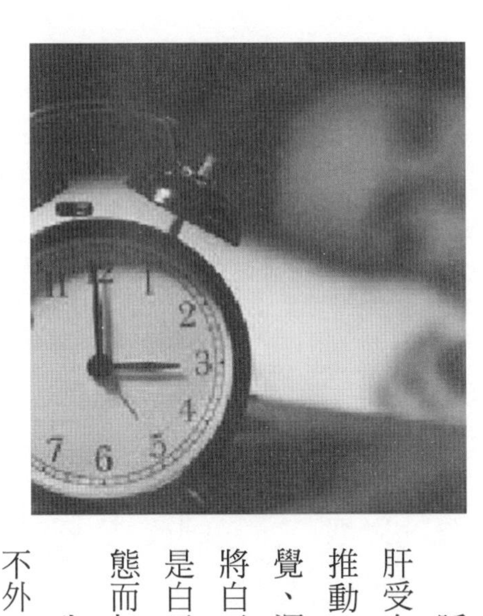

睡眠是人體最好的補養，中醫術語叫做人靜血歸肝，肝受血而發揮疏泄功能，疏泄陽氣滯，再由完好的陽氣去推動、修復身體的功能。翻譯成現代話語就是睡眠時感覺、運動神經停止功能，由自主神經視事，集中血液循環將白天工作一天造成的勞損完全修復，所以失眠之人不僅是白天精神睏倦，身體亦會勞損得不到修復而進入亞健康態而加速老化。

失眠中醫叫做人靜血不歸肝，血為什麼不歸肝？原因不外二點：

1. 陰血虛，這麼少的陰血尚須配合陽氣照顧睡眠時的呼吸、心跳，而沒有多餘的陰血去歸肝，此時治在脾胃經之生血、統血，對了，又是以五神針主治。

2. 心腎不交，心是腦的思想，腎是腦的實質，心腎不交而相互遠離就是思慮轉來轉去轉不停，不讓感覺與運動神經休眠，亦不讓自主神經視事，這就叫做翻來覆去睡不著。治法與神經衰弱完全一樣，以五神針提補陽氣陰血，以神門穴上透四穴以提補心陰，以湧泉穴提補腎精則心腎自交。

治失眠經驗談如下：

1.生理時鐘，中醫術語叫做十二經脈應對十二時辰。就是晨三～五時是東方發白太陽初生之時。此時人應不依賴鬧鐘而自然清醒，對應的經脈是胃經，而在五～七時的卯時對應的經脈是脾經，脾經與胃經代表胃腸消化系統，就是應對著此時應排空宿便，進食一日中最豐盛的早餐。

夜九～十一時對應的經脈是肝經，就是對應著此時應人靜血歸肝，自然困倦在九時就應上床安眠。但是自電燈發明後這百年來，人們已很難做到這個標準，雖然如此，我們應儘量維護生理時鐘不使差過一個時辰，就是晨三～五時起不來，但五～七時一定要起床，完成進食、排宿便的脾胃功能。夜九時前不能入睡，但夜十一時一定要在沉睡中，因為人類億萬年進化，半夜子時，11～01時是睡眠最深沉之時，如果錯過子時睡眠，就算睡到第二天下午也補不回來。所以最遲上床時間是夜10:30，而11:00一定要在沉睡中。就算睡不著也要躺在床上，待針灸五次治療結束後，自然能睡著。

如果治療中病患不配合生理時鐘的改善，仍然天天熬夜，飲食不定時，那麼醜話說在前面，治療是不能有效的。

幼兒是純陽之體，陰血亦超標，一靜血就歸肝，馬上睡著。而成年人甚少有純陽之體，多是氣血不足，所以睡前要收集這不多的陰血，使之歸肝。所以晚餐要早及少，空腹入睡而不使虛少的陰血繼續留在脾胃。

晚間不做劇烈運動，不使陰血歸於肌肉、運動系，現在很流行下班後晚間上健身房運動，這必須早些，一切的劇烈運動應在下午 5:00 前完成，夜間只能做些散步、騎單車之類的輕鬆活動。

3.黃帝內經論述：寅時平旦是一天的開始，配合第一條經脈——肺經。五~七時適配大腸經，就是叫你去排便。這是胡說八道，排便是消化功能，是中醫脾胃功能。而大腸是肺之表，是免疫功能，不可混淆。正確的是肺經對應子時，大腸經對應丑時。夜十一點至晨三點是人體重度恢復期，無論治療任何疾病，此二時辰當深沉入睡，使免疫力完全發揮，否則鬼神難救。

4.服用安眠藥可使入睡，但無法達到正常的睡眠深度，早晨醒來仍覺得全身沒勁，好像整夜沒睡一樣，這在中醫叫做血不歸肝而麻痺心腎的睡眠，其效果遠不如人靜血歸肝的正式睡眠。病患將對安眠藥產生依賴性。服用劑量愈來愈大，神經衰弱也愈來愈糟，待用藥劑量到達中毒劑量時，醫師會告訴病患：你的體質如何如何，不應再做此治療，請去找針灸治療。這時就是對針灸醫師的一個考驗。這決不是輕輕鬆鬆就能治癒的，因為病患的心經、腎經、陰血、陽氣均已被抽空了。治療此病患已經不是治失眠了，而是以抗衰老的手段重建陰血、陽氣、腎精、心陰。

針灸必須一星期一次，五次治癒，再令病患配合改變飲食、運動、睡眠及很重要的生理時鐘，就是該吃的時侯不餓也得吃，不該吃的時候很餓也不可以吃，該睡的時候不想睡也得躺在床上，不該睡的時候想睡也得起床。上篇十一章所介紹的退黑激素的原材料左旋色氨酸也是有效的，色氨酸是人體必須的八種胺基酸之一，可惜90%之人缺乏它，讀者不妨一試。

第十九章　食道炎、胃炎、胃潰瘍

本病病因是陽氣滯，瘀血在食道與胃。治法以推動陽氣為「本」，驅散瘀血為「標」。取穴仍然是五神針，以五神針推動陽氣，其中鳩尾與中脘二穴通調胃與食道瘀血，所以五神針本身就是標本兼治。食道炎嚴重時再加天突穴，三十度角向下斜刺，針感是胸骨上半部後方一片溫熱。

針治本病經驗談如下：

1. 飲食入胃，此時血液循環集中在胃，胃酸分泌大增，為了避免胃酸對胃壁的自體侵蝕，胃內壁的黏膜保護層也相應的分泌大增。如果破壞這個平衡，胃炎與胃潰瘍於是發生。如胃酸分泌不足則殺菌力不良於是幽門螺桿菌大量繁殖，終成慢性胃炎。或是因胃酸分泌不足，造成消化力弱化而增加胃的負擔，亦是淺表性胃炎的成因。

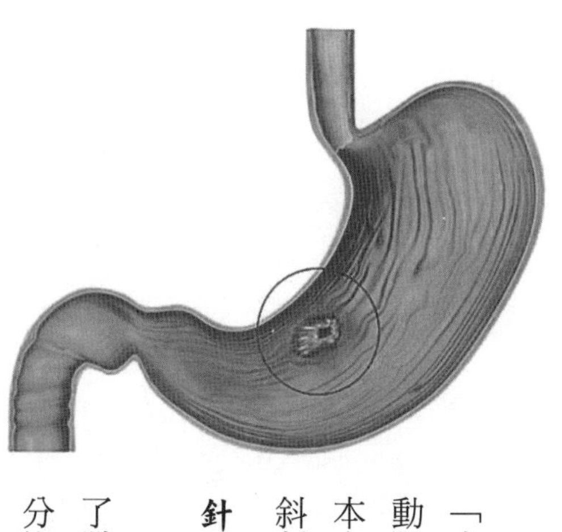

2. 如胃內壁黏膜保護層分泌不足，則胃酸攻擊胃壁，造成胃壁腐蝕，這就是胃潰瘍，當胃壁腐蝕觸碰到動脈血管時，一但情緒高亢，引發血壓上升，則腐蝕一半的動脈血管將忽然

爆裂，這就叫做「氣的吐血」。武俠電影，不論好人壞人，一被打傷都要吐血，除了少見的肺泡破裂的口鼻少量咳血外，大口吐血全都是胃潰瘍造成的。因為不懂養胃，古人很多都是胃潰瘍患者。

3.為什麼會造成以上情況？除了藥物、中毒等特殊例外病例，絕大多數只有一個原因，就是長期性的，在飲食後發生某種情況，強行移走集中於胃的血液循環。例如：

飯後喝冰凍飲料，立刻會使胃像冷凍屍體一樣蒼白。

飯後體力勞動，則胃部血液循環移到肌肉四肢。

飯後情緒激動，則胃部血循移至整體血壓而奪取胃部血循……。

本病是長期習慣不良造成的，醫囑至關重要，就是令病患飯後禁飲冰，放鬆心情，及休息半小時。否則醜話說在前面，任何治療都將無效。

4.食道炎是胃酸逆流腐蝕食道內壁，是因大肚腩之腹壓本來就大，飽食入睡則胃內容物向上衝擊造成橫膈膜撕裂——胃疝。所以醫囑必須減肥及空腹入睡。睡前五小時刷牙停食，睡前二小時喝最後一杯水，避免腹向上平躺以右側向下，側躺入睡，因為胃由右下方進入十二指腸，而正面平躺腹壓向上衝擊力最大。

這些病都是保養重於治療的疾病，保養不到位則任何治療都將無效，保養得法則任何治療都將治癒。

第二十章　胃下垂、子宮下垂、脫肛

內臟是由系膜懸吊於胸、腹腔。當系膜弱化則支持不住內臟的重量，則系膜拉長，造成內臟下垂。系膜為什麼弱化？原因不外二點：

1. 陽氣陰血俱虛，睡眠時血不歸肝，而不修復身體的勞損。系膜白天工作一天，夜裏得不到修復，當然會乏力而被拉長，針治本病依然須標本兼治，以五神針治本，以被拉長的系膜為標，就是不以常規穴位下針，而以下垂之內臟的上方系膜處定穴位。

2. 病患養尊處優，缺乏運動而整體弱化，先是肌肉弱化而手無縛雞之力，再則是筋腱韌帶弱化，在外易得韌帶炎，在內就是內臟下垂。再發展下去是神經弱化及骨弱化，人也將變的像林黛玉般的弱不禁風，多愁善感。

此時的治療處方不但須標本兼治，亦須開具運動處方。運動處方由馬步開始，而後負重訓練，而後跑步。同時配合八段錦的「拔地擎天理三焦」一舉遷動胸腹腔內全部內臟。

治內臟下垂經驗談如下：

針灸是本病的專治。

當病患陽氣陰血不足或是身體弱化是造成一大堆疾病之因，內臟下垂只是其中之一種。而且這些病症會因人而異。經過統計大量病患，篩選病因相同、脈象相同的患者，比對他們的症狀卻大不相同：有些人內臟下垂、有些人高膽固醇、有些人高血壓、肥胖、神經衰弱……它們的脈象只有三種：1.腎虛——雙尺脈弱。2.陰血虛——三部皆細。3.陽氣虛——三部皆弱。所以把脈只能探出三部的病象，是給治「本」的重要參考，但是脈診並不能探出症狀所在的「標」。例如再怎麼把脈也探不出到底是胃下垂還是子宮下垂。

治本病須標本同治，「本」就是五神針，而「標」的那針特別重要，能否立刻見效就看這一針到位與否。胃下垂「標」在鳩尾以三十度角向下斜刺，入針二寸，針感下傳，五分鐘後針感開始上提，十五分鐘後胃部上提感結束，留針三十分鐘後治療結束，下垂之胃已完全歸位。

子宮下垂「標」針在關元上下，以掌壓找出子宮之上確切部位，針感亦是溫熱下傳，五分鐘後子宮向上提拉感，留針三十分鐘則子宮歸位。

脫肛之「標」在會陽穴，深刺提肛肌，二長針對准尾椎之下，刺入肛門二側外一寸，各入針三寸，針下一片發熱溫熱下傳陰部，脫肛亦立刻回位，針治五次痊癒，癒後開具運動處方，依照前述方式運動，而以內臟運動之收肛為主。

第二十一章　酒精性肝炎

肝炎有ＡＢＣＤＥ五種，治療這些肝炎，除了強項的疫苗之外，現代醫學療效與針灸互有上下，唯獨酒精性肝炎是針灸專治。

我們不須理會酒精的乙醇轉變為乙醛、乙酸，只要知道酒精會傷肝，而且酒精的能量不供給人體作功，將全部以脂肪形態貯存於胸腔、腹腔及肝臟。

人體有五百多項生理功能須肝臟處理，分解酒精是其中之一，如果天天大量飲酒大醉，肝須傾盡全力分解酒精，約一星期至十五天，肝已精疲力盡，已無力處理全部事宜，此時正式進入酒精性肝炎急性發作，肝停止全部生理功能，將所有力量用在自救上，因此人體將極度疲勞，躺著都累但睡不著。

因肝停止分泌膽汁，使消化系停擺，至使食欲完全消失，形成暫時性厭食症，就算強力進食也不啟動消化系，食物停留在小腸，不形成糞便，數日內無便可排。因停止膽汁分泌，膽紅素無法經膽管入腸所以直接進入血循由尿排出，所以尿液是接近棕色的深桔色。深桔色

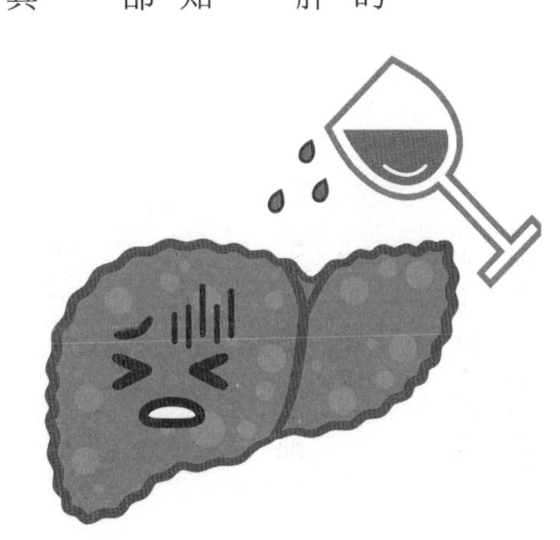

尿液是酒精性肝炎急性發作的明確指標。此時如果再飲一口酒，不管是什麼酒，將噁心噴吐而出。

肝炎的肝，不是中醫肝主疏泄的肝，它的功能是消化，是中醫脾胃的重要組成部份。針灸治療以五神針調理脾胃為本，以右不容、右章門集中血循，助肝自救消炎為標。酒精性肝炎與II型糖尿病治法一樣，只是針治不容、章門二穴時，糖尿在左，肝炎在右。

治酒精性肝炎經驗談如下：

1.一般針後第二天可痊癒，痊癒的指標是強腹泄，是因膽汁恢復分泌，入腸啟動消化系，則立馬將小腸中貯留數日之半腐敗食物完全清除，強泄後尿色馬上轉為正常，可對病患發放治癒通知。

2.醫囑病患必須戒酒，因為第一次酒精性肝炎發生時，病患必然已存在不輕的脂肪肝，如再繼續飲酒必然步入嚴重脂肪肝，之後將肝硬化發生，損及性命。

3.也有飲酒頻繁過量，但沒超過肝臟極限忍受度，並不發生急性酒精性肝炎。但是慢性酒精性肝炎不斷在肝臟累積，不知不覺就進入重度脂肪肝，不知不覺就進入肝硬化，所以酗酒之飲君子，須檢查肝臟，在中度脂肪肝發生時（肝脂肪量達50％），進行限酒、治療、保養，否則之後肝纖維化進入不可逆轉期，悔之晚矣。

第二十二章　痔瘡與慢性直腸炎

A痔瘡：又稱痔核，是肛門內側的靜脈叢屈張，有時會發生血栓或輕度感染。通常以齒狀線為分界，發生在齒狀線之上稱為內痔，之下稱為外痔。根據統計，文明國家中五十歲以上之人發生率為50％。

痔瘡的成因：

1.懷孕。

2.遺傳。

3.便秘。

4.久坐久立。

5.門靜脈高壓（肝硬化）。

痔瘡的症狀：1.肛門出血2.痔核脫出3.肛門處搔癢感4.疼痛5.便秘6.感染或潰瘍。

B慢性直腸炎：便秘與腹瀉交替，疼痛，便中含有粘液及血絲，大便時肛門口灼痛。因分泌物刺激，肛門周圍表皮脫落，有時成裂口發癢，下腹部脹滿不適，食欲不振，體重減輕，全身不適。

直腸炎如不及時治療會轉為直腸癌及男性前列腺方面的問題。

針灸治療痔瘡與慢性直腸炎與第二十章脫肛同一治法，長針由會陽穴刺入肛門二側，針感肛門一片溫熱。

痔瘡與慢性直腸炎治療經驗談：

1.痔瘡與慢性直腸炎治後均須做提肛運動。

2.治痔瘡只二針治標，不治本。慢性直腸炎肯定免疫力低下，須治本，下針後將針以膠帶壓平固定針身後反過身子，以脈診查找不平衡處，同時治本，一般是五神針加曲池，及左右下腹壓痛點長針針下發熱。如有便秘，須先治便秘。

3.飲食須調整，多吃纖維質的蔬果、粗糧。少吃脂肪、精白米白麵。

第二十三章　痛經、閉經

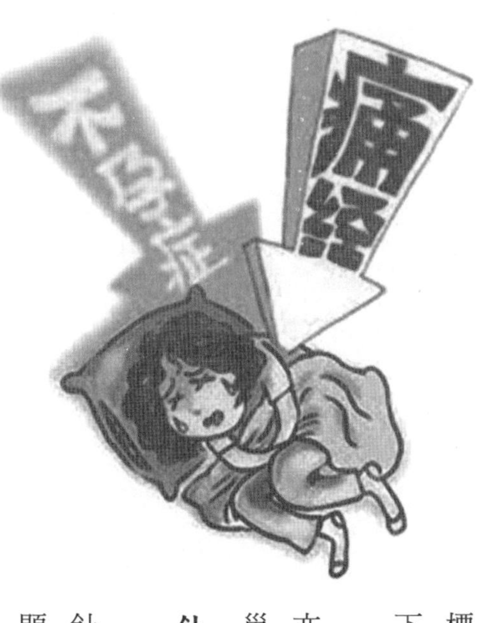

痛經是瘀血在子宮，就是氣滯血瘀。針治分標本，本仍然是五神針以提升氣血，標在關元針下發熱下傳，二、三次針治即可治癒。

閉經是陽氣虛，不執行基本生理功能，治法亦分標本，其本依然是五神針，其標在關元、卵巢穴。一般針治二、三次即可痊癒。

針治痛經、閉經之經驗談如下：

針灸是本病的專治，一般一次即治癒，再針一、二次鞏固療效。其中閉經遷涉到內分泌問題，如果內分泌失衡嚴重，必有很多平行症狀如潮熱、虛汗、失眠、沒精力……。脈診必定雙尺脈為0，此時必須針治內分泌中軸線，共五個腺體：

腦下垂體——風府針感上傳。
甲狀腺——水突針感上傳。
胸腺——鳩尾直刺針感下傳。
腎上腺——京門針下發熱。
卵巢——卵巢穴針下發熱。
平衡內分泌中軸線須針治五次。當月經恢復正常時，則一切的平行症狀都將消失，如抑鬱症，神經衰弱……。

第二十四章　絕經期綜合症

本病是現代文明病，在早些時候，勞動的農婦身強體壯是不會得到本病的。絕經期綜合症根本就是亞健康態的體質，一旦進入絕經期，內分泌紊亂則症狀爆發。其症狀就是神經衰弱症狀，再加上潮熱、盜汗。潮熱是腎陰虛，腎陽引領五臟陽氣化為火，其治法又是與抗衰老一樣，以五神針為本，唯一不同的是，如果尺脈為零則必須如同閉經治法，調整內分泌中軸線。

治絕經期綜合症的經驗談如下：

西醫治本病是令病患服用雌性荷爾蒙，以補足退化的卵巢激素，這就叫做擱置問題交給以後解決。這是不負責任的做法。本來亞健康態內分泌就不平衡，再以人造激素戕害數年，則內分泌會更加不平衡，之後再要針治本病則難度加大，但也是可以治的。針灸是本病的專治，一般針治五次，症狀好轉80%就可停針，剩下的那20%一時半會是治不好的，因為這是人體的自然狀況，必須等三個月，待人體重新建立內分泌的平衡，症狀自然100%消失。

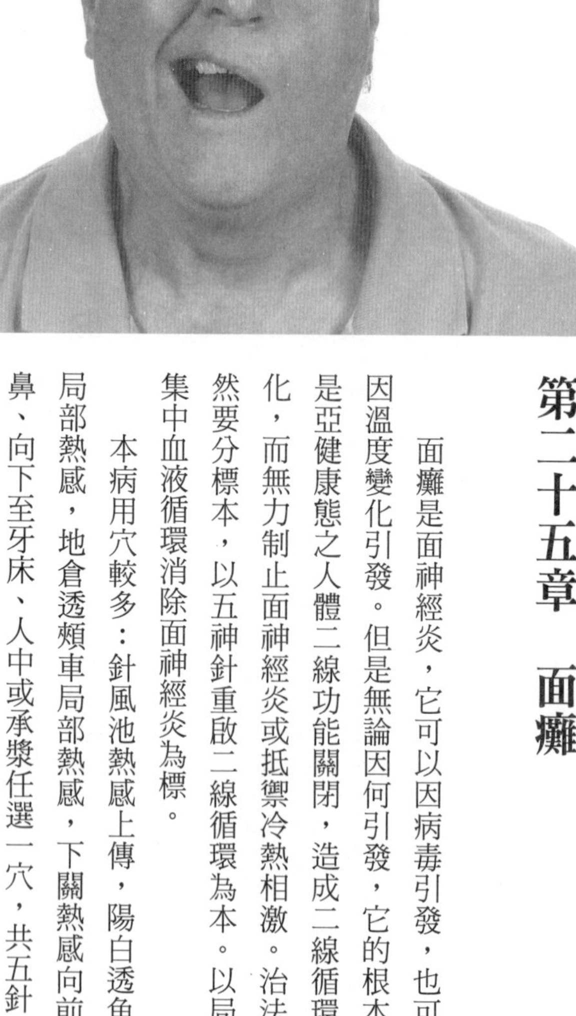

第二十五章　面癱

面癱是面神經炎，它可以因病毒引發，也可以因溫度變化引發。但是無論因何引發，它的根本仍是亞健康態之人體二線功能關閉，造成二線循環弱化，而無力制止面神經炎或抵禦冷熱相激。治法仍然要分標本，以五神針重啟二線循環為本。以局部集中血液循環消除面神經炎為標。

本病用穴較多：針風池熱感上傳，陽白透魚腰局部熱感，地倉透頰車局部熱感，下關熱感向前至鼻、向下至牙床、人中或承漿任選一穴，共五針。

治面癱經驗談如下：

面癱是很可怕的疾病，其可怕程度不下於被潑硫酸毀容，所以很多病患會四處亂求醫，此時必須與病患約法三章。針灸是集中血液循環的，病患可以多找醫師，但不可接受降溫治療，就是決不可以冰敷，否則將破壞針灸療效，使病況惡化。很多缺乏經驗的醫師會令病患冰敷，說是可以刺激血流量，這是胡說八道。

針灸是本病的專治，一般針一次好70％，針二次就好了。但是對於拖延一個月以上或經亂投醫而治不好的病患，須針治五次。

對於年紀尚輕，近期生活不正常的患者，例如因考試連續熬夜的病患，或是脈象不太差的病患，治本的那五神針可以放棄，只治標就行了，因為本病將迫使病患在家休息，健康自會調好。

第二十六章　哮喘

哮喘是變態反應，自體免疫力攻擊支氣管，造成支氣管炎阻塞氣道。哮喘的中醫術語叫做氣逆、腎不納氣。請注意，這裏的「氣」是肺的呼吸之氣，是氧氣、空氣之氣，而不是陽氣、氣血之氣。醫治本病亦分標本，以調節免疫力王牌之大腸經曲池穴與胃經足三里穴為本。以腎恢復納氣為標。腎怎麼納氣？就是由任脈一路將針感下傳到生殖器就完成了。治法是針天突下傳到膻中，針膻中下傳到鳩尾，針鳩尾下傳至中脘，針中脘下傳至關元，針關元下傳至生殖器。

除此之外，亦須局部集中血液循環以消除支氣管炎，治在中府穴。以雙側中府穴，加上天突、膻中共四穴，喚一助手，一人雙手持兩側中府穴之針，另一人雙手持天突穴與膻中穴之針，四手同時轉針至針被肌纖微纏住轉不動，以接電線搓銅絲的力量繼續施轉力於針柄，約三十秒後整個肺部發熱起來。

以上共十一穴，留針三十分鐘，中間再使肺部發熱一次，哮喘一切不適將完全消失，一般針灸五次治癒。針灸是本病的專治。

針治哮喘經驗談如下：

1.本病與遺傳性體質有關，治癒後必須終生保養，避免食入、吸入異體蛋白質及污染源。

2.以豆漿、羊奶替代牛乳，牛乳是幼兒哮喘重要致病病因。

3.清除體內一切激發免疫力變態反應之慢性炎症。如牙周病、宮頸炎、慢性胃炎、食道炎……。經常補充些VITB2、B6幫助消除慢性炎症。如慢性炎症過於頑固，則以針灸治療，針灸治慢性炎症的療效超過西醫或中醫湯劑的十至數十倍。

4.病毒傳染的疾病，如感冒、腹泄……必須在家臥床休養，以求快速痊癒，不應以藥物控制症狀而繼續操勞，使疾病久不痊癒而易於激發免疫力變態反應。

5.針治本病，請病患在哮喘發作時不要服藥前來針治，療效不但比服藥後之緩解期好，並能展現中醫針灸的治療手段。

第二十七章 風濕病、風濕性關節炎

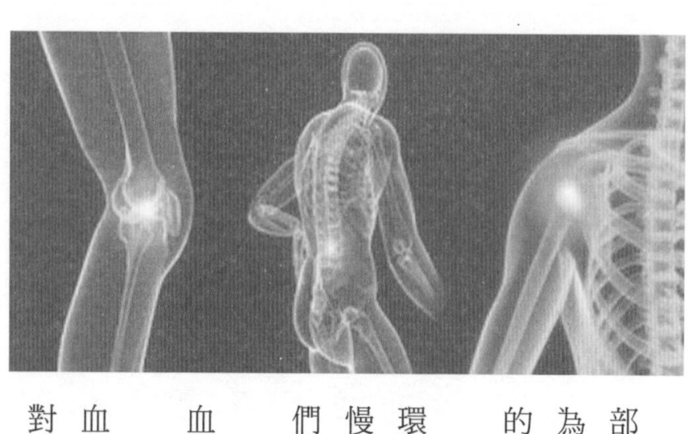

風濕是中醫術語，由其名稱就可得知，是因風或濕冷降低局部體溫而使疼痛加劇的炎性反應，起因於六邪之風、寒、濕，稱為風濕病。風濕病一般發生在關節、肌腱、韌帶上，不過最常見的是退化性關節炎。

在人體亞健康狀態下，身體關閉第二線功能及第二線血液循環而使四肢經常性冰冷，各部位的勞損得不到修復，於是發展成慢性肌腱、韌帶炎及退化性關節炎，而它們對溫度特別敏感，它們就是中醫所謂的風濕病。膝部風濕關節炎就是俗稱的老寒腿。

針治本病亦分標本，「本」在抗衰老五神針以提升陽氣陰血，消除亞健康態。

「標」在痛處，關節痛針關節、韌帶痛針韌帶……集中局部血液循環以消炎。請注意，這是以痛點下針而不是以穴道下針，對於肌腱、韌帶的勞損，後人統計出炎性反應頻率最大處，定為十六郄穴。在治風濕高手眼下，這十六郄沒有半點用處，必須慢慢按壓找出發炎點，就是痛點，不用管郄穴不郄穴，直針痛點才是硬道理。

以膝關節為例：

最常見的風濕是：

1. 膝內側壓痛，這是脛側副韌帶炎，針法直接針其壓痛點，令局部發熱。

2. 膝外側壓痛，這是腓側副韌帶炎，針法亦是直接針其壓痛點，令局部發熱。

3. 膝關節內部深痛，無法盡曲，就是無法以足跟觸碰臀部，這才是退化性膝關節炎，針法是比較內、外膝眼那個較痛就針那個，或是一起針也可以。長針須直入膝關節約二～二．五寸。針感是整個膝部熱起來、亦可加針委中穴，自後向前透刺，更易使整個膝關節發熱起來。

針治風濕性關節炎經驗談如下：

1. 風濕病因風或濕冷降低局部體溫而使疼痛加劇的炎性反應，起因於六邪之風寒濕，稱為風濕病，中國的西醫借用中醫「風濕病」這個病名，將一切骨、關節、肌肉、血管、神經……的疼痛都歸屬之，這將很多中醫學者的觀念擾亂，其實我們不用去理會西醫的分類法，只要繼續依中醫原理行事，就不會有認知上的混亂。例如依西醫分類，痛風亦是風濕。

但在中醫分類，痛風是急性發炎、發熱，對寒冷一點也不敏感，它根本不是風濕而是痹症。風濕熱引起的風濕性心臟病及關節炎，是免疫力變態反應自體攻擊，在中醫疾病分類亦是痹症，而與風濕無關。

2. 針治關節時，醫者須伸動關節，找出關節縫隙，長針須直入關節腔。肩、肘、腕三個關節的針刺突入點就在六條經脈交會關節的那六個穴道。

髖關節有居髎、環跳、衝門三個突入點。

膝關節有內、外膝眼及委中三個突入點。

踝關節有解溪、丘墟、水泉三個突入點。

治法是針治最痛的那一點，令整個關節發熱起來，而不用繞著關節針一圈。

手指、足趾關節太過細窄，無法容納針灸針，此時可用擦邊球方式處理，就是定出關節縫隙，由指背處下針（較不痛），針身貼著關節縫隙針至指面，如此亦可成功的引來血循集中而局部發熱。

下頜關節是關節突可以前後移動的特殊關節，針治時令患者輕微的張口閉口，找出關節縫隙，由耳門穴前半公分處刺入半寸即可。

針胸肋關節，一般針時關節已經腫大，不過也沒關係，醫者用指甲細細掐找出關節縫隙，下針半寸直入關節腔。

3.針治本病須交待患者做家庭作業，就是圓形轉動患處關節，請翻閱本書上篇，這裏不再重覆。唯胸肋關節的標準運動就是甩手，甩手運動正是使雙肩像鷹翅一樣前後開合，一舉搖動胸肋關節、胸鎖關節及肋椎關節。

4.關節炎的患者大多存在關節錯位，在關節錯位的情況下去轉動它，將使疼痛加重，所以針治後必須以手法使關節複位，就是伸拔關節。

肩、肘關節：醫者雙手固握患者小臂，輕輕搖動，忽然發力向遠處伸拉，此時會聽到咯噠一聲彈響，而關節複位。

髖、膝關節固握伸拉小腿。腕關節伸拉手部。踝關節伸拉足部。指與趾關節直接伸拉手指與足趾。下頜關節雙手戴手套，大拇指入患者口腔，握牢下臼齒，向下伸拔。胸肋關節用大指向下壓按。

5.要求病患四肢保溫，保證四肢溫度與體溫相等。一旦發覺手足冰冷須立刻加溫，可以熱水浸泡、電烤、火烤、紅外線加溫……。有一個小秘密，對付雙足之濕冷，將爽身粉置入襪中能全天使雙足乾燥發熱。保證治癒本病的關鍵，就是關節活動與四肢保溫。

第二十八章　類風濕性關節炎

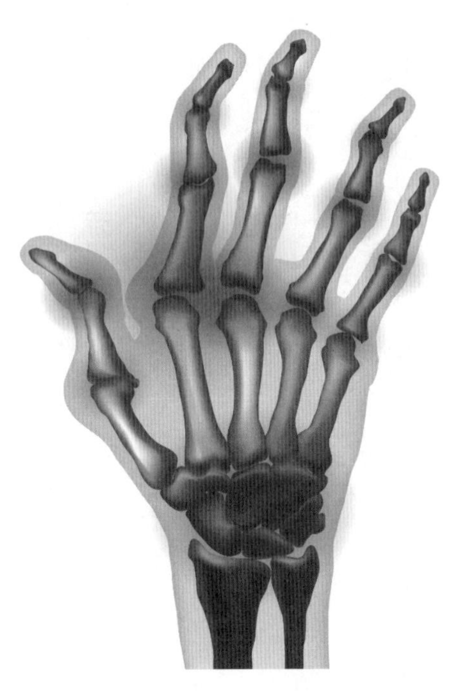

類風濕性關節炎與I型糖尿病、纖維肌痛、哮喘……一樣是變態反應，是自體免疫力過激而攻擊自身關節。由關節滑膜開始，一直到破壞骨質，使關節畸形，使人殘障。

治療本病亦分標本。治「本」以大腸經曲池穴，胃經足三里穴消除變態反應。以抗衰老五神針消除應激反應。治標則與前一章風濕關節炎完全一樣，疾病攻打到那個關節就針那個關節，不過一定要爭搶黃金治療期，因為本病會造成不可逆轉的關節畸形，一定要在發生畸形前施治。

針灸是風濕與類風濕關節炎的專治。

第二十九章　肩周炎、髖周炎

肩周炎又名五十肩，原來人到了五十歲左右，身體的功能已不太平衡，有的部位運作過強，超過身體所需。有的部位又太弱，不足維持身體運作。例如肌肉弱化、精力弱、性功能退化、神經衰弱，或是食欲強，飲食過量，發胖，卻便秘，虛泄……。

這些不平衡令人不適，而且症狀愈來愈明顯，直到五十歲後，不適程度達到身體自主神經（肝）感知的臨界點，於是自主神經（肝）下達動員令，動員全體器官、功能，仰強扶弱，重新平衡全體器官、腺體、組織……，這正是男性更年期（女性也會發生），這一段時間長短因人而異，身體十分健康之人，是不會經過這個更年期的。普通人約半年至一年。身體不平衡之人更年期更長。

這段時期身體修復功能向內收縮，夜間專注身體內部調整而減少週邊血液循環的供應，所以這段時間最易發生骨關節炎、韌帶炎、腱鞘炎……。

肩關節與髖關節是全身關節中運動角度最大的，這意味著其中有最多的韌帶、肌腱、神經、血管……，它們之間均有滑膜以潤滑，如果夜間修復的血液循環不足，則滑膜潤液分泌不足導至各部件之間因物理性磨擦而發炎，這就是肩（髖）周炎、五十肩（髖）。如果繼續嚴重下去，組件之間將互相黏結成為肩（髖）凝症使肩（髖）動彈不得。

治肩周炎二次可癒，但如已轉成肩凝症則必須五次施治。

針治肩周炎共有六個穴位，肩髃，水平二十度角向肩關節內進針。肩髎、肩前、肩後、直刺，巨骨六十度角向外，長針直入肩關節，極泉直刺。請注意，這六個穴位那裏壓痛針那裏，沒有壓痛則不針，一般只用二至三個穴位。

治髖在衝門、居髎、環跳，仔細在其附近找出壓之最痛點，長針直入關節腔，治其本同治肩。

治肩周炎經驗談如下：

1. 肩（髖）周炎治後須伸拔肩（髖）部，手臂（腿）伸直向下、平展、向上各伸拔一次。

2. 肩周炎針治後必須要求病患手臂伸直風車般的立圓轉，每天向前、向後各一分鐘，尤其是肩凝結，須以本動作打開黏結，一個月之內可完全打開。髖周炎須仰臥曲膝，膝做平圓大轉。雖然可以以推拿手法順肩（髖）的生理活動方向撕開黏結，但劇痛可另人昏倒，不贊成使用，還是令病患自己慢慢轉開為好。

第三十章　脊椎病

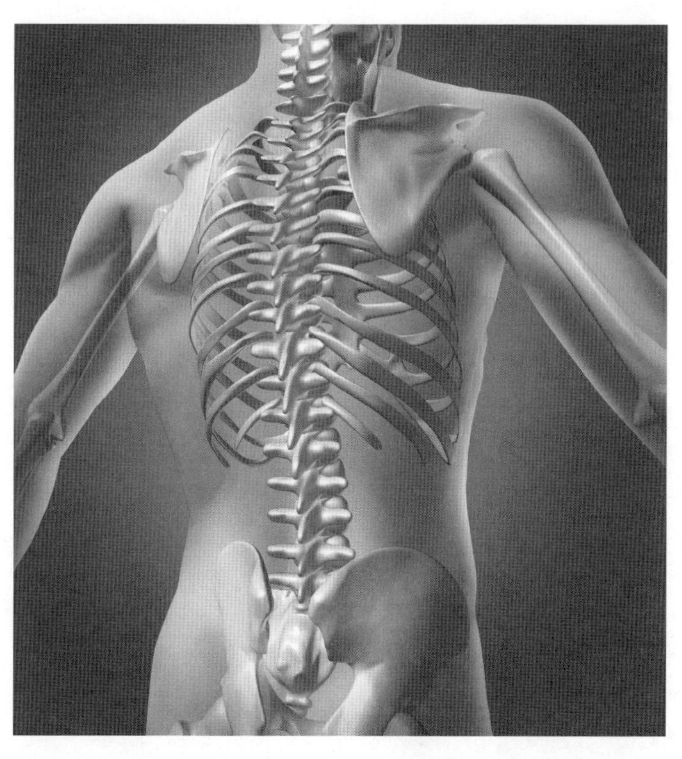

脊椎有四個彎曲：頸椎前彎、胸椎後彎、腰椎前彎、尾椎後彎。其中前三個彎曲是人類進化到直立行走所必然的進化現象。這三個彎曲也是脊椎最常發生問題的地方。所發生的問題最常見的就是椎間盤退化萎縮及椎間盤凸出。

哺乳動物如牛、馬、狗、羊……除了低頭飲食之外，都是抬頭挺胸的。而人，幾乎一生都是低頭駝背度過的，低頭擁抱、低頭哺乳、低頭掃地、低頭工作、低頭玩手機……。此類人如果不做脊椎運動，三十五歲前後必然發生脊椎萎縮、退化。

頸椎退化，可壓迫神經引起頭暈、視茫茫、耳鳴、心律不整……，不過最常見的是麻、灼、痛，上傳頭部，下傳至指尖。

胸椎退化、萎縮，必然造成駝背，而它的起始症狀是有如芒刺在背，而這個芒刺就刺在胸椎的中點，也就是血會膈俞的膈俞穴，請翻閱八會穴之血會膈俞。咦！不是說睡眠時血不歸肝才會造成退化嗎？這裏怎麼又說是低頭駝背引發的呢？其實，就算是人靜血歸肝，自體修復機能良好，也招架不住三十五年來天天由早到晚低頭駝背的。胸椎退化壓迫神經會造成肋神經痛。

所謂站有站相、坐有坐相，也就是道門所說的立如松、坐如鐘，要求脊椎放鬆，身體正直，此時頸椎前彎、胸椎後彎、腰椎前彎這三個彎曲自然顯現。想一想古代沙發——太師椅，坐處平硬（以坐骨撐住上身重量，不似現代軟沙發以坐骨及前列腺三點承重，阻止前列腺血循），背後一前凸木板正好頂起腰椎向前彎，而將整個身軀推的挺

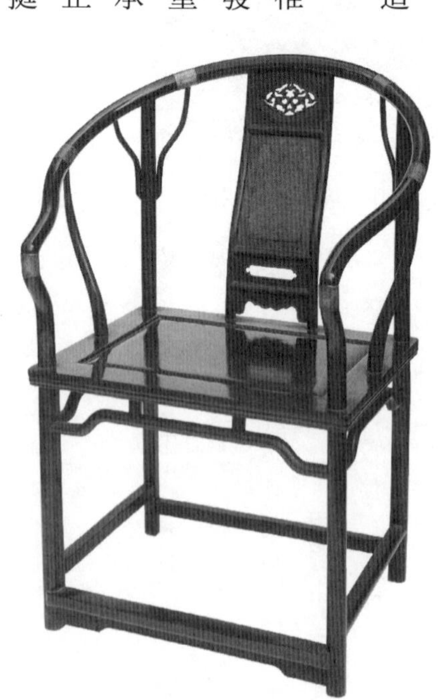

直。而現代沙發大多不向健康姿勢改進，只是追求表面舒適，使人一坐入像癱在沙發上，整個腰椎前彎消失，這也是腰椎退化的原因之一。腰椎退化壓迫脊神經，灼、麻、痛，可下傳至足，前傳至下腹。

力由骨出，當骨力不足而強力抬重，將會造成椎間盤脫出。大部份的椎間盤脫出會造成坐骨神經痛，坐骨神經是人體最大最長的神經，它一痛起來是人體難以承擔的劇痛，其痛可比滿清十大酷刑。

針治脊椎病不以穴道下針，督脈與華陀夾脊穴都不要去管它，治法是以大指壓按找出脊椎中線，就是各個脊椎後棘突的連線，在其兩傍各一寸處，仔細按壓，找出痛點，那裏痛，針那裏。以六十度角向中線方向斜刺，腰椎二寸半，頸與胸椎一寸半，針下灼熱。

- 頸椎壓迫，神經痛上傳頭部加針風池，針感上傳。
- 頸椎壓迫，神經痛下傳手臂，加針肩井。
- 胸椎壓迫，神經痛傳向肋、前胸，加針肋神經，取側肋間隙，大包穴上下找壓痛點，三十度角進針，針感傳向前胸。
- 腰椎壓迫，神經痛下傳雙腿，加針環跳、居髎、衝門、委中、承山……，在穴上壓按，只針壓痛穴。

針治脊椎病經驗談如下：

1.針灸是本病的專治，其療效遠遠超過地球上一切的療法，一般小於五次治癒。治脊椎退行性病變，療效是一次比一次見好，最多五次停針治癒。椎間盤脫出的坐骨神經痛，前三～四次針治，部份病患完全感覺不到療效，疼痛依舊，到第五次針治時，將忽然完全止痛，治癒停針。

2.必須掌握好六十度角向中線斜刺，尤其在治胸椎時，下針深度不足，針尖達不到炎性反應的神經根，則療效不良。當下針深度到位時，又易刺破肺臟，引發氣胸，造成重大醫療糾紛。時時記好六十度角向中線斜刺，如果下針又深又正確，將會刺中脊骨，就對了，只是刺在沒有任何問題的脊骨椎體上，而不會刺到肺臟。

3.治腰椎間盤脫出，要令病患紮腰帶護腰，直到痊癒。腰帶可以有效的保護腰，避免治療期間一個不小心姿勢錯誤，韌帶迸裂，椎間盤重新脫出。練少林拳必先用長布帶紮腰，既是此理。痊癒後三個月不得抬重，記得傷筋動骨一百天吧。

4.一切脊椎病治後都必須以推拿手法做脊椎複位。頸椎病醫者一手托下巴，一手扶後腦，將頭伸拉旋轉到極限，再輕輕搖頭，猛然發力，將頭再多轉半寸。胸椎病以坐姿搬胸。腰椎病以側臥搬腰。此時可聽到啰嗒一聲彈響，或像連珠炮一般排響，證明脊椎已復位。請記住，只多轉半寸，不要求好心切，手法太重，反而將病患扭傷了。

5. 一切脊椎病治癒後都必須令病患做脊椎運動。脊椎退化不太嚴重的病患，身高會減少二～三公分，經三個月運動脊椎，身高將增高一～二公分。這才是療效的保證。標準的脊椎運動是八段錦中的五癆七傷向後瞧。可是這個動作對於脊椎病患強度太大，不易做到。作者將其分解為三個動作：

(1)急症期——令病患平躺屈膝，肩部不動，左右滾動下半身。

(2)恢復期——令病患站立，雙手固握前伸，左右搖轉向後瞧。

(3)治癒後——令病患直立，以腰為軸，做上身漏斗形平圓轉動。

再過一個月就可做八段錦的五勞七傷向後瞧。八段錦又名崩斷金是岳飛所部橫行天下之百勝雄師的軍中體操，可不是視頻教學的那種像太極操一般軟綿綿的樣子，這需找個好師父學一學。google 由潘紹祖（玄通子）演示的古傳八段錦相當不錯，讀者可搜尋一下。

第三十一章　中風及其後遺症

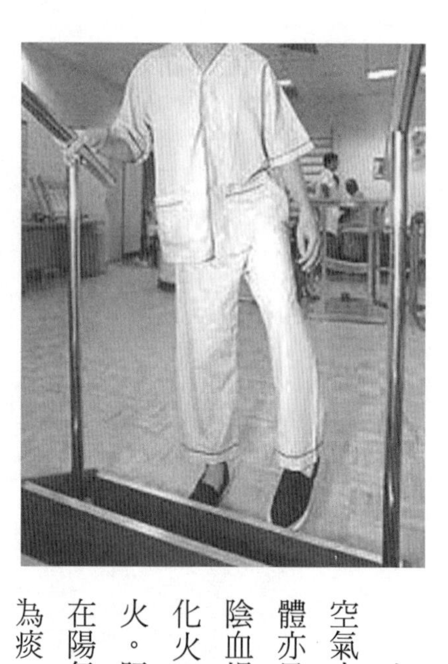

中風是中醫術語。風從何來？是熱氣團上升，冷空氣由下方湧入，填補真空之處，於是形成風。在人體亦是大火生風。大火何來？是陰血竭，陽氣化火。陰血竭則五臟六腑之陰皆竭，而其根在腎陰竭。陽氣化火則五臟六腑之陽皆化火，而其最具殺傷力是肝火。肝火生肝風，肝風攻擊腦部經脈中樞就是中風。在陽氣化火而不執行它的功能時，則水液不輸布而化為痰。於是痰阻經絡則中風後遺症形成。

翻譯成現代話語：

中風的根本原因在衰老及亞健康態（陰血竭）。

血管衰老——瘀塞、炎性反應、弱化、動脈瘤……。

血液衰老——膽固醇、血脂、血糖、血黏度高、血栓、血球血小板異常……。

亞健康態——高血壓、高血脂、循環無力……。

則中風的基本條件終於形成。再加上一點突發因素，則中風發生。突發因素是：大喜、大怒、閉氣用力、用力排便、性刺激、過飽……。

針治中風分為急救與後遺症。

【一】急救：急救分閉症與脫症：

1.閉症——取最痛的穴道下手。一般取穴在人中、湧泉、十指尖，其中十指尖針後放血，每個手指放血一毫升，共十毫升。以劇痛喚醒深度昏迷而大大降低死亡率。

2.脫症——以五神針為主力。再加上脈診為0的一雙穴道。例如尺脈為0加湧泉，關脈為0加太衝，寸脈為0加尺澤……久久留針，並時時運針，以提補陽氣、陰血。

【二】後遺症：針治中風後遺症分為頸部、面部、上肢、下肢。

1.頸部——風池、風府上傳後腦是一切中風必用穴，始終用之。

2.面部——下關、顴髎、地倉透頰車，形成一個圓圈，針下發熱，是中樞性面癱必用穴。額眼部必用穴是陽白透魚腰及瞳子髎，針感向針尖前方感傳，並針下發熱。

3.上肢——針肩髃下傳曲池，針曲池下傳合谷，針合谷下傳指尖，始終用之。

4.下肢——環跳下傳至足，陽陵下傳至足，絕骨下傳至足，始終用之。

針治中風及其後遺症經驗談如下：

(1)針灸是中風後遺症的專治，對於中風後遺症，地球上不存在任何一種療法能與針灸並駕齊驅。

(2)中風分為出血型與缺血型，其中只有少見的大出血形成腦疝必須開顱抽血，針灸遠不如神經外科，其他所有的中風急救，針灸存活率均大於西醫，但是由於醫療法律限制，針灸急救後須令病患立刻送院治療，否則就算治癒萬例，只要有一例不幸死亡，醫者將承擔沒完沒了的訴訟程式。請記住——人心不古。

(3)一寸光陰一寸金，寸金難買寸光陰。這就是形容醫者針治中風及其後遺症必須與病魔賽跑的。在國內，海軍總醫院設有針灸科，本院中風的標準治法是病患入院經緊急處理後，立刻用推床推至針灸科會診。病患推至針灸科時均半身不遂或全身癱瘓，不能自行坐、立。經針灸治療後，大多數的病患第二天都能拄著拐杖自己走路前來復診。使作者非常的有成就感。但是在國外，醫院中不設針灸科，中風病患住入加護病房至少一星期以上，待轉入普通病房時，已過了第一黃金治療期，致使針灸療效達不到應到的高度，令人遺憾。

(4)本病對病患的震憾程度，不亞於就地槍決。必須乘機乘勢與病患約法三章，以抗衰老六大平行療法改正不良惡習，病患將會絕對服從，否則以後再發生二次、三次中風，療效將愈來愈差。

(5)對於中風後遺症的療效預測，出血性中風較好於缺血性中風。因為腦血管阻塞，如果阻塞物團塊過大，將口徑中等之血管阻塞密實（粗細約如同鉛筆芯），則下游腦細胞在三分鐘內將完全傷亡殆盡，此時針灸目的在趨勢利導，令其周邊腦細胞代其行事，療效自然無法達到100％，一般治療後，腿、臂肌可運作自如，但手指較精細的運作將有缺失，如寫字、手工、繡花、演奏樂器……。但是腦血管破裂，雖然血液溢出，看似可怕，但仍有小量血液繼續前行，留給下游腦細胞一線生機，及時治療，中風後遺症恢復率是100％。

(6)如在加護病房針治病患，必須與主治醫師溝通，有一種檢查是用光纖血管鏡伸入血管前進到腦部查看破裂或阻塞之血管。當病患情況不良時不能做，但是針灸後第二、三天，病患會大幅好轉，雖然好轉，但只是在針灸控制之下的好轉，並非痊癒，所以必須告訴其主治醫師，絕不可做此檢查，只能在二星期後，血管癒合些再做，否則將再次傷破血管，造成永遠無法彌補之遺憾，而針灸亦再也無能為力了。

(7)避免在教學醫院做心血管手術。因為主刀教授醫師必須顧及實習學生觀看，在指導實習醫師時往往拖拖拉拉，手術緩慢，易造成血液凝結，而這凝血團是很大的一塊，掉落入血液循環，終將阻塞腦血管，造成嚴重的缺血性中風，治療這種中風後遺症，至今仍是作者的一大難題。

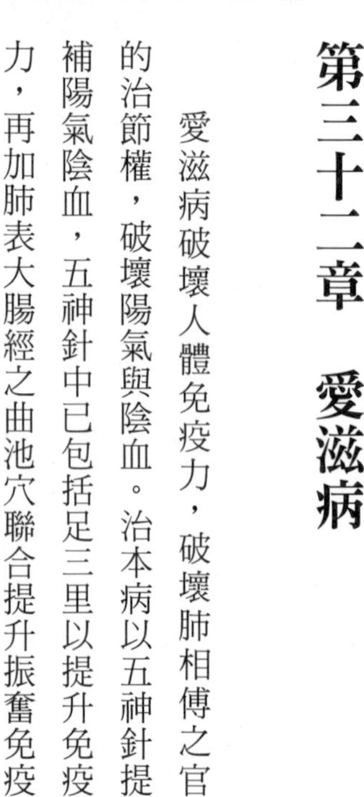

第三十二章　愛滋病

愛滋病破壞人體免疫力，破壞肺相傳之官的治節權，破壞陽氣與陰血。治本病以五神針提補陽氣陰血，五神針中已包括足三里以提升免疫力，再加肺表大腸經之曲池穴聯合提升振奮免疫力。七個穴位始終用之，作者稱之七神針。

治愛滋病經驗談如下

1.針灸無法治癒愛滋病，只能緩解病勢，強旺精神、耐力、免疫力。

2.針灸治療與雞尾酒治療相比，效療差不多，不同的是雞尾酒療法因藥物反應，使病患身體較不舒適。針灸治療則病患自我感覺良好，精力、集中力完全正常。

3.本病須長期治療，開始時每星期施治一次，五至十次病勢完全穩定可二星期施治一次，須令病患做好抗衰老六大平型療法。

4.避免穴位耐受度升高而降低療效，須重視備用穴位。大腸經由手五里至合谷，胃經由足三里至豐隆，各備用穴輪流用之，也可以只針經脈不管穴道，就是在這一條線上隨處下針，只要針感下傳就是正確。

第三十三章　老年性多尿、夜尿、尿失禁、前列腺炎

1.老年人有很多因腎功能弱化，尿液濃縮力度差，而形成多尿。夜間多尿，使人睡不寧，一晚上起夜五六次，跟本沒法進入深度睡眠。原因包括：抗利尿激素分泌不足、心臟弱化、腎臟功能弱化、膀胱弱化敏感時時有尿意……所造成，因此需合併治療這些內科疾病。針治本病，京門穴為必用穴，集中血循於腎，加強腎功能。再以抗衰老針法，和緩全身老化狀態。

2.造成老年人尿失禁的原因很多，例如前列腺肥大阻塞、尿道括約肌沒力、逼尿肌收縮力不足、神經性因逼尿肌活性過強並尿失禁……。

針治本病分為前後，前側由關元至曲骨這一線為主，隨便下一針，針感下傳，此為膀胱弱化必用穴。後側針會陽穴，是治本病與前列腺炎必用穴位，必須刺中陰莖神經，針感經前列腺傳到陰莖（女性陰核）。

老年性多尿夜尿、尿失禁針治經驗談如下：

1.一般夜間起夜五六次針治一二次就能降為起夜一二次，治療後須指導病患依症狀選擇

預防措施，如：減少夜間水分的攝取，選擇適宜時間服用利尿劑，合併腿部抬高，穿著彈性襪，以避免白天腿部蓄水在夜間化為尿……。以幫忙改善這類病人夜尿的症狀。

2.尿失禁針後必須做每天做提肛運動，請翻閱上篇第十三章—運動。

3.針治前列腺炎須指導病患避免坐軟沙發，只坐硬木板椅，針灸所集中之血循會因久坐軟椅壓迫前列腺而被驅逐之。硬木板椅則由坐骨架撐體重，不造成對前列腺的壓迫。

第三十四章　老年癡呆、帕金森、腦炎

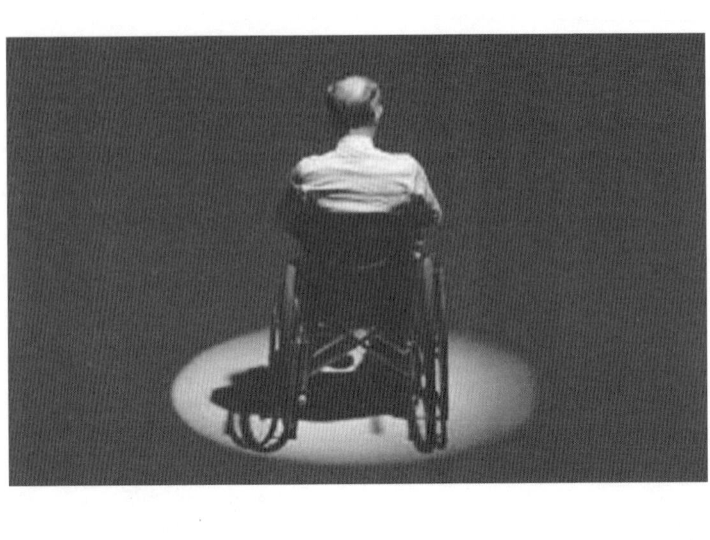

1. 老年癡呆是一種發病進程緩慢、隨著時間不斷惡化的持續性腦組織退化萎縮，治療本病須趁早，可緩解及穩定病情，使患者能夠生活自理。等到晚期，癡呆過於嚴重，治後的緩解已達不到病患自主能力的程度而顯不出療效。

本病是心腎萎縮，風池風府百會為必用穴，心經神門上透四穴，腎經湧泉陰谷始終用之。

2. 帕金森的抖動是肝風，本病牽涉到心肝腎三經脈，治法仍是風池風府百會為必用穴，心經神門上透四穴，腎經針湧泉，但是陰谷換為肝經曲泉始終用之。

3. 腦炎、腦膜炎是兇險之感染病，針灸雖不治感染病，但這種兇險之疾以針灸輔助治療，能集中腦部血循，將抗生素之類的藥物以1000％藥量集中於腦部，並振奮已衰敗之自體免疫力，能保證生命安全。

針治本病仍以風池風府百會集中腦血循為必用穴，加曲池、足三里振奮免疫力。

治老年癡呆、帕金森、腦炎經驗談如下：

1. 老年癡呆與帕金森，一般針治十次症狀可好轉70％，注意，只是症狀好轉，病根無法根除，維持這療效就算是治癒，不要小看算是治癒，這是世界第一的療效。此時可停針但須重建抗衰老六大平行療法。每天必須喝一大杯用生亞麻籽加果汁打成的黏汁，或生食亞麻籽油、橄欖油，或一塊三個指頭大小的肥豬肉，或二個蛋黃，或卵磷脂膠囊及銀杏葉濃縮劑，做為修補腦神經、細胞膜、神經髓鞘及腦部血循，提供基礎物資。最重要的是物理性加強腦血循，就是每天使心跳加速一次，如慢跑一百米、爬六層樓梯……等。這種群醫束手之病必須進行綜合治療，如果病患及家屬無法完成輔助治療，或是病情太嚴重而做不到，單靠中醫針灸是不靈的。這一點，醜話要說在前面。

2. 腦炎、腦膜炎針灸只能做輔助治療，在加護病房中施治，並且須與其主治醫師溝通，針後病勢將快速好轉，好轉後吊瓶點滴須在二星期中慢慢減少抗生素用量，之後停藥。因為這個好轉是針灸在抗生素基礎上建立的，如果一見好就停藥，拔除其基礎維生設備，則疾病將再次爆發，會比上一次更嚴重、更兇險。

第三十五章　新冠肺炎

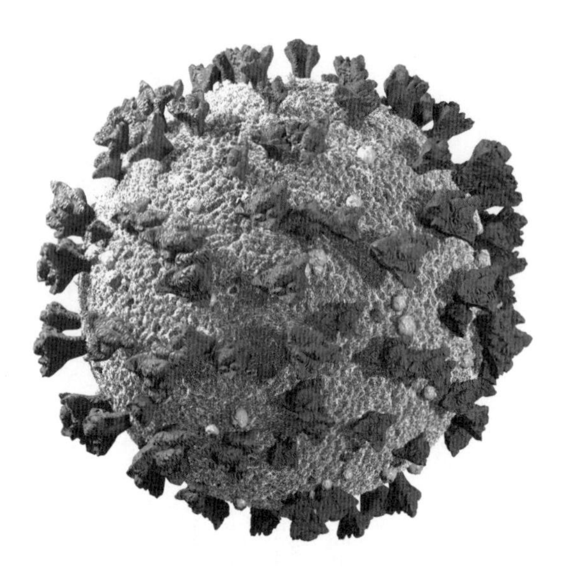

新冠肺炎是一種橫空出世的病毒，它因傳染率太快而重創了全世界，大部份人傳染到新冠肺炎只是感冒症狀：發熱、無力、食慾不振……。少部份人進入重症階段血氧降低、昏迷……則分分秒秒都可能致命。輕症時期不需吃藥，也沒什麼藥可吃。重症時期群醫束手，無藥可治只能用氧氣呼吸機吊住性命，待數天後免疫力調整好些則可能痊癒，不過大部份重症者仍不幸逝去。氧氣呼吸機對待重症新冠肺炎相當於濃煎餵服長白老山參吊住彌留病患性命，不使立刻逝去以等待人體抵抗力慢慢生發，數天後則有機會慢慢痊癒，請注意，只是有機會而無法保證。

中醫針灸治療本病分為病前預防及病後治療：

1.病前預防

A施打疫苗。

B若要安，三里常不乾：

比較各種創傷，痊癒需時最久的就是燒傷，此法將足三里穴用灸燒傷，沒事摸弄一下，保持發炎狀態而不使痊癒，以局部發炎而調高身體免疫力。

中醫針灸一切調動免疫力的方法，只能使免疫力回復正常水準，就是說能提升低下的免疫力，以消除炎症。也能安撫高亢的免疫力，不令自體攻擊，安撫哮喘、類風濕、I型糖尿病、狼瘡……。對於本已正常而需再提高些以預防新冠病毒之類的疫癘，群醫束手無策。什麼板藍根、大青葉效果都是未定數，唯一的正道就是若要安，三里常不乾。

可是對於新冠病毒，它有一嚴重缺點，就是人們很難在數年時間持續使三里常不乾。

C綜合防病：

(1)維生素A強化肺泡及全身內皮細胞，抗感染。

(2)維生素B群病毒性炎性反應的消炎。

(3)維生素D強化免疫力。

(4)巴西蜂膠一但病毒入體，它阻止病毒在體內複制，使自體免疫力消滅病毒速度大於病毒複制速度，就贏了。

(5)紫蘇茶、薄荷茶（中醫用來抗流感病毒也是它）防病原理與蜂膠一樣，它們不會像疫苗一樣，對變異病毒效果降低，它們對於致死之新冠病毒或是流鼻涕的普通病毒反正都是病毒，都一樣對待，不因病毒變異而效果降低。能治好流鼻涕、咳嗽，就能治好一切變異的新冠病毒。

作者在巴西針灸病院批發購入上述之(1)+(2)+(3)+(4)+(5)免費發與病患，至今未有一人被感染。

2. 重症醫治

新冠肺炎的重症是血氧低下，中醫針灸叫做腎不納氣。治法完全如同哮喘。以腎納氣，醫治本病亦分標本，以調節免疫力王牌之大腸經曲池穴與胃經足三里穴為本，以腎恢復納氣為標。腎怎麼納氣？就是由任脈一路將針感下傳到生殖器就完成了。治法是針天突下傳到檀中，針檀中下傳到鳩尾，針鳩尾下傳至中脘，針中脘下傳至關元，針關元下傳至生殖器。

除此之外，亦須局部集中肺部血液循環以消除肺炎，治在中府穴。以雙側中府穴，加上天突、檀中共四穴，喚一助手，一人雙手持兩側中府穴之針，另一人雙手持天突穴與檀中穴之針，四手同時轉針至針被肌纖微纏住轉不動，以連接電線捻搓銅絲的力量繼續施轉力於針柄，約三十秒後整個肺部發熱起來。

以上共十一穴，留針三十分鐘，中間再使肺部發熱一次，缺氧一切不適將立馬減輕，一般針灸五次治癒。針灸是本病的專治。

針治新冠肺炎經驗談如下：

1. 醫者必須先施打ＷＨＯ認證的疫苗。
2. 氧氣呼吸機是醫療法律認證的合法治療，就是說在此死傷多人也是合法的，但針灸不是，如以針灸治癒一萬人，只要有一人不幸去逝，就必須承受沒完沒了的法律訴訟，須知人心不古及生死有命，針灸只做輔助治療。
3. 已入重症就不要搞三里常不乾，沒用的，只用氧氣呼吸機及加熱肺部，慢慢等待病患復元。
4. 綜合上述，讀者應理解，一切方法都不如施打好的疫苗，再加上述之「Ｃ綜合防病」則一切圓滿，作者保證您不會被傳染不管變不變種的新冠肺炎。

第三十六章　纖維肌痛與全脊退行性疼痛是差不多的（語音紀錄1）

現代針灸治病綜合中西醫千變萬化，不要一天到晚抱本黃帝內經當做神主牌，因為黃帝內經只是中醫小學生的啟蒙書，請站在世界屋脊廣角視野俯視傳統針灸，會有驚喜的。

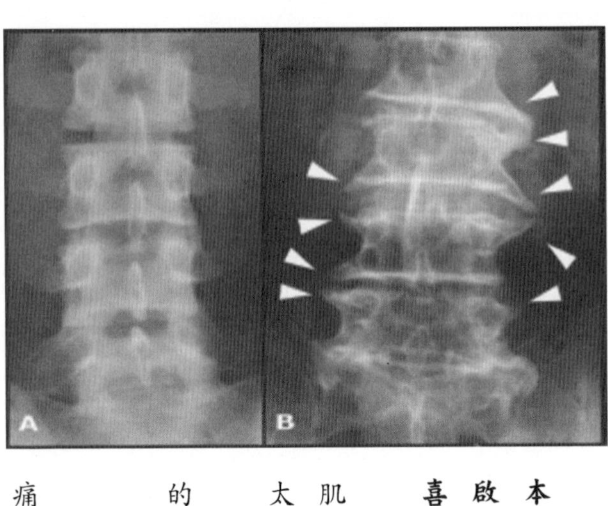

安東尼：Dr. 劉，我全身痛，我的痛科醫師說我是纖維肌痛，沒法治，只能吃激素止痛，我不想吃，因為副作用太大。

我：安東尼先生（Sr. Antonio），請你形容一下是怎樣的痛。

安東尼：從頭髮到指尖、腳尖全部都痛。

我：全身都痛，有纖維肌痛以及全脊退化壓迫神經痛，它們的脈象不同、治法也不同，我給你把脈看看，纖維肌痛是亞健康、健康弱化、神經衰弱……此時免疫力為了保護身體而發生應激反應，幫倒忙變態的去鞭打末稍神經，發病的機理與過敏、氣喘、I型糖尿病、紅斑狼瘡……差不多，它的脈象是虛弱的。而全脊退化性疼痛脈象是正常的，噢！安東尼先生你的脈象很正常，應是脊椎的問題，請你俯臥在診療床上我要壓按你的頸椎、胸椎、腰椎。

安東尼：啊！Dr.劉，按輕一點，好痛。

我：安東尼先生，我確診你是脊椎退化壓迫神經的痛，不是纖維肌痛，現在我要開始治你的脊椎了。

於是作者在脊椎中線旁開一寸下針，不管穴位，全找壓之最痛點，共五雙十針。1.頸椎中段一雙二針。2.胸椎上部一雙二針（大約在風門）。3.胸椎後彎中點一雙二針（大約在膈俞）。4.腰椎一雙二針（約在二、三腰椎腰椎之間）。5.在四、五腰椎之間找最痛點一雙二針。OK共十針平均覆蓋全脊椎。

我：安東尼先生，小孩病很好治，順勢治療只一次痊癒，但是大齡退化病不行，必須治五次，請你下星期復診，另外你每個椎間盤都萎縮一點，全脊加起來你的身高會比年輕時減少三～五公分。

安東尼：我已矮了五公分了。

我：所以我要教你做一運動（八段錦五癆七傷向後瞧的拆解動作），每天只花三分鐘，請你務必做到，三個月後因對抗萎縮的運動你身高會增加二公分，如此才是真正的治癒，否則三個月後你又要痛了，因為改變身體結構就是三個月，就像軍人新兵訓練也是三個月。

安東尼：Dr. 劉您是我最後的希望，請您放心我一定做到。

結尾：安東尼先生針灸四次痊癒，不用針第五次，每年給我寄來的聖誕卡第一句就說：Dr. Liu 聖誕快樂，你叫我做的運動我每天都有做喔。

第三十七章　診所的兒子（語音紀錄2）

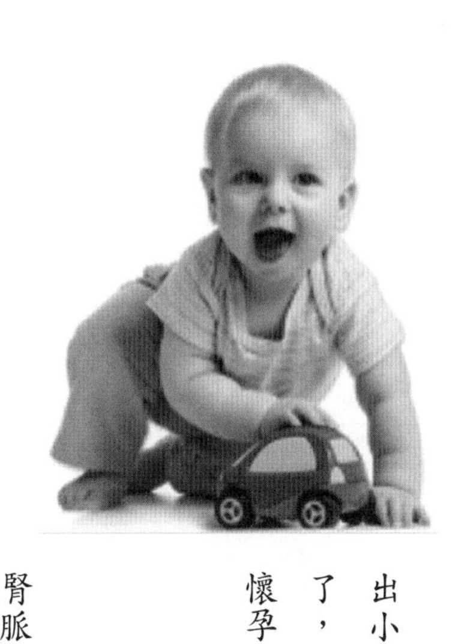

葆拉：Dr. 劉，我今年三十五歲，已結婚十年就是生不出小孩，一切的婦科檢查都說沒病，一切的婦科治療都做過了，也做過了人工受孕，我們也努力的每天行房，可就是不懷孕。

我：葆拉夫人（Dona Paula），你先生檢查過沒？

葆拉：檢查過了，精子活性一切正常。

我：手伸出來，我給你把脈看看，噢，葆拉夫人，你的腎脈非常弱，針灸的腎代表自主神經和內分泌，你的問題就在這裏，請面向上躺在診療床上，我要觸診。以掌根按子宮（關元）、卵巢（關元旁一．五寸）。痛不痛？

葆拉：很痛。

我：葆拉夫人，我診斷你是慢性盆腔炎。第一，這種慢性炎症已與免疫力共生，所以不容易消炎。第二，子宮、卵巢稱之為附件，人體的主力血循對它照顧不完全，所以如服用抗生素，它的入駐量不足也就沒什麼效果。第三，人體有一條內分泌縱軸：腦垂體↓甲狀腺↓胸腺↓腎上腺↓卵巢。現在子宮、卵巢慢性發炎，不但使受精卵不能著床而且攪亂女性激素分泌，使內分泌系喪失平衡，除了不能懷孕，你還有一大堆亞健康症狀：神經衰弱、沒精力、新陳代謝弱化、免疫力低下、情緒低落、失眠……。

葆拉：Dr.劉，你完全猜對了，我覺得我有抑鬱症。現在怎麼辦？針灸可不可以治？

我：不是猜對了，是你的脈象告訴我的，當然可以治，在子宮卵巢處以針灸集中血循局部消炎，再針數條經脈提升新陳代謝、免疫力，以整體幫助局部消炎，並重建內分泌平衡、神經平衡，一舉解決全部的亞健康態，健康的母牛自然能輕鬆的生下牛寶寶，我要開始治療了。

作者以二寸半針深刺子宮穴（關元），卵巢穴（關元旁開一寸半），針感是一鍋沸水下澆陰戶。曲池下傳以提升免疫力、足三里下傳提起免疫力與新陳代謝，共七針。針後再按壓下腹。

我：痛不痛？

葆拉：好多了。

我：針五次壓痛感將完全消失就痊癒了，但是有三點必須做到：1.要節慾，不可天天行房以確保男方精子濃度。2.結束治療後的第一次月經量會很大，不要害怕，這是盆腔炎大掃除。月經後要算排卵期，精子能在女性體內存活三天，所以在排卵期前三天開始，每三天行房一次，你的月經不會來第二次了，因為已經懷孕了。3.行房前男性生殖器須打肥皂澈底洗乾淨，包皮亦須翻開清洗，不可髒兮兮的進入陰道使你再度發炎。

後記：一年後作者已忘了此事，葆拉抱一個很漂亮的金髮小嬰兒跑到作者前面喊到：Dr. Liu快來看你的兒子。此時候診室有十餘位病患及家屬，大家都用賊忒兮兮的眼光望向作者，作者刷一下臉紅了，結結巴巴的說：這、這、這、不是、不是我幹的。

葆拉：Dr. Liu不是這樣的，別緊張，我說我的親親寶貝小達尼奥（Daniel）是我們針灸診所的兒子。

是的，診所的兒子共有六十四名，可以組成滿員蛟龍特戰隊了。

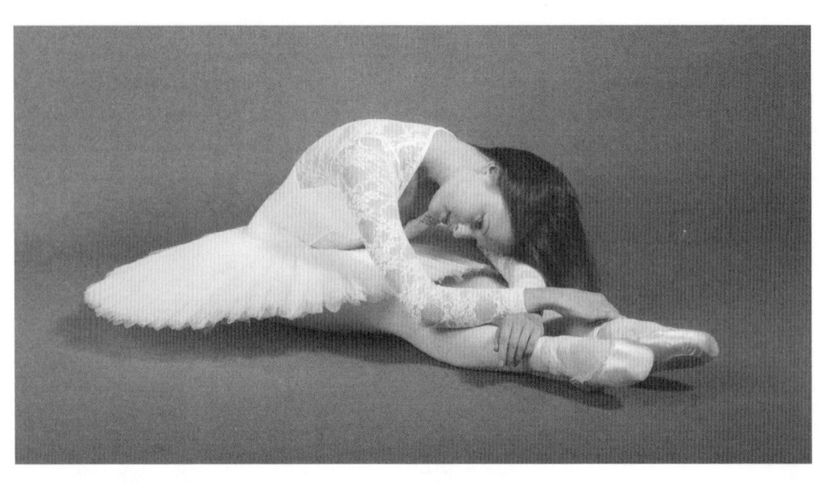

第三十八章　折翅的小芭蕾舞女（語音紀錄3）

索尼亞：Dr. Liu，這是我的孫女克麗絲（Cristina）今年十四歲，她住在二千公里外的南大河州，這次來聖保羅參加全國芭蕾舞大賽，上星期比賽中動作過劇傷到腰，作磁核共振查出是脊椎移位，諮詢了數位骨科專科醫師都說必須手術，並且以後終身不能再跳芭蕾舞了，Dr. Liu 請您救救她。

我：索尼亞夫人（Dona Sonia），給我看看X光片子。克麗絲你轉一轉身體，前彎後彎，對的，痛不痛？

克麗絲：很痛。

我：索尼亞夫人是這樣的，我們脊柱兩邊各有一排小關節將脊椎連結起來，克麗絲因為動作幅度以及用力過大，小關節韌帶承受不住則裏外關節面互反移位位而卡在那裏，所以一動就鉗夾神經而疼痛。

索尼亞：針灸可不可以治？能不能不做手術？

我：針灸倒是不治這種傷病，不過可以伸拔回位，問題就解決了，不用手術。

索尼亞：感謝上帝，Dr. Liu 克麗絲就交到您手上了。

我：克麗絲過來，和我背靠背，雙臂打開。

作者雙肘與克麗絲雙肘鉤住連結，作者彎腰則克麗絲仰躺在作者背上，背著她上二級診療梯，碰，跳下，只聽克麗絲的腰部傳來像折斷竹筷子的克啦一聲。放下小姑娘。

我：動動看，痛不痛？

克麗絲：不痛了。

我：跳一段當時使妳受傷的舞步試試痛不痛。

於是作者大飽眼福欣賞了三十秒的妙曼舞姿。

我：痛不痛？

克麗絲：不痛。

我：恭喜妳克麗絲，妳的脊椎已經回位，沒事了。

索尼亞：Dr. Liu 您真是聖手（Mao de Sandos），請問以後會不會再犯？

我：克麗絲現在正處在長身體的年齡，所以靭帶較鬆弛，在跳劇烈舞步時須紮上彈力腰帶保護腰，就像少林光頭和尚一般的紮腰帶，到十八歲時大體完成發育就永不會再犯了。

後記：一直到現在，打開電視的芭蕾舞節目，經常看到克麗絲的身影，她已經成為大師級的舞者，祝福妳，Dr. Liu 眼中永遠十四歲的小克麗絲姬娜。

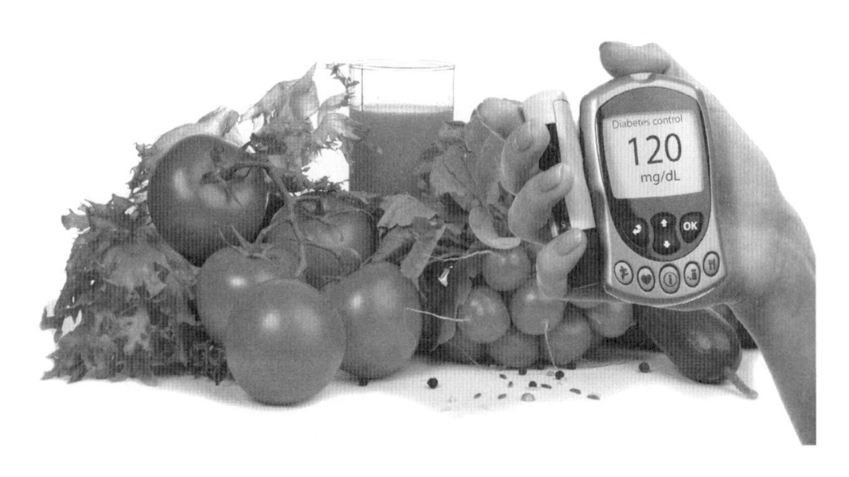

第三十九章　幸運的糖尿病患（語音紀錄4）

荷莎：Dr. Liu 近來我一直出汗很渴，很累，很餓，吃很多但是一直消瘦。

我：荷莎夫人（Dona Rosa），昨天晚餐和今天中餐你吃了什麼？

荷莎：昨晚吃了米飯拌稀褐豆（巴西主食）、一份雞排、一份蔬菜、湯、水果。今天午餐吃米飯拌稀褐豆、一份牛排、一份蔬菜、湯、水果。

我：吃多少米飯？

荷莎：二大盤，我很餓。

我：荷莎夫人，這應該是糖尿病，在醫療法律下，我需要確診單，請你先去醫院確認血糖值，給我一個憑據，拿到血糖值單據再回來診療好嗎？

二天後，荷莎：Dr. Liu 我血糖高達三四〇（正常不超過一〇〇），怎麼會這樣？醫生已給我開降血糖藥，要不要吃？

我：今天開始我用針灸治你的糖尿病，針五次可以治好，為了精準計算治療效果所以暫時先不要吃藥，糖尿病推遲幾天吃藥是沒關係的，請你面向上躺在治療床上，我要開始治療了，針後一定要改變飲食習慣：1.早好、中飽、晚少，晚餐不但要吃的少而且要在睡前五小時吃，吃後刷牙，不再吃任何東西，保證睡時結束消化系運作，令胰臟休息不使徹夜工作。2.停止食用米、麵、甜點、糖、速食麵……，每餐只吃30％動物蛋白（肉奶蛋），70％蔬、果、瓜，你所需的碳水化合物暫時不由主食供應，只由蔬、果、瓜提供，還需要夠量的油脂約四指大的肥豬肉或同量的橄欖油、亞麻子油、奇亞子油……，油脂消化成為生酮可以不需胰島素，直接替代澱粉供應身體能量，亦能直接降下身體對胰島素阻抗，另外請你買一臺家用測血糖儀，每天早上一起床就測，下星期覆診時帶來給我看數值。

作者以五神針調整新陳代謝和身體對自體胰島素的接受程度，以及斜刺左側雙胰穴（約在左不容、左章門處）運針令胰臟整個熱起來，集中血循急救半凋亡的胰臟功能，共七針。一星期後，荷莎復診，血糖自三四〇降至一二四。

荷莎：Dr. Liu 您真是聖手（Mao de sandos）我的血糖已下降了，也不出汗、不餓、而且精神好多了。

我：荷莎夫人，針灸只是調整，治病大部份功勞是你的，因為你能確實做到我要求的調控飲食。你真幸運能在第一時間接受針灸治療，一般人不知針灸能治糖尿病，服藥一段時間後，血糖再次升高時再找針灸治療就沒那麼簡單了。您針治五次血糖將會降到一〇〇以下就可停針，不過糖尿病沒這麼簡單，這方面將會是你終身的弱點，必須終身調控飲食，可以吃米飯，但每餐只能吃二勺，以玉米、小米、蕎麥、藜麥……作為主食，千萬不可再大量食用甜點、蛋糕、糖菓、餅乾……須終身控制，否則再次犯病療效會降低很多。

後記：荷莎能堅持做好飲食調控，五年來血糖一直保持在九〇～一二〇 mg/dl 之間，糖尿病基本治癒。

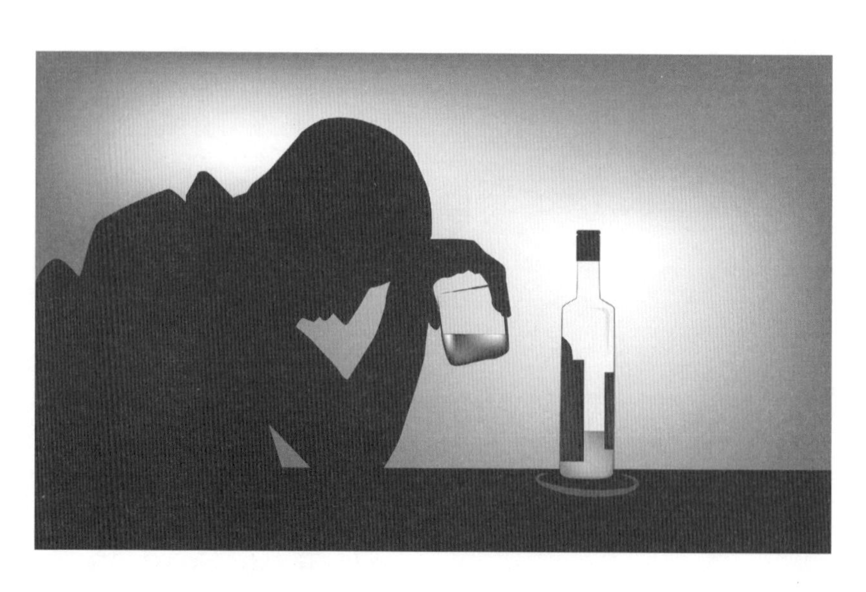

第四十章　不幸的戒酒人，好事變壞事（語音紀錄5）

電話：海倫娜（Helena）：Dr. Liu 我和我先生都是你的老病人，以前聽你說過中風（AVC）患者治療要快、要與時間賽跑，愈快針灸療效愈好，我先生中風了現在在醫院住院，能不能請您過來治他？

我：好，今天晚上等我下班了就過去，晚上八點見。

晚上八點在醫院病房，我：海倫娜夫人，請和我說一下怎麼發生的。

海倫娜：荷貝多（Roberto）每天喝酒，上星期拔了四顆牙要植牙，因為服用抗生素不能喝酒，已一星期沒喝了，前天晚上忽然左臂、左腿沒力就送醫院了，昨天上午只有手、腳會動些，昨天下午就完全不能動了，但是神智一直很清楚，醫生說他這種血管阻塞的缺血性中風很麻煩，至少要半年至一年才能開始好轉，我怎麼辦？Dr. Liu 請你救救 Roberto。

我：他每天喝多少酒？血壓怎樣？

海倫娜：每天喝一打罐裝啤酒，再喝半瓶甘蔗酒（烈酒）。本來血壓就有些高，這一星期不知怎麼血壓都在一八〇／一二〇以上，經常到了二〇〇／一三〇以上，他沒有任何不舒服的感覺，所以沒有重視，沒去醫院，沒有好好降壓。現在醫院全力降壓，已回降到一三〇／九〇了。

我：海倫娜夫人是這樣的，荷貝多先生已是酗酒者了，酗酒一定會引發高血壓，但是喝酒當時會鬆弛血管，降下血壓。喝酒的第二天因酒精依賴及高血壓產生的不適感會使人更想喝酒，一喝酒馬上會覺得舒服也會降下血壓，但是這樣做是標準的惡性循環，早晚會出大問題。

海倫娜：怪不得荷貝多每天早上都要喝二罐啤酒才要去上班。

我：現在他忽然戒酒，沒了酒精鬆弛血管，血壓標高不下，自己又不在意，這將衝擊血管內壁斑塊，使斑塊掉落，或使血小板凝結，之後阻塞腦血管就腦梗了。海倫娜夫人，降低血壓及緩解血凝結之事先交給醫院去做，我們針灸先搶救他的行動能力，之後再以針灸治血壓。情況沒那麼嚴重，請安心，我一定以最快速度令他動起來，我要治療了。

作者針雙風池上傳入腦，針手陽明經（肩髃下傳至食指尖，曲池下傳至指尖），針足少陽經（居膠下傳至足），針環跳、陽陵一起下傳至足共七針。針後荷貝多因神經疲勞之針後反應沉沉睡去。

後記：作者第一次赴醫院針灸後第五天，海倫娜夫人扶著荷貝多先生在醫院長廊慢慢行走，此事轟動整個醫院，並將針灸治療中風後遺症列入奇跡療效，從此以醫院具名向同類病患建議出院後以針灸繼續治療。之後作者再以七神針消除酒精對身體造成的應激態而降下部份血壓，只吃小量降壓藥就能控制血壓。三個月後，荷貝多先生只有左手不靈活，是不能再彈鋼琴、拉小提琴了，以及左腿力量不足（不能跑步），其他基本恢復正常，最使海倫娜夫人高興的就是荷貝多先生再也不敢喝酒了。

第四十一章　吃多少藥也止不住的胃痛（語音紀錄6）

愛麗絲（Alice）：Dr. Liu我的胃好痛，我也做了胃鏡檢查，也去看了好幾個胃科專科醫師，他們都說我得了慢性胃炎，吃了一大堆藥也沒效，我媽媽勞拉夫人（Dona Laura）是你的老病人，她叫我來找您諮詢。

我：你胃痛多久了？

愛麗絲：快二年了，剛開始沒這麼痛，近一年來愈來愈痛。

我：一般說來這種非細菌傳染性的慢性炎症是人體處在亞健康態，全身處處都有些小毛病，使身體免疫力苦於奔波處處救火，而騰不出手去集中力量消滅胃炎，來，手伸過來，我給你把脈看看，噢，你的脈象只稍細一點，並不太差，一般小姑娘都有一些這種情況：脈稍細、一點神經衰弱、一點患得患失，沒事的，你體質並不太差，這胃痛很好治，不過你肯定有一些生活習慣不太對頭才引發這胃炎，我只要求你必須做到二點，第一：針灸是集中血循在全胃，直接

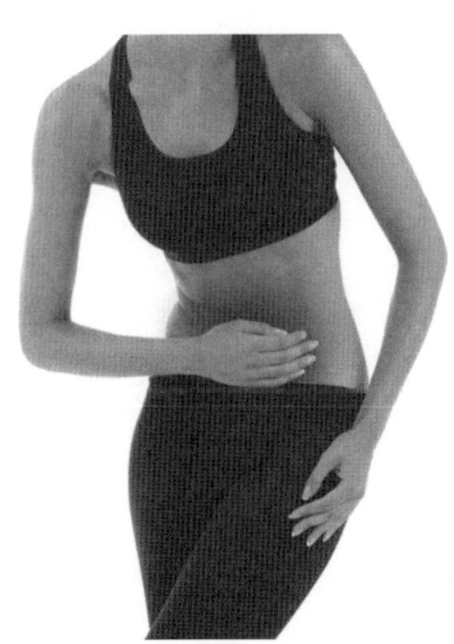

消除胃炎，此時只要一杯冰水入胃則立馬使胃像屍體一樣蒼白，趕走全部血循，致使療效喪失，所以不可以吃冰、喝冰水。

愛麗絲：我每天都喝冰水，連冬天都非冰水不喝。我：所以啊。

第二：不可使胃每天工作二十四小時。睡前五小時晚餐，之後刷牙，不再吃任何一點東西，如此可保證胃空入睡，使胃休養。

愛麗絲：我每天都吃睡前宵夜。

我：所以啊。現在請面向上躺到治療床上，我要治療了。

作者針中脘令胃整個發熱起來，並感覺一股熱流下傳氣海，針氣海熱流下傳陰部，局部集中血循以消炎。針雙足三里電流下傳雙足，強化整體新陳代謝及免疫力，以整體力量宏觀輔助胃部的局部消炎，共針四針。針時以紅外線燈加熱胃區（代替灸），針後拔火罐再次令胃區熱起來。共耗時四十五分鐘。

起針後用掌根壓胃：痛不痛？

愛麗絲：只有些不適，但不痛了。

我：針灸的大療效在明天，你只要堅持做好我們約定那二點，胃將不再痛了，為了鞏固療效，下星期再針一次就可結束治療。

後記：二星期後，愛麗絲的媽媽 Dona Laura 打電話來：Dr. Liu 謝謝你治好了愛麗絲的胃痛，我就知道這種我們巴西醫院治不好的病，您都有辦法的，謝謝您。

註：在巴西是全民免費醫療，中產以上之人不願去擠公立醫院，大部份都購買私人醫療保險，就是說治遍了保險支付之下，治療多次仍沒效果之人才會去找私人付費針灸，所以作者所治的病例全部都是疑難雜症，容易治的早給西醫治好了，所以在國外針灸確實是對醫者醫療水準的大考驗。

結束語

在眾多效應、定理中有一條叫做思維固定效應：多受教育不能更有智慧，因為人的知識和經驗會在腦中形成思維固定，會束縛人的思維按固定路徑發展，形成社會大機器中的一個小縲絲。能培育出形而下謂之器之工匠、科學家、工程師、博士。卻無法培育出形而上謂之道之大宗師、思想家。

因為受教育只是大道之基礎，而大道是由靜修悟出。這一點莊子早就提出了，《莊子・心齋》說：「無聽之以耳，而聽之以心（用感覺去體會），無聽之以心，而聽之以氣。耳止於聽，心止於符（只符合主觀的一己私見，反而無視客觀的自然規律），氣也者，虛而待物者也（放空心思，去體會萬物，不以主觀的一己私見去感覺事物，判定事物）。」這就是教人不受思維固定效應的影響。

學習中醫針灸，必須以形而上謂之道為唯一目標，達到扁鵲宗師境界，以煉炁化神、內視返聽，盡見五臟癥結，成為真正的針灸大家。

古代鈴醫、行醫能以針灸混生活，但是現在針灸已無任何混生活的條件。如今現代醫學如此發達，而且盡占資源、媒體，發展成為規模跨越政、商、社會、工業、物理、化學……

之巨大實體。

現代人已完全認同現代醫學對健康與疾病的定位與思維方式。針灸學子亦以現代醫學的專科、專業方式學習中醫針灸：背誦特定穴位去治特定疾病，將思維固定在形而下之謂器的匠藝、專科地位。則只能治個小病、小症，卻難以治癒以標、本全方位思維之大病、重症，遑論延年益壽、抗衰老。如今中醫針灸治療領域已被現代醫學占去大部份，如不改變教學、學習方式，以逆擊勢態專治現代醫學醫治不癒之病，則可預見在不久將來將被現代醫學盡佔領域。

延年益壽抗衰老也是一樣，必須以形而上之宏觀對待之，一般人為了對抗衰老，以形而下之斤斤計較對待，放棄美食，苛求於健康食品，放棄安逸，每天苛刻於完成預定的運動進度。這些都沒錯，但仍是抗衰老的片面眼光，受制於固定思維。要如何兼顧全局呢？那就是以抗衰老六大平型療法為基準，全面顧到，但只是宏觀的基準，偶爾放鬆一下也沒事，不要將生活弄的像軍事訓練般的緊張，例如汽水、可樂、速食麵……誰都知道是垃圾食品，我們雖不可天天大量食用，但偶爾想吃，就吃一些，因為心情愉快喜樂感的好處，絕對抵得過偶爾食用那一點垃圾食物的壞處。

顧及全局必須準備好當疾病來襲時如何知己知彼，如何應對，以及如何預防。所謂知己知彼，百戰不殆，人人都應該瞭解疾病的病因、治療及預防。當人在嬰、幼、少年時經常生病，生病就是自體免疫力的學習記憶的經歷，使免疫系統逐漸完備，在青壯年時已不易生病了。可是許多大齡之人卻偶因風寒或微不足道的尿道炎引發了心膜炎、敗血症、肺炎而奪去生命，這是為什麼？原因不外：

1. 大齡者自體免疫力的學習及記憶淋巴細胞數量遠低於幼年，一但遇到缺乏免疫記憶而不能識別的基因突變型感冒病毒，是給已老化之免疫力再建立新記憶的重任。這時最重要的不是吃藥而是臥床休息養生，多喝水（不使腎全力濃縮尿液），少吃飯（不使消化系全力運作），以停止陽氣消耗，完全用來對抗病邪。

2. 我們幼年時感冒發熱一定請病假不上學，在家休養，被禁止出去玩。而大齡患者明明免疫承擔力不如幼年，卻不當一回事，吃藥緩解症狀而不臥床休養，照樣吃喝、應酬。

99％英年早逝之人非亡於天年，而是亡於疾病。90％亡於疾病之人非因病而亡，而是亡於無知。延年益壽並非吃些保健產品、做些健身操而已。須全面介入醫療、健身、養生、營養、運動、心態、塑身、美容……。我們由幼稚園、小學、中學、大學、碩士、博士，卅多年才能完成個人學業養成，不到四十歲卻亡於心肌梗死、腦栓塞、癌症，這不僅是個人的悲劇，更是不負責任的態度，愧對父母、家庭、社會、國家、天下。

延年益壽，抗衰老，根本不是占養老給付、占醫療資源、拖累社會。而是以一生的學識經驗提攜青年世代、貢獻社會、國家、世界。再套一句武當山張真人太極拳經原序：願天下英雄豪傑延年益壽，不徒做技藝之末也。

國家圖書館出版品預行編目資料

針灸衛道去邪之延年益壽抗衰老 / 劉仲軒著. -- 初版. -- 臺北市：
博客思出版事業網, 2022. 2
面； 公分. -- （醫療保健；11）
ISBN：978-986-0762-16-7（平裝）

1. CST: 針灸 2. CST: 經穴

413.91 110020331

醫療保健 11

針灸衛道去邪之延年益壽抗衰老

作　　者：劉仲軒
編　　輯：楊容容
美　　編：凌玉琳
校　　對：楊容容、古佳雯
封面設計：塗宇樵
出　　版：博客思出版事業網
發　　行：博客思出版事業網
地　　址：台北市中正區重慶南路1段121號8樓之14
電　　話：（02）2331-1675或（02）2331-1691
傳　　真：（02）2382-6225
E—MAIL：books5w@gmail.com或books5w@yahoo.com.tw
網路書店：http://bookstv.com.tw/
https://www.pcstore.com.tw/yesbooks/
https://shopee.tw/books5w
博客來網路書店、博客思網路書店
三民書局、金石堂書店
經　　銷：聯合發行股份有限公司
電　　話：（02）2917-8022　傳真：（02）2915-7212
劃撥戶名：蘭臺出版社　帳號：18995335
香港代理：香港聯合零售有限公司
電　　話：（852）2150-2100　傳真：（852）2356-0735
出版日期：2022年 2 月 初版
定　　價：新臺幣 550 元整（平裝）
ISBN：978-986-0762-16-7